子宫颈细胞学 Bethesda 报告系统
——定义、标准和注释

（中文翻译版，原书第 3 版）

The Bethesda System
for Reporting Cervical Cytology
Definitions, Criteria, and Explanatory Notes

编　著　〔美〕瑞图·内雅 （Ritu Nayar）

　　　　〔美〕戴维·C·威尔伯 （David C. Wilbur）

主　译　陈小槐 （Frank Chen）

主　审　余小蒙

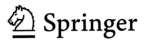
Springer

科学出版社

北京

图字：01-2018-1002号

内 容 简 介

本书原著由美国西北大学和哈佛医学院著名病理学家结合多年临床经验编写而成，是子宫颈细胞学分类和诊断标准的最新、最权威著作，反映了对宫颈癌及癌前病变的最新认识，并提出了统一的诊断术语，以利于病理细胞检验室与临床之间的沟通。全书共分12章，彩图370余幅，图文并茂，阐述简明，每一章包括背景介绍、细胞学判读标准、注释、液基细胞学与传统细胞学所见差别的说明、范例报告、参考文献，适于病理科医师、妇产科医师、肿瘤科医师及防癌普查工作者阅读参考。

图书在版编目(CIP)数据

子宫颈细胞学Bethesda报告系统：定义、标准和注释：原书第3版 / (美)瑞图·内雅 (Ritu Nayar)，(美) 戴维·C·威尔伯 (David C. Wilbur) 编著；陈小槐主译. 一北京：科学出版社，2018.5
书名原文：The Bethesda System for Reporting Cervical Cytology: Definitions, Criteria, and Explanatory Notes
ISBN 978-7-03-057275-2

Ⅰ.①子… Ⅱ.①瑞… ②戴… ③陈… Ⅲ.①子宫颈—人体细胞学—病理学 Ⅳ.①R711.740.2

中国版本图书馆CIP数据核字(2018)第084237号

责任编辑：郭　颖 / 责任校对：张小霞
责任印制：赵　博 / 封面设计：龙　岩

Translation from the English language edition:
The Bethesda System for Reporting Cervical Cytology:
Definitions, Criteria, and Explanatory Notes (3rd. Ed.)
edited by Ritu Nayar and David Wilbur
Copyright © Springer International Publishing Switzerland 2015
This Springer imprint is published by Springer Nature.
The registered company is Springer International Publishing AG.
All Rights Reserved.

科 学 出 版 社 出版
北京东黄城根北街16号
邮政编码：100717
http://www.sciencep.com
北京中科印刷有限公司印刷
科学出版社发行　各地新华书店经销
*
2018年 5 月第 一 版　开本：720×1000　1/16
2024年 5 月第七次印刷　印张：19 1/2
字数：398 000
定价：**168.00元**
(如有印装质量问题，我社负责调换)

译者名单

主 译

陈小槐　医学博士（Frank Chen, MD, PhD, MBA），美国纽约州奎斯特诊断公司（Quest Diagnostics），梅迪纳医院化验室主任（原纽约州立大学布法罗医学中心细胞病理学主任）

译 者（以姓氏拼音为序）

成金蓉　医学博士（Jinrong Cheng, MD, PhD），美国纽约州立大学布法罗医学中心病理科

房学评　医学博士（Xueping Fang, MD），加拿大麦克马斯特大学诸若文斯克（Juravinski）医院癌症中心病理科

冯　殿　医学博士（Dian Feng, MD, PhD），美国 OSF 圣安东尼医疗中心病理科

高　晨　医学博士（Chen Gao, MD, PhD），美国纽约州立大学布法罗医学中心病理科

侯铁英　医学博士（Tieying Hou, MD, PhD），美国纽约州立大学布法罗医学中心病理科

黄　颖　医学博士（Ying Huang, MD, PhD），美国纽约州立大学布法罗医学中心病理科

李怿澜　医学博士（Yilan Li, MD, PhD），美国纽约州立大学布法罗医学中心病理科

刘卫国　医学博士（Weiguo Liu, MD, PhD），美国纽约州立大学布法罗医学中心病理科

刘云光　医学博士（Yunguang Liu, MD, PhD），南佛罗里达大学美国莫菲特癌症中心病理科

松布尔　医学博士（Buer Song, MD, PhD），美国宾夕法尼亚大学附属医院病理科

王涤平　医学博士（Diping Wang, MD, PhD），美国纽约州立大学布法罗医学中心病理科

徐慧红　医学博士（Huihong Xu, MD），美国波士顿大学医学中心病理科

禹更生　医学博士（Gengsheng Yu, MD），美国日金博尔医院病理科

周重人　医学博士（Zhongren Zhou, MD, PhD），美国罗切斯特大学医学中心病理科

审校者名单

主 审

余小蒙　副主任医师，首都医科大学附属北京友谊医院病理科

审校者（以姓氏拼音为序）

王韫宏　副主任医师，首都医科大学附属北京友谊医院病理科

杨　艳　主治医师，首都医科大学附属北京友谊医院病理科

余小蒙　副主任医师，首都医科大学附属北京友谊医院病理科

第3版译者序

2018年的阳春时节,《子宫颈细胞学Bethesda报告系统——定义、标准和注释》第3版的中文译本即将由科学出版社正式出版。译者是由陈小槐博士引领的15位远在大洋彼岸的美、加华裔病理学同道担任。他们身在他乡,心向祖国,为了及时向国内介绍国际宫颈细胞学的最新进展,经过几个月的辛勤劳动,顺利地完成了中文翻译初稿。为了保持第3版(中文译本)与我们曾经翻译的前一版读本在医学术语、基本内容及最新进展等方面的延续性,便于中国广大读者阅读理解。陈小槐博士与我们联系并建议由余小蒙医师负责完成第3版(中文译本)审校工作。为了保证审校工作能够在短时间内顺利完成,我们随即又聘请了王韫宏和杨艳两位专职担任细胞学工作的青年病理医师协助完成审校工作。这样,在经过2个多月来夜以继日的紧张核对及校正,审校工作圆满完成。作为第2版(中文译本)的主要译者和第3版(中文译本)的审校者,我们在新书审校之后,总体评价有几点内容值得读者在阅读时注意。

1. 第3版(英文版)较前两版(第1版81页、第2版189页)明显增厚,共为12章。第1~11章基本内容包括背景、子宫颈疾病的分类模式、定义、判读标准、注释、处理及范例报告,还有电子计算机辅助阅片、教育备注和说明等均在与第2版基本吻合的基础上做了进一步修订及增补。新增加的第12章"风险评估及其处理措施"中比较了细胞学检查、HPV检测及联合检测(co-testing,即细胞学+HPV检测)3种当前可选的筛查方案对子宫颈病变做出风险评估的敏感度,肯定了HPV检测比单纯的细胞学有更高的敏感度和更低的假阴性预测率。并且依据风险评估程度,对筛查间隔时间及分流检测方式的选择等处理措施制订了明确的方案。

2. 在第3版中提供370余幅图,不仅在数量上为第2版(187幅)的2倍,并且分别以传统涂片、ThinPrep液基涂片及SurePath液基涂片做出具体标明。能够客观地反映出3种涂片各自存在的形态学特点及细微差异。

3. 在第3版中公布了美国病理学会对传统涂片、ThinPrep液基涂片及SurePath液基涂片的不满意率调查。肯定了液基制片过程中,处理血性样本可以减少遮盖或干扰,是极为重要的质量保证措施之一。

4. 在第3版中补充了子宫颈正常细胞的形态学、巨细胞病毒感染、与妊娠有关的细胞变化的内容。修订或增补了子宫颈病变的疑难判读模式、貌似子宫颈病变的细胞及肿瘤素质、LSIL 与 HSIL 并存及 SIL 和腺上皮病变并存的模式，鳞状细胞癌与腺癌的鉴别及细胞学判读的误区及灰区等重要内容。

5. 在第 3 版辅助检测中（第 9 章）增加了更多高危 HPV 检测及 HPV 基因分型、免疫化学染色在液基涂片和细胞块切片中的应用，这些内容反映了辅助检测技术在子宫颈细胞学检查中的最新进展。

自 1988 年子宫颈细胞学 Bethesda 报告系统诞生以来，29 年已经过去。在 1994 年第 1 版（英文版）出版后，大约 10 年更新一版。2004 年第 2 版（英文版）出版，我们将其及时地翻译成中文（从 2005 年内部参考读本至 2009 年正式出版读本），受到了中国广大的病理学医师、妇产科医师和细胞学工作者的欢迎，也在引导中国的宫颈癌细胞学筛查中发挥了重要作用。在迎来第 3 版（中文译本）发行的时刻，仅借此机会，对参加此书翻译、审校及出版工作的相关人员表示感谢！

黄受方　张长淮　余小蒙

译者前言

　　宫颈癌是妇女常见恶性肿瘤之一。目前，世界每年新诊断的宫颈癌病例中，相当一部分来自中国，而且呈低龄化趋势。进行宫颈筛查可以发现早期病变，可有效地降低宫颈癌的发病率和病死率。此书为《子宫颈细胞学 Bethesda 报告系统——定义、标准和注释》的第 3 版，是反映宫颈细胞学宫颈筛查最新诊断标准的权威性著作。我们这些在海外工作的病理医师们希望通过此书在中国的翻译出版，促进我国宫颈细胞病理学与国际诊断标准的接轨，使中国细胞病理学同行们和妇产科医师们一步追到世界前沿，为降低我国宫颈癌的发病率和病死率贡献一份力量。

　　此书的第 3 版由美国芝加哥西北大学西北纪念医院病理系的瑞图·内雅（Ritu Nayar）教授和美国哈佛医学院马萨诸塞州总医院病理系戴维·C·威尔伯（David C. Wilbur）教授主编。自从此书的第 2 版在 2004 年发行以来，液基涂片的应用大幅度增加，与检测高危型人乳头瘤病毒同时进行的宫颈筛查开始应用，把人乳头瘤病毒的检测作为初查方法在特定人群中也开始了。2012 年，新的筛查规则及临床指南也出台了。所以，将以上进展均汇编入第 3 版是非常有意义的。与第 2 版相比，第 3 版含有更多的对人乳头瘤病毒的生物和病理发生的内容，包括最新的对临床处理的推荐，还新增加了比较难于诊断的一些图片。值得一提的是，以下两个与第 2 版有显著区别的变动：第一，最低细胞数 5000 的要求对于阴道来源或治疗后的液基标本不再是严格的界限。大于 2000 个细胞对这两类标本即可认为是满意的。第二，对于子宫颈涂片上存在子宫内膜细胞这一条，需报告的妇女年龄已由 40 岁提高到 45 岁。

　　第 3 版保持了前两版的结构特点，但其内容和插图均有所增加。此书由过去的 11 章增加为 12 章。新增加的一个章节是关于宫颈癌的风险评估，对临床随访有指导意义。所附插图也由原来的 186 张增加为 370 余张。这些图片包括经典的图示和一些难于诊断的图片。这些改变有利于病理医师诊断时进行查阅和对比。此书既可为病理医师的宫颈癌筛查判读提供指导，也可作为住院医师和医学生的教科书。对妇产科医师也有参考价值。

　　在翻译过程中，我们尽可能地保持了原著的格式和语言习惯。第 3 版中有大约 44% 的图片及说明文字来源于前两版。细胞学判读标准及范例报告模式均与第 2 版类似。对于这些图片的说明文字，细胞学判读标准及范例报告模式，我们完全独立翻译。

但因为其英文与前两版基本相同，为保证准确性和专业用语的连续性，所翻译的句子难免会与第 2 版的翻译有一些雷同之处。特此说明。

　　本书得以翻译出版，有赖于西纽约病理协会对此工作的大力支持和参与翻译此书的病理医师们的辛勤劳动。特别感谢正在和曾经在布法罗医学中心工作过的中国病理医师们。他们为此书的翻译做出了主要贡献。同时，感谢美国罗切斯特大学医学中心的周重人医学博士和美国波士顿大学医学中心徐慧红医学博士，他们应邀翻译了此书的第 2 章"非肿瘤所见"。感谢首都医科大学附属北京友谊医院病理科的 3 位医师在此书的审校中做出的奉献。借此机会，我还要感谢翻译此书第 2 版的黄受方教授、张长淮教授和余小蒙医师。他们的先驱性工作奠定了我们完成第 3 版翻译的基础。最后，感谢科学出版社和斯普林格出版集团，他们的协助与配合是完成此书翻译和出版的必要条件。

陈小槐（Frank Chen, MD, PhD, MBA）

美国纽约州布法罗市

原 著 前 言

为宫颈细胞学 Bethesda 系统图谱第 3 版写前言令我感到很荣幸、高兴，甚至很惊喜。我从来没有想到，在 1988 年 12 月一个飘雪的周末，在马里兰州 Bethesda 美国国家癌症研究所里举办的一个小型会议会开启一个改变子宫颈细胞学的征程。在整个世界范围内，这个征程不仅在检验室，而且在临床上改变了子宫颈细胞学的实施。

此图谱不断完善，第 3 版包括了对 Bethesda 系统（TBS）的最新修订，增加了方便且易于使用的参考文献。无论检验室如何设置，这些文献都易于被细胞病理医师和细胞学技师查找。

最初的 Bethesda 系统研讨会的召开是为了解决一个众所周知的，但看起来难以处理的问题：各个检验室关于巴氏宫颈涂片的报告不一致。不同的实验室使用多种术语，包括在各种情况下对巴氏分级系统进行混乱和主观的修改，或对异型增生进行多种难以重复的分类描述，包括不能准确地区分在生物学上由人乳头瘤病毒（HPV）引起的改变和被认为是"真正的异型增生"的变化。而且，区分重度异型增生与原位癌的重复性很差，而这种区分却用于在临床上决定是否进行子宫全切手术。

第一次 Bethesda 会议是由罗伯特·科尔曼博士（Dr. Robert Kurman）主持的。为了找到对上述问题更好的解决办法，这次会议召集了来自 30 多个检验室的医师及科研人员。在接下来的 2 天，与会者产生了以下的 Bethesda 基本原则，从那时起沿用至今。

1. 检验室所用的专业术语必须能恰当地将与临床相关的信息传递给临床医师。

2. 这些专业术语在不同检验室间应该是统一的，在实际应用中具有合理的可重复性，同时富有灵活性，足以适应不同地区和不同检验室。

3. 这些专业术语应该不断更新，综合检验室方面的进展，反映出子宫颈肿瘤病理学及生物学的最新认识。

考虑到这些原则，与会者基于子宫颈上皮的异常形态变化的病理生理，提出了相应的专业术语。将鳞状上皮内病变（SIL）只分为两个级别（低级别和高级别），反映了繁殖性的 HPV 感染与那些有高危险变为癌前病变并最终变为癌症的不同生物学状态。除了 SIL 术语，TBS 还推出了"标本质量评估"的概念，作为细胞学报告的一个组成部分及重要的质量保证因素。新的专业术语系统就是以会议地，马里兰州的 Bethesda 而命名。

回顾过去的 25 年：

在 1991 年和 2001 年又召开过 2 次 Bethesda 会议，分别在 1994 年和 2004 年发表了这本图谱的前两个版本。每次会议的召开都源于科学知识和临床实践的不断进步，特别是：

1.1991 年研讨会的主要建议是应该制定决定标本是否满意的标准和制定诊断术语的应用标准。这些建议引发了这本图谱第一版的出版。

2. 为了得到更多参与者的意见，2001 年的工作会议首次采用了电脑网络。在正式会议前，就已收到了 2000 多条提议。与会者有 400 多名，来自 20 多个国家。

3. 因为检验室技术的发展以及许多检验室开始应用液基细胞学，2004 年的图谱包括了液基涂片的图像和诊断标准。

在 TBS 新的专业词汇中，"非典型鳞状细胞，意义不明确"或"ASCUS"最容易引起争论。ASCUS 突显出仅凭图像进行判读的固有局限性。细胞学的发现可能是模棱两可的，但临床医师却需要做出明确的临床处理决定，这会使临床医师很失望。由于 ASCUS 过去是(现在依然是)每年在美国上百万妇女中反映最常见的细胞学异常的术语，这就造成了严重的临床问题，迫使临床医师过多使用阴道镜来做评估。

针对这个问题，美国国家癌症研究所支持进行了一项临床试验，即 ASCUS/LSIL 分流研究（ALTS），来决定对这些病人最好的处理方法。ALTS 的结果发现，HPV 检测是澄清那些模棱两可的细胞学结果的最有效的方法。现在，HPV 检测已经整合入子宫颈细胞学初步筛查和细胞学分流处理的程序中。

ALTS 和其他临床研究的一系列成果推动了以美国阴道镜和子宫颈病理学学会为先行的十几家机构和专业学会制定了相应临床处理指南，最近期是在 2012 年。过去对于筛查和进一步评估异常结果的检测方法很少，而处理原则的设定也是相应地针对不同的检测结果。现在有更多的检测手段可供选择，加上其他正在研发的方法，还有细胞学、分子学、甚至组织病理学检查的联合应用。 这些检测的结果应该通过综合分析来决定妇女癌前病变 / 癌变的风险，根据风险水平来决定合适的治疗方案。为此本书增加了新的一章："风险评估及其处理措施"。

除了子宫颈细胞学，现在其他系统的细胞学，包括甲状腺、胰腺和尿液，也已采用统一的术语。TBS 所采用的两个级别分类法，也被建议用于 HPV 相关的肛门、生殖器的鳞状上皮病变。

专业术语必须与我们对疾病的基础理解同步发展。这种同步发展有助于检验室和临床医生的清晰沟通，并最终提供最好的女性健康服务。依然秉持第一次 Bethesda 会议的基本原则，此书的第 3 版精练了过去 10 年应用 Bethesda 术语的经验，尤其是有关液基涂片的形态学和在临床实践中应用 TBS 的经验。

黛安 · 所罗门（Diane Solomon, M.D. 已退休）

美国马里兰州贝塞斯达（Bethesda）国家癌症研究所

（李怿澜　陈小槐　译　余小蒙　校）

主要参考文献

1. National Cancer Institute Workshop. The 1988 Bethesda system for reporting cervical/vaginal cytologic diagnoses. JAMA. 1989(262):931-934.
2. Kurman RJ, Solomon D, Eds. The Bethesda system for reporting cervical/vaginal cytologic diagnoses. Definitions, criteria, and explanatory notes for terminology and specimen adequacy. New York: Springer-Verlag, 1994.
3. Solomon D, Nayar R, Eds. The Bethesda system for reporting cervical cytology. Definitions, criteria, and explanatory notes. NewYork: Springer-Verlag, 2004.
4. Solomon D, Davey D, Kurman R, et al. The Bethesda system 2001: terminology for reporting the results of cervical cytology. JAMA, 2002(287):2114-2119.
5. Schiffman M, Adrianza ME. ASCUS-LSIL Triage Study. Design, methods and characteristics of trial participants. Acta Cytol, 2000,44(5):726-742.
6. Massad LS, Einstein MH, Huh WK, et al. 2012 updated consensus guidelines for the management of abnormal cervical cancer screening tests and cancer precursors. J Low Genit Tract Dis, 2013,17(5 Suppl 1):S1-27.
7. Ali SZ, Cibas ES (Eds). The Bethesda system for reporting thyroid cytopathology. Definitions, criteria, and explanatory notes. New York: Springer, 2010.
8. Layfield LJ, Pitman MB, DeMay RM, et al. Pancreaticobiliary tract cytology: journey toward "Bethesda" style guidelines from the Papanicolaou Society of Cytopathology. Cytojournal, 2014(11):18.
9. Rosenthal D, Wojcik E. The quest for standardization of urine cytology reporting– the evolution of the Paris system. J Am Soc Cytopathol, 2014(3): Ⅱ - Ⅲ .
10. Darragh TM, Colgan TJ, Cox JT, et al. The lower anogenital squamous terminology standardization project for HPV-associated lesions: background and consensus recommendations from the College of American Pathologists and the American Society for Colposcopy and Cervical Pathology. Arch Pathol Lab Med, 2012(136):1266-1297.
11. Stoler M, Bergeron C, Colgan TJ, et al. Epithelial tumours, part of tumours of the uterine cervix, chapter 7//Kurman RJ, Carcangiu ML, Herrington CS, Young RH (Eds). WHO classification of tumours of female reproductive organs. 4th ed. IARC: Lyon, 2014:172-198.

介　绍

　　在过去的 10 年中，自从 2004 年出版的 Bethesda 系统及图谱第 2 版，在临床实践中应用 Bethesda 专业术语进行子宫颈细胞学检查已经取得了丰富的经验。这些包括在液基涂片形态学上取得的新增经验包括，对 HPV 生物学所获得的进一步了解、对 HPV 疫苗接种的实施、对宫颈癌筛查准则的更新，以及对宫颈细胞学异常及癌前病变的处理原则的更新。2014 年版似乎是对 2001 年版 Bethesda 系统术语进行审查和更新，并把修改和补充的资料增添到第 3 版 Bethesda 子宫颈细胞学图谱中的适宜时机。

　　作为主要宫颈癌筛查检验，巴氏涂片子宫颈细胞学检查正逐渐被 HPV 和其他生物标志物检测方法所取代。最近，有学者担心采用巴氏涂片的筛查方法会走向消亡，但它仍是有史以来最成功的癌症预防程序。其特异性仍将是未来的筛查方案的基础，包括对那些已经注射过 HPV 疫苗的妇女。此外，根据当地的资源和习惯，在许多情况下，子宫颈细胞学检查仍将是用于第一线的筛查法。因此，更新和进一步规范化子宫颈细胞学检查的形态学标准，包括对许许多多的肿瘤性和非肿瘤的疾病，是本版的一个重要使命。广泛传播这本内容全面及价格相对低廉的图谱，将有助于最大限度地提高在不同的医疗环境下子宫颈细胞学检查的总体价值。

　　因为预计对 2001 年 Bethesda 系统（TBS）专业术语需要做的改动很少，所以在对 2014 年 Bethesda 系统更新时，没有召开共识研讨会。因此，为了加速完成这项任务，瑞图・内雅医师（Dr. Ritu Nayar）作为 2014 年美国细胞病理学学会（ASC）的主席，任命戴维・威尔伯医师 [（Dr. David Wilbur）2002 年 ASC 主席] 为领导，组建由相对不多的细胞病理学家和临床医师及流行病学家组成的特别工作组。在阅读文献并提出了新扩增的图谱内容后，工作组在国际细胞病理学界，发起了广泛的、以互联网为媒介的、持续 3 个半月（从 2014 年 3 月至 6 月中旬）的公众公开征求意见期。在此期间，共收到 2454 条反馈。 这些反馈来自遍布于广泛地区的 59 个国家，针对此图谱全部 12 章中每一章所设立的调查问卷。然后，对优秀的反馈意见进行收集，汇编为"更新建议"，交由该章节的工作组编辑和审阅。这个过程最终使 2014 年 Bethesda 系统及其图谱的编排和内容精细化。

　　此书对以前版本中受欢迎的特点进行了扩展。对第 1 版和第 2 版中的部分文字和图像进行了保留。这归功于那些参加过 1988 年、1991 年和 2001 年 Bethesda 研讨会的人和那些对 1994 年和 2004 年 Bethesda 图谱的出版有过贡献的人。本版有 12 章，其中 6 章与 Bethesda 判读的主要类别相对应，其余的章节涵盖了其他恶性肿瘤、肛管细胞学、辅助检查、计算机辅助判读、教育注释和说明，包括新增加的一章：从风险评估的角度进行医疗处理。每章包括背景讨论、定义和细胞学判读标准、对难以判读的形态学模式和看起来貌似的上皮病变（如适用）所做的简要解释、病理报告的样本和所选的参考文献。每个章节都先描述可以适用于所有标本类型的细胞学标准，然后对有显著差异的制片法的判读标准进行介绍（需要注意的是，对于标本采集、计算机辅助筛选、辅助 HPV 或其他测试，TBS 不支持任何特定的方法或制造商）。因为基础生物学涉及每种疾病，所以本版新增加了有关疾病的基础生物学的内容和对当前的临床处理准则的讨论。

在本图谱的编写过程中，经审阅的图片有 1000 多张，其中包括第 2 版的 186 张。图片经过了多步骤的挑选过程；首先由负责相关章节的小组审核，然后由 2014 Bethesda 特别工作组的细胞病理学家 / 细胞技术员审核。Dr. Daniel Kurtycz 负责本图谱的图像管理。第 3 版中的 370 张插图覆盖了传统涂片和液基涂片形态学中观察到的形态变化；56% 是新图片，44% 源于前两版；传统涂片占 40%，液基涂片占 60%。对于液基涂片，常用的方法有两种，图例中指明了所用的方法：ThinPrep™ 液基涂片（Hologic, Marlborough, MA）或 BD SurePath™ 液基涂片 (BD Diagnostics, Durham NC)。有些图片代表某些疾病的经典例子，而另一些用来说明有判读困难的或"临界"的形态特征。这些"临界"判读特征可能无法被所有细胞学家认同。大量的不同的"正常"发现以及貌似经典的上皮细胞异常的"正常"发现都包括在第 3 版中。其目的是为了提供一个更完整的子宫颈细胞学形态学变化谱。

在此书的第 2 版出版前，所选插图被放在一个网站上，让全世界的细胞病理学医生和细胞学技师都能看到。这么做的目的是要评估观察者间的一致性，并为细胞学家提供一种教育工具。Bethesda 观察者重复性研究（BIRST）的结果可以在线浏览，并已印刷发表。为了增加从 2003 年 BIRST 项目中所获得的经验，我们将此图谱中的 85 幅插图放在一个网站上，作为"未知"图片，公开向细胞病理学界征集答案。在这次活动中，在这本图谱出版前，有 850 多名参与者在网上提交了他们的答案，为解释重复性提供了现实的标准。这次活动的结果信息可在 ASC 网站上 www.cytopathology.org 找到。虽然掌握正常形态及其变化，和了解上皮异常的知识是必需的，但观察者之间和检验室之间做出的判读总是会存在一定程度上的差异。

在准备第 3 版的同时，在 Drs.Daniel Kurtycz 和 Paul Staats 领导下，ASC Bethesda 网站特别工作组还建立了 2014 Bethesda 信息网站。除了显示全部在本图册中使用的插图，此网站将包含许多其他无法在此印刷版本中提供的样图和内容。该网站工作组还将探索新的途径，提供那些在此更新过程中已经完成的内容。如需进一步了解有关 Bethesda 网络图谱信息，请浏览美国细胞病理学学会网站中关于教育资源的页面。

　　虽然 Bethesda 系统开发的主要目的是为了子宫颈细胞学检查，但对于取自下生殖道及消化道的标本，比如阴道和肛管，可以使用类似的术语。同 2001 年 Bethesda 系统一样，在子宫颈细胞学检查报告的标题中，推荐使用术语"判读"或"结果"，而不是"诊断"。这个术语是更合适的，因为子宫颈细胞学应主要视为一种"筛查检验"；"在某些情况下，它可以作为医疗咨询，所提供的判读有助于诊断"。一个病人的最终诊断的产生和治疗计划的制订不仅基于子宫颈细胞学检查结果，也综合了病史、临床发现和检验室的其他检查结果，如分子/生物标志物的检测和活检解释。

　　同以前的版本一样，此版的编辑和作者们致力于降低第 3 版的售价，因此，可以让所有从业人员，包括在贫困环境中的人，都能广泛接触到此版新书。编辑和作者们都没有接受酬金或版权费。此版的编辑们、2014 年 Bethesda 特别工作组的成员们以及所有在过去 1/4 个世纪参与这个伟大项目的细胞学家们借此机会共同对黛安·所罗门医生（Dr. Diane Solomon）和罗伯特·科尔曼医生（Dr. Robert Kurman）表示感谢。他们的远见卓识使 1988 年 Bethesda 系统得以创建并实施。事实上，Bethesda 一书对宫颈癌领域的贡献和影响远远超出了只是对报告术语标准化的范围。Bethesda 系统形成的基石为我们更好理解 HPV 生物学，和对于系统性的和循证的宫颈癌筛查及处理准则的发展，提供了必要的框架。最后，Bethesda 系统将全世界的细胞学术语统一：现在能够对科学和临床数据进行有效的沟通，而在此之前就算有可能，也是困难的。因为有了 Bethesda 系统，不论在美国，还是在印度或其他地方，对高级别鳞状上皮内病变的判读都是基于完全相同的诊断标准。我们谨代表美国细胞病理学学会，很高兴能成为这个进展过程的一员，并希望 2014 年 Bethesda 系统的更新及其相应的扩展图谱对您的工作有所帮助。

Ritu Nayar, M.D., 于美国芝加哥

David C. Wilbur, M.D., 于美国马萨诸塞州波士顿

（李怿澜　陈小槐　译　余小蒙　校）

主要参考文献

1. Kurman RJ, Solomon D, Eds. The Bethesda system for reporting cervical/vaginal cytologic diagnoses. Definitions, criteria, and explanatory notes for terminology and specimen adequacy. New York: Springer-Verlag, 1994.

2. Solomon D, Nayar R, Eds. The Bethesda system for reporting cervical cytology. Definitions, criteria, and explanatory notes. New York: Springer, 2004.

3. Bethesda web atlas @ http://nih.techriver.net/. Accessed 6 Oct 2014.

4. Sherman ME, Dasgupta A, Schiffman M, et al. The Bethesda Interobserver Reproducibility Study (BIRST): a web-based assessment of the Bethesda 2001 System for classifying cervical cytology. Cancer Cytopathol, 2007(111):15-25.

5. Stoler MH, Schiffman M. Interobserver variability of cervical cytologic and histologic interpretations: realistic estimates from the ASCUS-LSIL triage study. JAMA, 2001(285):1500-1505.

6. http://www.cytopathology.org/cytopathology-education-2/. Accessed 20 Jan 2015.

7. National Cancer Institute Workshop. The 1988 Bethesda system for reporting cervical/vaginal cytologic diagnoses. JAMA, 1989(262):931-934.

8. Solomon D. Foreword// Nayar R, Wilbur DC, Eds. The Bethesda system for reporting cervical cytology. Definitions, criteria, and explanatory notes. Springer, 2015.

2014年子宫颈细胞学Bethesda报告系统

标本种类：指明标本种类为液基涂片、传统涂片（巴氏涂片）还是其他类别。

标本质量评估

· 评估满意（描述是否存在子宫颈管/移行区成分和其他任何质量指标，例如涂片被血或炎症等部分遮盖等）

· 评估不满意（注明原因）

  – 标本被拒收/没有制作涂片（注明原因）。

  – 标本经过制片和阅片程序，但对评估上皮是否异常不满意，因为（注明原因）。

总体分类（可自行选择是否列入报告）

· 无上皮内病变或恶性病变。

· 其他类别：见判读/结果（例如子宫内膜细胞存在于年龄 ≥ 45 岁妇女的样本中）。

· 上皮细胞异常：见判读/结果（酌情指明是"鳞状上皮细胞"还是"腺上皮细胞"）。

判读/结果

无上皮内病变或恶性病变 [当无证据显示存在肿瘤细胞时，在上述的总体分类中和（或）在判读/结果中，应对此进行报告，无论是否存在生物性病原体或者有其他非肿瘤性发现]。

非肿瘤性发现（可自行选择是否列入报告，以下所列并不包括所有的发现）

· 非肿瘤性细胞变化

  – 鳞状上皮化生。

  – 角化性变化。

  – 输卵管上皮化生。

  – 萎缩。

  – 与妊娠相关的变化。

· 反应性的细胞变化，与下列相关

- 炎症（包括典型修复）。
  - 淋巴细胞（滤泡）性宫颈炎。
- 放射线照射。
- 宫内节育器 (IUD)。
- 腺细胞存在于子宫切除后样本

生物性病原体

- 阴道滴虫。
- 形态与白念珠菌符合的真菌。
- 菌群失调，提示细菌性阴道病。
- 形态与放线菌符合的细菌。
- 细胞学改变符合单纯疱疹病毒感染。
- 细胞学改变符合巨细胞病毒感染。

其他

- 子宫内膜细胞（存在于年龄 ≥ 45 岁女性的样本中）
  （如果判读为"无鳞状上皮内病变"，须指明）

上皮细胞异常

鳞状细胞

- 非典型鳞状上皮细胞
  - 意义不明确（ASC-US）。
  - 不除外高级别鳞状上皮内病变（ASC-H）。
- 低级别鳞状上皮内病变（LSIL）
  （包含 HPV / 轻度异型增生 / CIN 1）
- 高级别鳞状上皮内病变（HSIL）
  （包含中度和重度异型增生，原位癌；CIN 2 和 CIN 3）
  - 具有可疑的侵袭特点（如怀疑侵袭）。
- 鳞状细胞癌

腺细胞

- 非典型

 – 子宫颈管腺细胞（非特异，否则在注释中说明）。
 – 子宫内膜腺细胞（非特异，否则在注释中说明）。
 – 腺细胞（非特异，否则在注释中说明）。
· 非典型
 – 子宫颈管腺细胞，倾向于肿瘤性。
 – 腺细胞，倾向于肿瘤性。
· 子宫颈管原位腺癌
· 腺癌
 – 子宫颈管腺癌。
 – 子宫内膜腺癌。
 – 子宫外腺癌。
 – 没有特别指明类型的腺癌。

其他类别的恶性肿瘤（须说明）

辅助检测
须对检测方法进行简要描述，并报告其结果，使之容易被临床医生理解。

子宫颈细胞学的计算机辅助判读
如果使用自动阅片仪器，须指明所用仪器并报告结果。

子宫颈细胞学报告的教育备注和评论附录（可自行选择是否列入报告）
所提建议应简明扼要，并符合专业学会出版的临床随访指导（可包括相关的出版物作为
参考文献）。

（李怿澜　陈小槐　译　余小蒙　校）

英文缩写

ACOG	美国妇产科医师学会
ACS	美国癌症学会
AGC	非典型腺细胞
AIN	肛门上皮内瘤变
AIS	子宫颈管原位腺癌
ALTS	ASCUS–LSIL 分类研究
APK	非典型角化不全
ASC	非典型鳞状细胞
ASCCP	美国阴道镜和子宫颈病理学学会
ASC–H	非典型鳞状细胞，不除外高级别鳞状上皮内病变
ASC–US	非典型鳞状上皮细胞，意义不明确
ASIL	肛管鳞状上皮内病变
CAP	美国病理学家学会
CDC	疾病控制中心
CIN	子宫颈上皮内瘤变
CMV	巨细胞病毒
cNPV	阴性预测值的互补概率
CP	传统涂片
DARE	肛门直肠指检
DES	己烯雌酚
ECA	上皮细胞异常
EC/TZ	子宫颈管 / 移行区
FDA	美国食品药品管理局
FOV	视野区域
HCG	核深染拥挤的细胞团
HPF	高倍镜视野
HPV	人乳头瘤病毒

HRA	高分辨率肛门（直肠）镜检查
hrHPV	高危型人乳头瘤病毒
HSIL	高级别鳞状上皮内病变
IUD	宫内节育器
LAST	肛管生殖器下段鳞状上皮术语
LBP	液基涂片
LEEP	环形电切术
LMP	末次月经
LSIL	低级别鳞状上皮内病变
LUS	子宫下段
MMMT	恶性苗勒管混合瘤 / 恶性中胚叶混合瘤
N / C	核质比
NILM	无上皮内病变或恶性病变
NOS	未特别指明
NSC	有核鳞状上皮细胞
PNET	尤因 / 原始神经外胚层肿瘤
PPV	阳性预测值
SCC	鳞状细胞癌
SCJ	鳞状上皮与柱状上皮交界处
SIL	鳞状上皮内病变
TBS	Bethesda 系统
UCSF	加州大学旧金山分校
USPSTF	美国预防服务工作组

目　录

第1章　标本质量

（George G. Birdsong 和 Diane Davis Davey 著）

标本质量分级

满意
评估满意
（描述有或者无子宫颈管 / 移行区成分，有或无其他质量指标，比如部分遮盖的血液，炎性渗出物等）

不满意
对于不满意的标本，需要说明实验室是否已经处理 / 评估了涂片。建议措辞如下。
A. 拒收标本：
标本被拒收（或者没有处理）因为 ＿＿＿＿（标本没有标识，或者涂片破裂等）
B. 已充分阅片，标本不满意：
标本经处理并阅片后，不能对上皮细胞异常进行满意的评估，因为 ＿＿＿＿（血液的遮盖等）
视需要给予补充说明或者建议

1.1 背景介绍

很多人认为评估标本的质量是 Bethesda 系统中单项最重要的保证质量的内容。前两版的 Bethesda 系统将标本质量分成三类：满意、不满意和"尚可"（最初命名为"不够理想"，1991 年又更名为"满意，但存在不足"）。2001 年 Bethesda 系统取消"尚可"的部分原因是临床医师对这一类别感到困惑，不确定怎样恰当地随访这些病人，而且检验室在报告"满意，但存在不足"时，使用的标准各不相同。为了更明确地评价标本的质量，现在只将标本分为"满意"或者"不满意"。

2001 年以前的 Bethesda 系统（TBS）中，判断标本是否合格的标准完全依赖于专家的意见和文献中有限的研究成果。有些标准在应用到检验室之后，发现重复性很差。而且随着液基细胞学技术应用的增多，需要新的标准来评估这些涂片的质量。

2001 年 Bethesda 标准是根据当时已公布的数据，并尽可能针对传统和液基涂片而制定的。为了这一版的 Bethesda 评估系统，我们回顾了自 2001 年以来有关标本质量数据和临床经验，基于这些新的数据，我们为一些特殊情况提供了附加的标准，比如评估放疗后病人的标本的细胞数量，存在干扰物质时和人乳头瘤病毒（HPV）检测。

1.1.1 注释

对于满意的标本，报告中应包括移行区取材的信息和其他的标本满意指标。将标本质量的信息定期反馈给临床医师/标本采集者，可以提高他们对标本采集的关注，并考虑使用改进的取样工具及制备技术。

任何含有异常细胞的标本如意义不明确的非典型鳞状细胞（ASC-US）、非典型腺细胞（AGC）或更严重的病变都是满意的标本，可以判读。如果担心标本的质量不够满意，可以附加说明不能排除更严重的病变存在。

检验室处理和判读不满意的标本需要花费相当多的时间和精力。对于这些标本，虽然不能排除上皮细胞的异常，其他有用的信息应该包括在报告中，比如发现微生物，或者 45 岁以上的女性出现子宫内膜细胞（参见第 3 章）等。这些信息对病人进一步的诊治是有用的。应注意：任何年龄良性子宫内膜细胞的存在，并不能使标本由不满意变成满意。

一项关于传统和液基涂片的纵向研究表明，与满意的标本相比，经过处理和判读不满意的标本更多地来自高风险的病人，在这些病人的随访中，相当一部分被发现有鳞状上皮内病变（SIL）或者癌。而且在不满意的标本中，HPV 阳性的病例比阴性的病例发生癌前病变的概率高。

1.2 鳞状细胞的最低数量标准

1.2.1 细胞数量

自 2001 年 Bethesda 系统更新后，对于常规子宫颈细胞学筛查和随访，没有进一步的证据表明需要调整最低细胞数量。对于阴道和放/化疗后的标本，细胞学医师采用严格的最低细胞数量标准，导致这些标本的不满意率升高。Quiroga-Garza 发现在 276 例女性不满意的标本中几乎一半是 50 岁以上年龄，其中 85% 的病人有妇科癌症的病史。造成标本不满意的最常见原因是鳞状上皮细胞数量太低。患有侵袭性癌症的女性，如果经过放/化疗、子宫切除或者子宫颈切除的治疗，经常会有萎缩和细胞修复的改变，如果保留了子宫颈，也通常会有缩窄和解剖学的变化。在这种情况下，要求最低 5000 个细胞是没有足够科学依据的；有些研究人员建议对这些病人，以 2000 个细胞作为最低标准。2001 年的 Bethesda 图谱中提出最低细胞的标准适用于所有子宫颈细胞学的标本，在本版做了更新，则强调 5000 个细胞的最低标准不应该用于阴道和治疗后的标本。

液基涂片（图 1-1 至图 1-11）

对于有子宫颈的女性，一张满意的液基涂片应该有至少 5000 个形态清晰／保存完好的鳞状或鳞状化生细胞。这个标准只适用于鳞状上皮细胞。子宫颈管腺上皮细胞和完全被遮盖的细胞应排除在外。对于有过放／化疗，或者绝经期后萎缩性改变，或者子宫切除术后的病人，即使细胞数量低于 5000 个，由检验室自行决定，仍可认为是满意的标本。但是如果细胞数量低于 2000 个，通常认为是不满意的标本。

有学者主张 5000 ～ 20 000 个细胞的液基涂片应该称为 "尚可" 或者鳞状细胞数量偏低。如果怀疑标本的细胞数量偏低，可以通过有代表性视野的细胞计数来估算细胞总数。通常在 40× 物镜下，沿着一条直径包括涂片中心的路径，至少计数 10 个显微镜下的视野，估算每个视野下的平均细胞数。如果涂片上有空白的区域，应该估计低细胞区的比例，用来计数的视野应反映这一比例。尽管两种液基涂片的细胞总数相近，因为 SurePath 液基涂片（BD Diagnostics, Durham, NC）的直径小，比 ThinPrep 液基涂片（Hologic, Inc., Bedford, MA）的细胞密度要高（表 1-1）。对于低密度细胞数的 ThinPrep 液基涂片，Siebers 等评估了几种估算细胞的方法，发现在 10× 物镜下，沿着水平和垂直的直径路线，各计数 5 个视野（SKML 方法），得到的结果与采用分析软件计数最符合。但是，综合分析他们在不同放大倍数物镜下的测量数据后，发现 SKML 的方法与 Bethesda 的方法（如上所述）没有显著的统计学差异。

表 1-1 列出了在不同的涂片直径和不同的目镜视野下，液基制片要达到最低 5000 个细胞，各个视野所要求的平均细胞数。如果不知道目镜和涂片的信息，可以用以下的公式计算：每个视野需要的细胞数 =5000/（涂片的制备面积／视野的面积）。SurePath 涂片和 ThinPrep 涂片的直径分别是 13mm 和 20mm。显微镜的目镜视野直径可以用物镜的放大倍数除以目镜的视野个数来计算。然后，用计算圆形的面积公式得到视野的面积 [pi× 半径的平方，πr^2]。目镜的放大倍数不影响这个计算公式。对于相关的光学原理的进一步解释见 http://www.microscopyu.com/articles/formulas/formulasfieldofview.html。

图 1-1 至图 1-5 显示了在满意、刚好临界和不满意的液基涂片中，细胞的覆盖范围或密度。这些不是参考图，因为它们不能代表整个显微镜下的视野；因此，不能用图中显示的细胞密度与表 1-1 中的数字作比较来估算鳞状上皮细胞的数量。

在有些情况下，涂片上的细胞数可能不代表收集的标本。如果涂片细胞数低于 5000 个，应该核查造成低细胞数量的原因：是因为制片的技术问题，还是因为标本的血液过多。如果确定是技术问题并解决后，再次制片应该获得足够的细胞数（图

表 1-1　估计液基涂片细胞数量参考指南

涂片直径（mm）	涂片面积（mm²）	FN20 目镜/10× 物镜		FN20 目镜/40× 物镜		FN22 目镜/10× 物镜		FN22 目镜/40× 物镜	
		FN20/10× 视野数量	总细胞数为5000的涂片中每一个视野的细胞数量	FN20/40× 视野数量	总细胞数为5000的涂片中每一个视野的细胞数量	FN22/10× 视野数量	总细胞数为5000的涂片中每一个视野的细胞数量	FN22/40× 视野数量	总细胞数为5000的涂片中每一个视野的细胞数量
13	132.7	42.3	118.3	676	7.4	34.9	143.2	559	9.0
20	314.2	100	50.0	1600	3.1	82.6	60.5	1322	3.8

FN：视野数量

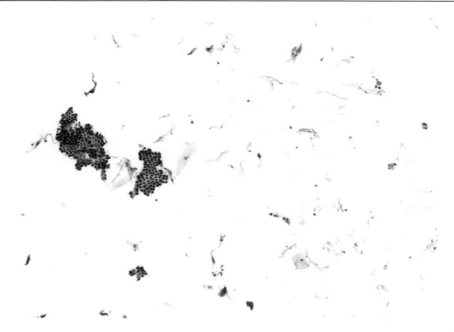

图 1-1 不满意标本，原因是鳞状上皮细胞过少。此图显示呈蜂窝状排列的子宫颈管腺细胞（ThinPrep 液基涂片，10×）

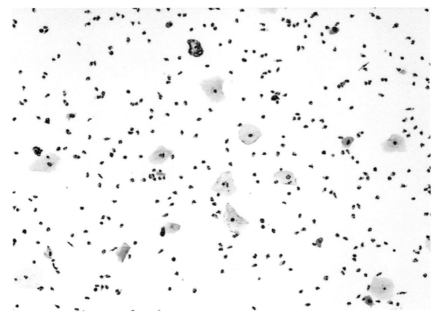

图 1-2 不满意标本——细胞数量过少（SurePath 液基涂片）。虽然此图不能直接与显微镜下的一个视野做比较，在这张 SurePath 液基涂片中，每一个 40× 的视野中只有不到 8 个细胞。如果一张 SurePath 液基涂片的细胞数量都在这个水平，那么它的细胞总数就会少于 5000 个

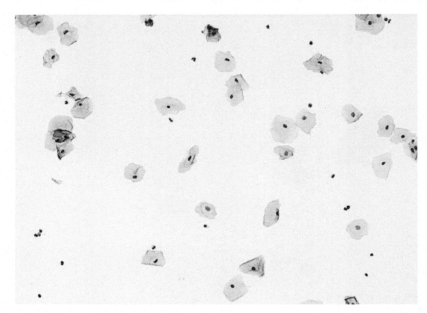

图 1-3　满意，但鳞状上皮细胞数量刚好达到临界（SurePath 液基涂片）：40× 物镜视野下，沿直径计数十个视野的鳞状上皮细胞，每个视野下大概有 11 个细胞；估算的细胞总数介于 5000 ~ 10 000

图 1-4　满意，但鳞状上皮细胞数量刚好达到临界（ThinPrep 液基涂片）：10× 物镜视野下，至少有此密度的细胞数，才能认为是满意的标本。ThinPrep 涂片，40× 物镜视野下，每个视野大约有 4 个细胞，相应的总细胞数应稍多于 5000。注意在 SurePath 液基涂片中，这个水平的细胞密度是不满意的，因为 SurePath 涂片的直径偏小，相应的总细胞数会低于 5000

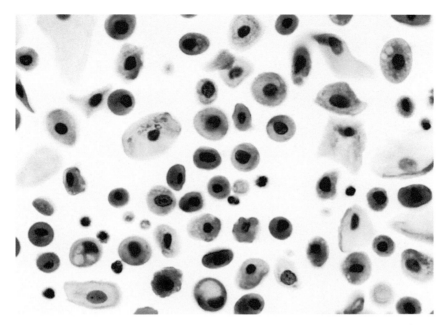

图 1-5 这张液基涂片来自一位 70 岁的女性，细胞有萎缩性改变，鳞状上皮细胞数是满意的（SurePath 液基涂片）。与传统涂片相比，因为在悬浮状态下固定，涂片中胞核增大不明显

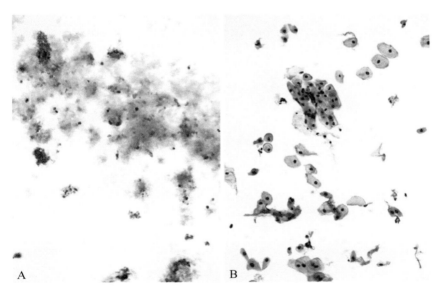

图 1-6 不满意的样本重新制作。54 岁女性最初的标本不满意（A），因血液过多，鳞状上皮细胞数量太低（ThinPrep 液基涂片）。经过冰醋酸处理后，变为满意标本（B）

图 1-7　这张满意的阴道细胞涂片（ThinPrep 液基涂片）来自一名因子宫内膜腺癌行子宫切除术后（没有宫颈）的 56 岁女性。虽然细胞总数少于 5000，但是因为来自阴道，此标本是满意的

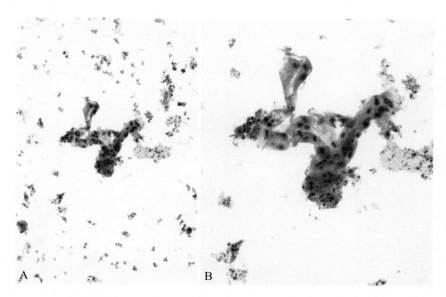

图 1-8　（A，B）放疗后的涂片，细胞数虽然偏少，但是标本是满意的（ThinPrep 液基涂片，此图片由 Fang Fan, MD 提供）

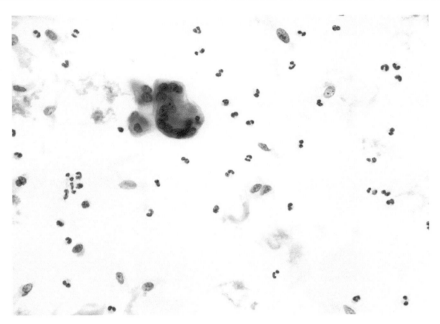

图 1-9　有盆腔放疗史的涂片，细胞数偏少，但是标本是满意的（SurePath 液基涂片）

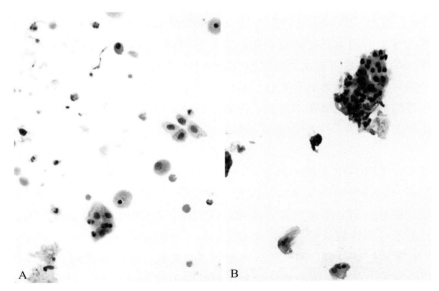

图 1-10　萎缩性改变：来自两名绝经期后女性的液基涂片，细胞数刚好达到临界（ThinPrep 液基涂片）。可以看到单个的（A）或者成团的基底旁层细胞（B）。在有萎缩性改变的标本中，由于激素的影响，包括停经，产后的改变，或者孕激素制剂，很难将基底旁层细胞与鳞状化生细胞区分开

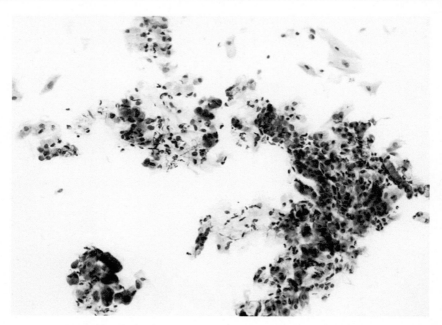

图 1-11　39 岁女性的不满意标本（ThinPrep 液基涂片）。虽然有大量的子宫颈管腺上皮细胞，但是鳞状细胞数量不足

1-6A，B）。然而，每张涂片的细胞数应该单独统计，不能累计。如果把多张细胞数量低的涂片中的细胞累计加在一起，就会混淆标本所含有的（不是涂片上的）实际细胞数，而实际计数可能比正常细胞数的标本低很多。这个问题需要进一步的研究，所以这个指导方案以后可能会更改。因为对满意标本最低细胞数的要求较低，在处理刚好临界的标本时应该多加注意。报告中应该明确指出是由于血液、黏液、润滑剂及炎性渗出物，或者技术因素造成标本的不满意，还是单纯的鳞状上皮细胞数不够。

传统涂片（图 1-12 至图 1-16）
　　一张满意的传统子宫颈涂片应含有至少 8000 ～ 12 000 个保存完好、形态清晰的鳞状上皮细胞。同上面对液基涂片的阐述一样，对传统涂片也应该估算最低细胞数范围，而不应该计数涂片中的单个细胞。这个细胞数的范围不应该被视为一个硬性规定，对于治疗后及取自阴道的标本细胞数量偏低，应给予说明。 这个规则同样适用于传统制片。已知细胞数量的参考图像见图 1-12 至图 1-16。这些参考图像已经过计算机编辑，模拟 4× 物镜视野下的传统涂片。细胞学医师需要将这些图片与待读的涂片比较，以决定涂片是否有足够多的 "细胞数量与参考图相似或更多的" 视野。比如说，如果用一个含有 1000 个细胞的相当于 4× 物镜视野的图像作为参考，一张满意的标本应该含有至少 8 个这样的视野。

1.2.2 注释

严格客观的标准可能并不适用于每一种情况。有些涂片因为有成团的细胞，萎缩性改变，或者细胞的溶解，使得在技术上难以计数。在有些特殊的临床情况下，即使细胞数偏低，样本也是满意的。

图 1-12　鳞状细胞数量：图示在传统涂片的 4× 物镜视野中约有 75 个细胞。如果所有视野中的细胞数量均为这个密度或者更少，标本视为不满意。在评估传统涂片中的鳞状细胞数量时，将以此为标准（经 George Birdsong 同意使用，2003）

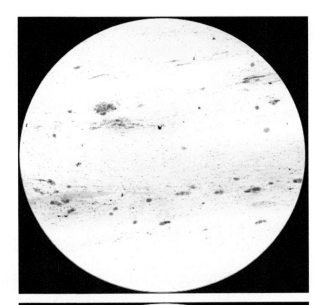

图 1-13　鳞状细胞数量：图示在传统涂片的 4× 视野中约有 150 个细胞。如果所有视野中的细胞数量均为这个密度，标本符合最低细胞数的标准，但接近下限（经 George Birdsong 同意使用，2003）

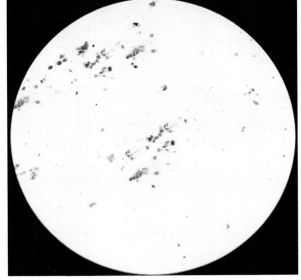

在评估这些不常见的处于满意边缘的标本时，检验室应给予专业判断，并采用分级审查的方式。要记住的是，这里所描述的最低细胞数量的标准是为子宫颈细胞学的标本而制定的。

图 1-14　鳞状细胞数量：图示在传统涂片的 4× 物镜视野中约有 500 个细胞。至少需要 16 个有相同密度(或者更多)细胞的视野，才能视为满意的标本（ 经 George Birdsong 同意使用，2003 ）

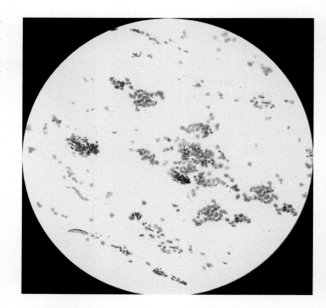

图 1-15　鳞状细胞数量：图示在传统涂片的 4× 视野中约有 1000 个细胞。至少需要 8 个有相同密度（ 或者更多 ）细胞的视野，才能视为满意的标本（ 经 George Birdsong 同意使用，2003 ）

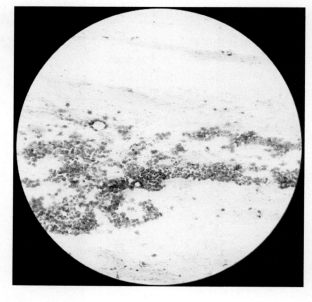

基于相对有限的科学数据，建议对于液基制片需要最低 5000 个细胞。这个范围低于对传统涂片的最低细胞数（8000 ～ 12 000 个细胞）要求。与传统涂片相比，液基涂片由于方法不同，对子宫颈的取样更有随机性（从而也更有代表性）。尽管 ThinPrep 液基涂片与 SurePath 液基涂片有明显不同，并没有足够的数据表明，市场上不同种类的液基涂片需要指定不同的最低细胞数量标准。

图 1-16 鳞状细胞数量：图示在传统涂片的 4× 物镜，视野中约有 1400 个细胞。至少需要 6 个有相同密度（或者更多）细胞的视野，才能视为满意的标本
（经 George Birdsong 同意使用，2003）

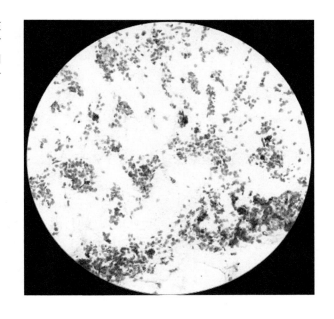

关于涂片中细胞数量与检测到上皮病变的敏感度之间的关系鲜有研究。有一项研究表明，当液基涂片的细胞数多于 20 000 个时，检测到高级别病变的可能性增加。但是，这项研究没有评估假阴性与细胞数量的关系。研究者试图进行前驱性实验，以确定要成功识别液基涂片中的异常细胞，是否有最低细胞数量的要求。但是，因为没有定论，作者建议维持最低 5000 ～ 10 000 个鳞状细胞的要求。Kichener 等最近在一项涉及英国 56 个实验室的研究中，探讨了子宫颈液基细胞涂片中细胞总数、异常细胞数和检测到异常病变之间的关系。他们的结论是需要至少 15 000 个（SurePath 涂片）或者 5000 个（ThinPrep 涂片）细胞，才可能将不满意标本量保持在较低的水平，并且不影响异常病变的检出率。尽管对两种制片方法所建议的细胞数量不同，但是就低于临界值的涂片所占的比率而言，两种方法是相似的，实际上 SurePath 涂片所占的比率还低一些。检验室可以附加一个质量评估的指标，比如说符合最低细胞数量，但只有 5000 ～ 20 000 个细胞的满意标本，可以称为"刚好达到临界或鳞状上皮细胞数量偏低"。

液基涂片的细胞数量可以很快估算出来，而且重复性好。有些生产商在培训的时候包括了估算液基涂片的细胞数量。初步研究表明，涂片的参考图像方法与以前的 Bethesda 的 10% 涂片覆盖率标准相比，阅片者学得更快，而且在阅片者之间的重复性更强。关于细胞数量与敏感性的其他研究对所有的涂片类型都是有用的。

美国病理学家学会的调查研究表明，在美国检验室中，对应于传统涂片、ThinPrep 涂片及 SurePath 涂片的不满意率的中值分别是 1.0%，1.1% 及 0.3%。如果个别检验室的不满意率显著高于这个范围，应该寻找可能的原因，比如取材的方法，制片的技术，病人的群体，或者评估的指标。

1.3 子宫颈管 / 移行区成分（图 1-17 至图 1-22）

如上所述，满意的标本所必需的是有足够的鳞状上皮细胞数量。移行区的成分并不是满意标本所必需的。然而，检验室的报告中应该说明是否有移行区的成分，因为这对于质量控制或许有用。不论是传统涂片还是液基涂片，一个足够的移行区样本需要至少 10 个以上保留完好的单个或者成团的子宫颈管腺细胞或者鳞状化生细胞（图 1-17 至图 1-22）。在标本质量一栏应该报告有无移行区成分，子宫切除术后的女性患者除外。在评估移行区的取样时，退变细胞和基底旁层细胞不应该计算在内。对这些病例，检验室可以选择说明评估移行区的成分有困难。关于区分化生细胞和基底旁层细胞存在困难的讨论详见图 1-22。

1.3.1 注释

过去，当细胞学标本缺少子宫颈管 / 移行区成分时，有人担心鳞柱交界处的取样不足，这意味着样本不能很好地代表发生鳞状上皮内病变的高危区。曾经认为，如果样本没有移行区的成分，一个阴性的子宫颈细胞学检查使发生假阴性的可能性增加。然而，关于子宫颈管 / 移行区成分重要性的研究存在分歧。横向研究表明鳞状上皮内病变更可能存在于有子宫颈管 / 移行区成分的标本中。相反，纵向研究表明，对于细胞学检查阴性的女性，没有子宫颈管 / 移行区成分的标本，与有该成分的标本相比，在随访中，发生高级别鳞状上皮内病变的概率并没有增加。在这些研究中，有一项研究对细胞学筛查和人乳头瘤病毒（HPV）阴性（以及细胞学异常或者高危HPV 阳性）的病例，进行随机抽样，然后重复细胞学、阴道镜检查和活检。随访的结果发现，最初没有子宫颈管 / 移行区成分的标本，与有该成分的标本相比，检测到高级别鳞状上皮内病变的概率没有显著性差异。最后，回顾性的病例对照研究也没有表明假阴性与缺乏子宫颈管 / 移行区成分有关联。最近一项加拿大的研究得出结论认为，不应该对因为没有取到子宫颈管/移行区成分的病人安排较早的重复检查，除非怀疑有异常病变。

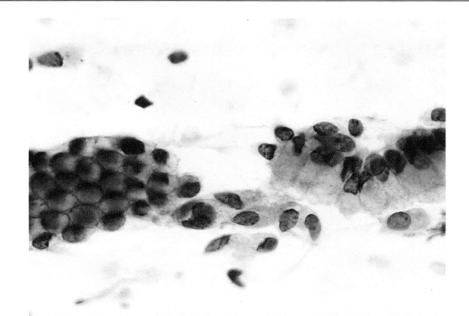

图 1-17 子宫颈管腺细胞（传统涂片）。图左边的细胞团有明显的细胞边界，呈"蜂窝状"。图右边的细胞团是侧面观，呈"栅栏状"

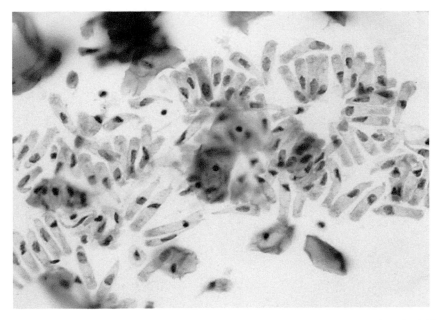

图 1-18 子宫颈管腺细胞（SurePath 液基涂片）。细胞呈离散状态，这种情况在液基涂片比传统涂片更常见

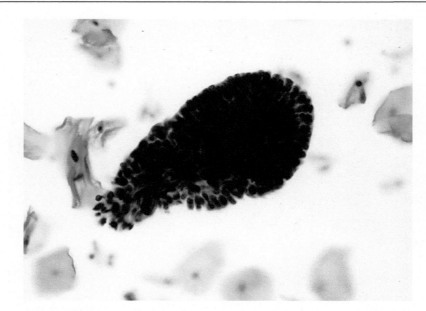

图 1-19　子宫颈管腺细胞（SurePath 液基涂片）。这张涂片来自一名 27 岁常规筛查的女性，随访发现无上皮内病变或恶性病变。正常子宫颈管腺细胞可以形成大的深染的碎片，通常出现在涂片的中心。厚的碎片看似结构紊乱，但是，应注意到碎片边缘的细胞是正常的。而且，如果上下调动聚焦，可以看到正常细胞的间距，清晰的细胞边界和淡染的核染色质。有这种表现的正常子宫颈管细胞团不应该与肿瘤细胞团混淆，后者更加拥挤（即使是单层细胞），胞核增大，核膜不规则，染色质有异常改变

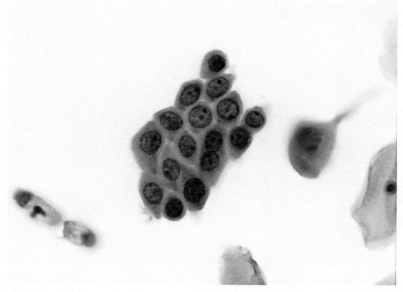

图 1-20　移行区成分（SurePath 液基涂片）。子宫颈管上段的正常子宫颈管腺细胞，非常貌似鳞状化生细胞

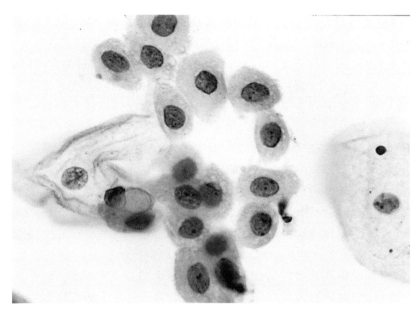

图 1-21 正常鳞状化生细胞（液基制片，液基 SurePath 涂片）。此样本来自一名 28 岁常规筛查的女性

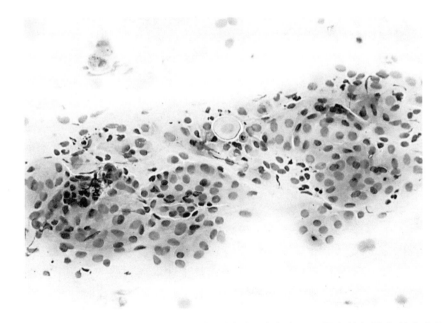

图 1-22 萎缩（传统涂片）。在评估移行区的取材时，黏液中显示退变的细胞和基底旁层细胞，不应该被计数。在有萎缩性改变的标本中，由于激素的影响（包括绝经、产后的改变或者孕激素制剂），很难将基底旁细胞与鳞状上皮化生区分开。对这些病例，检验室可以选择说明评估移行区成分有困难

HPV 的检查与移行区的取样是没有关联的，因此，对 30 岁以上的女性，应该同时检查 HPV。对于缺少子宫颈管 / 移行区成分并且没有检测到病变，如果 HPV 阴性，会更让人放心。而且这样做，也增加了检测到发生于子宫颈管偏宫内侧的病变（比如原位宫颈腺癌和宫颈腺癌）的敏感度。一项病例对照研究表明，不论有或无子宫颈管腺上皮细胞，其子宫颈细胞学检查阴性的病例，发生原位宫颈腺癌的概率没有差别。

2014 年，Bethesda 新版仍然建议在报告中包括有或无子宫颈管 / 移行区成分，作为质量控制的指标，即使没有子宫颈管 / 移行区成分，也不应该安排病人提早重复检查。在一个包括育龄期妇女的多元化的女性人群中，如果临床医师很少或从来没有取到子宫颈管 / 移行区成分，这可能表明存在取样问题。而且，子宫颈管 / 移行区成分可以为有以下几种病史的妇女提供有用的信息：有非典型腺上皮细胞、早期腺癌、早期癌将要行子宫颈切除术或者有其他高危病变的病史。

自动筛阅片设备在选择评估的视野时，通常会包括子宫颈管 / 移行区成分。当人工筛阅片时，细胞阅片人员应该细心寻找，因为子宫颈管的细胞很容易被忽视；但是如果在自动筛阅片中，没有看到子宫颈管 / 移行区成分，而且是没有上皮内病变的满意标本，那么再花费大量的时间人工筛找子宫颈管 / 移行区成分，意义有限。检验室应该制定政策，说明对于已经自动筛查过的，没有子宫颈管 / 移行区成分的阴性标本，应该如何处理和报告。为临床医护人员提供关于根据标本质量如何处理的教育是有用的。

1.4 遮盖因素（图 1-23，图 1-24）

假定无异常细胞，当超过 75% 的鳞状细胞被遮盖时，应定为不满意的标本。当 50% ~ 75% 的细胞被遮盖时，在满意的评语后面应说明，部分标本被遮盖。需要评估的是被遮盖细胞的比例，而不是被遮盖涂片的面积，最低细胞数量的标准也是需要达到的。保存完好和清晰度好的细胞核是很重要的，有些改变，如细胞自溶和胞质细节的部分遮盖，不一定会影响标本的评估。大量的细胞自溶可以作为质量评估的一个指标，但是多数这样的标本不能视为"不满意"，除非几乎所有细胞都没有胞质。同样的标准适用于液基涂片。在液基涂片中，如果有遮盖因素，并且细胞数量刚好达到临界（图 1-3 和图 1-4），应该估计上述保存完好的鳞状上皮细胞是否达到最低数量要求。当具有判读意义的特殊细胞或者区域被遮盖时，报告中应该加以说明：比如"有空气干燥导致可能的非典型细胞"或者"有严重的急性炎症"（图 1-24）。

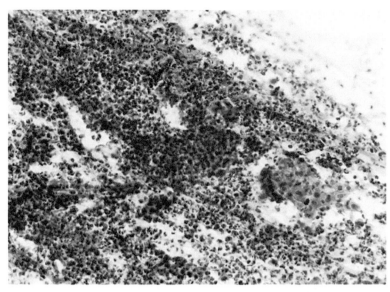

图 1-23 由于白细胞遮盖，标本不满意（传统涂片）。如果 50% ~ 75% 的上皮细胞被遮盖，报告中质量控制部分应该提到炎性遮盖（如果无异常细胞，超过 75% 被遮盖，应定为不满意的标本）。从遮盖因素和细胞数的角度，评估标本是否满意时，应牢记上述最低细胞数量的要求是针对能够清晰可见的细胞而设立的

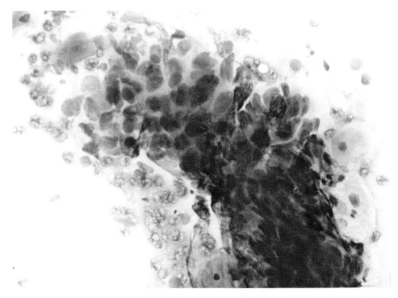

图 1-24 满意的标本；此图显示很强的空气干燥影响。存在非典型鳞状细胞，不除外高级别鳞状上皮内病变（ASC-H）（传统涂片）。胞核增大，淡染，染色质模糊不清。胞核拥挤，排列不规则。应注意，如果解释为非典型细胞或者更严重的病变，不管鳞状细胞数量或者标本的整体质量如何，都不能确定该标本为"不满意"。组织学随访，该病例为高级别鳞状上皮内病变 /CIN2

1.4.1 注释

出于对病人负责和标本的质量控制，报告中应包括遮盖因素。在评估有部分遮盖的标本是否满意时，观察者之间的重复性较好。尽管回顾性病例对照研究没有显示部分遮盖有导致假阴性的风险，但是目前没有前瞻性研究。与传统涂片相比，液基涂片受遮盖因素的影响更小。

1.5 干扰物质（图 1-6，图 1-25）

1.5.1 润滑剂（图 1-25）

关于润滑剂对 ThinPrep 涂片影响研究有不同的结果。有些研究显示，水溶性润滑剂影响很小，而其他的研究表明，对满意度有重大的影响。含有 carbomers（一种乳化或悬浮作用的试剂）或 carbopol polymers（聚羧乙烯高分子材料）的润滑剂对 ThinPrep 涂片的细胞数量有明显的不利影响（图 1-25）。因此生产厂家不建议使用。含有润滑剂的标本重新处理后成功的可能性较低。有些检验室采用改进的 SurePath 涂片技术可以成功处理这类标本。多数研究没有发现润滑剂对传统涂片有负面影响。

干扰物质对 SurePath 涂片满意度的影响很小。在液基涂片中，SurePath 涂片的不满意率通常最低。在本书撰写时，没有人发表关于"复原"步骤对 SurePath 涂片有干扰影响的文章，这一步骤似乎也没有必要。

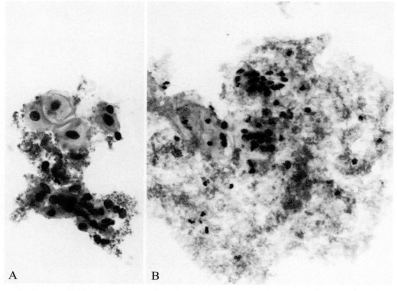

图 1-25　因为存在过多的润滑剂，标本不满意；59 岁女性（ThinPrep 液基涂片）。低倍镜下，润滑剂与血液或者黏液相似（A）。高倍镜下，润滑剂呈颗粒状，看不到溶解的红细胞或者红细胞的残影（B）。如果由于润滑剂的干扰导致高不满意率，作为检验室质量保证的一部分，应告知操作者，学习制造商关于润滑剂的使用说明

1.5.2 过多血液遮盖的标本（图 1-6）

ThinPrep 涂片制作过程中，标本瓶中过多的血液会堵塞过滤膜，影响液基制片。几项研究证明，用稀释的冰醋酸冲洗，可以成功处理因血液过多而导致不满意标本的状况（图 1-6A，B）。如果最初的标本有足够的鳞状上皮细胞，经冰醋酸处理后，ThinPrep 涂片的不满意率可以降低一半以上。然而，检验室应该意识到有些研究表明这种方法会影响 HPV 的检测；所以结果会随着实验室所用 HPV 的检测方法，以及处理或者再处理步骤的不同而有所改变。

1.6 不满意标本的 HPV 检测

对于宫颈癌筛查中所见异常的处理，2012 年美国阴道镜和子宫颈病理学学会（ASCCP）共识指南中包括了由全国共识会议审核的标本满意度的指导条例。这个指导条例对于高危型 HPV 分流检测的作用以及联合检验做了明确的考虑。有些 HPV 检测方法没有使用核酸序列对照以显示标本中有细胞，还有些 HPV 检测方法所使用的阴性对照 DNA，没有明确的上皮细胞来源。在这些情况下，HPV 阴性可能是假阴性，当宫颈涂片不满意时，不能依赖于 HPV 的结果。但是，如果不满意标本的 HPV 检测是阳性的，病人仍然需要进一步随访。

1.7 对于标本质量的处理指南

2012 年 ASCCP 关于不满意子宫颈标本处理的共识指南如下。

对于不满意标本的处理

1. 不满意的标本，建议 2 ～ 4 个月重复细胞学检查。不建议做高危型 HPV 分流检测。标本不满意的女性，在重复细胞学检查之前，可以接受治疗，以缓解萎缩或者遮盖涂片的炎症（如果检测到特异性炎症）。如果涂片不满意是因为细胞数量太少，而患者最近的细胞学检查是阴性（即比筛选准则建议的间隔短，造成涂片不满意），那么下次重复检查的时间间隔应该延长。

2. 如果连续两次标本不满意，建议做阴道镜检查。如果基因分型显示 HPV16 或 HPV18 阳性，或者 30 岁以上高危型 HPV 阳性，也建议做阴道镜检查。

对于细胞学检查阴性，但是缺乏移行区成分或者移行区成分不足的标本的处理

1. 对于 30 岁和 30 岁以上的女性，如果细胞学检查阴性，但是缺乏移行区成分，建议做高危型 HPV 检测。如果高危型 HPV 阴性，建议常规的筛查间隔。如果不检测高危型 HPV，3 年之内重复细胞学检查也是可以的。

2. 21 ～ 29 岁女性，如果细胞学检查阴性，但是缺乏移行区成分，建议常规筛查。

对于 25 ～ 29 岁女性，不建议做细胞学和高危型 HPV 联合检测（cotest）。但是，这个年龄组的有些女性可以选择使用美国食品药品管理局(FDA)批准的检测方法(限于美国病人），进行首次高危型 HPV 筛查。

1.8 报告格式

Bethesda 系统建议标本的满意度在报告中使用单独一段列出。如果标本不满意，作为质量控制的指标，应在这一段列出不满意的理由。

对于不满意的标本，不应该在判读部分提及任何上皮内病变或者肿瘤，因为标本定义为不适合评估。对于炎症、微生物或者其他造成标本不满意的因素，如果检验室或者临床医师愿意，可以在判读部分，而不是在标本质量评估部分列出。

如果实验室的报告中有可选的"总体分类"这一项，可以将此项留为空白或者报告为"不满意，请参见质量评估（或者判读）部分"，或者使用类似措辞。即使标本不满意，仍然保留"总体分类"有助于用计算机或者人工对报告进行分类。建议将质量评估列在报告的最前面，但是这样做不是必需的。

1.9 报告样本

例 1

标本质量：

评估满意；有子宫颈管 / 移行区成分。

判读：

未见上皮内病变或者恶性病变。

例 2

标本质量：

评估满意；无子宫颈管 / 移行区成分或者子宫颈管 / 移行区成分不足。

判读：

无上皮内病变或者恶性病变。

可选择的说明：

建议随访：

21 ～ 29 岁，HPV 阴性：常规随访。

≥ 30 岁，HPV 未知：检测 HPV（首选）或者 3 年内重复细胞学检查。

≥ 30 岁，HPV 阳性：1 年内重复细胞学检查和 HPV 检测或者 HPV 基因分型检查。

参考文献

Massad LS, Einstein MH, Huh WK, et al. 2012 updated consensus guidelines for the management of abnormal cervical cancer screening tests and cancer precursors. J Low Genit Tract Dis, 2013（17）:S1.

例 3

总体分类：

评估不满意；参见样本质量一栏。

标本质量：

不满意；样本经处理和阅片后，因为炎性细胞遮盖，不适合评估上皮内病变。

说明：

发现阴道滴虫。建议治疗后重复细胞学检查。

例 4

标本质量：

评估不满意。

总体分类：

不满意。

判读：

样本经处理和阅片后，因为鳞状细胞数量不足，不适合评估上皮内病变。部分区域被血液遮盖。

说明：

有子宫内膜细胞，符合所提供的月经史，末次月经（LMP）第 5 天。

例 5

标本质量：

评估不满意；样本被拒绝，因为收到的样本瓶无标识。

（侯铁英　陈小槐　译　余小蒙　校）

主要参考文献

1. Davey DD, Woodhouse S, Styer P, et al. Atypical epithelial cells and specimen adequacy: current laboratory practices of participants in the College of American Pathologists interlaboratory comparison program in cervicovaginal cytology. Arch Pathol Lab Med, 2000(124):203-211.

2. Gill GW. Pap smear cellular adequacy: what does 10% coverage look like? What does it mean? Acta Cytol,

2000(44):873 (abstract).

3. Renshaw AA, Friedman MM, Rahemtulla A, et al. Accuracy and reproducibility of estimating the adequacy of the squamous component of cervicovaginal smears. Am J Clin Pathol, 1999(111):38-42.

4. Valente PT, Schantz HD, Trabal JF. The determination of Papanicolaou smear adequacy using a semiquantitative method to evaluate cellularity. Diagn Cytopathol, 1991(7): 576-580.

5. Davey DD, Austin RM, Birdsong G, et al. ASCCP patient management guidelines: pap test specimen adequacy and quality indicators. J Low Genit Tract Dis, 2002(6):195-199. [Also published in Am J Clin Pathol, 2002(118):714-718].

6. Ransdell JS, Davey DD, Zaleski S. Clinicopathologic correlation of the unsatisfactory Papanicolaou smear. Cancer (Cancer Cytopathol), 1997(81):139-143.

7. Alsharif M, McKeon DM, Gulbahce HE, et al. Unsatisfactory SurePath liquid-based Papanicolaou tests: causes and significance. Cancer (Cancer Cytopathol), 2009(117):15-26.

8. Zhao C, Austin RM. High-risk human papillomavirus DNA test results are useful for disease risk stratification in women with unsatisfactory liquid-based cytology Pap test results. J Low Genit Tract Dis, 2009(13):79-84.

9. Gupta S, Sodhani P, Sardana S, et al. Clinical determinants and smear characteristics of unsatisfactory conventional cervicovaginal smears. Eur J Obstet Gynecol Reprod Biol, 2013(168):214-217.

10. Quiroga-Garza G, Satrum LS, Trujillo CJ, et al. Common causes for unsatisfactory Pap tests in a high-risk population: insights into a yet unresolved problem in gynecologic cytology. J Am Soc Cytopathol, 2014(3):256-260.

11. Lanowska M, Mangler M, Grittner U, et al. Isthmic-vaginal smear cytology in the follow-up after radical vaginal trachelectomy for early stage cervical cancer: is it safe? Cancer (Cancer Cytopathol), 2014(122):349-358.

12. Lu CH, Chang CC, Ho ES, et al. Should adequacy criteria in cervicovaginal cytology be modified after radiotherapy, chemotherapy, or hysterectomy? Cancer (Cancer Cytopathol), 2010(118):474-481.

13. Siebers AG, van der Laak JA, Huberts-Manders R, et al. Accurate assessment of cell density in low cellular liquid-based cervical cytology. Cytopathology, 2013(24):216-221.

14. Olympus Corp. Frequently asked questions: how do I determine the field of view on my microscope? [Internet]. 2014 [cited 2014 Oct 3]. Available from: http://www.olympusamerica.com/seg_section/seg_faq.asp .

15. Spring KR, Davidson MW. MicroscopyU; microscopy basics; field of view [Internet]. [Updated 2014 Feb 19; cited 2014 Oct 3]. Available from: http://www.microscopyu.com/articles/formulas/formulasfi eldofview.html.

16. Geyer JW, Carrico C, Bishop JW. Cellular constitution of autocyte PREP cervicovaginal samples with biopsy-confirmed HSIL. Acta Cytol, 2000(44):505 (abstract).

17. Studeman KD, Ioffe OB, Puszkiewicz J, et al. Effect of cellularity on the sensitivity of detecting squamous lesions in liquid-based cervical cytology. Acta Cytol, 2003(47):605-610.

18. Bolick DR, Kerr J, Staley BE, et al. Effect of cellularity in the detection rates of high grade and low grade squamous intraepithelial lesions. Acta Cytol, 2002(46):922-923 (abstract).

19. McQueen F, Duvall E. Using a quality control approach to define an 'adequately cellular' liquid-based cervical cytology specimen. Cytopathology, 2006(17):168-174.

20. Haroon S, Samayoa L, Witzke D, et al. Reproducibility of cervicovaginal ThinPrep cellularity assessment. Diagn Cytopathol, 2002(26):19-21.

21. Sheffi eld MV, Simsir A, Talley L, et al. Interobserver variability in assessing adequacy of the squamous component in conventional cervicovaginal smears. Am J Clin Pathol, 2003(119):367-373.

22. Eversole GM, Moriarty AT, Schwartz MR, et al. Practices of participants in the College of American Pathologists interlaboratory comparison program in cervicovaginal cytology, 2006. Arch Pathol Lab Med, 2010(134):331-335.

23. Martin-Hirsch P, Lilford R, Jarvis G, et al. Efficacy of cervical-smear collection devices: a systematic review

and meta-analysis. Lancet, 1999(354):1763-1770.

24. Mintzer M, Curtis P, Resnick JC, et al. The effect of the quality of Papanicolaou smears on the detection of cytologic abnormalities. Cancer (Cancer Cytopathol), 1999(87):113-117.

25. Vooijs PG, Elias A, van der Graaf Y, et al. Relationship between the diagnosis of epithelial abnormalities and the composition of cervical smears. Acta Cytol, 1985(29):323-328.

26. Baer A, Kiviat NB, Kulasingam S, et al. Liquid-based Papanicolaou smears without a transformation zone component: should clinicians worry? Obstet Gynecol, 2002(99):1053-1059.

27. Bos AB, van Ballegooijen M, van den Elske Akker-van Marle M, et al. Endocervical status is not predictive of the incidence of cervical cancer in the years after negative smears. Am J Clin Pathol, 2001(115):851-855.

28. Kivlahan C, Ingram E. Papanicolaou smears without endocervical cells. Are they inadequate? Acta Cytol, 1986(30):258-260.

29. Mitchell H, Medley G. Longitudinal study of women with negative cervical smears according to endocervical status. Lancet, 1991(337):265-267.

30. Mitchell HS. Longitudinal analysis of histologic high-grade disease after negative cervical cytology according to endocervical status. Cancer (Cancer Cytopathol), 2001(93):237-240.

31. Birdsong GG. Pap smear adequacy: is our understanding satisfactory… or limited? Diagn Cytopathol, 2001(24):79-81.

32. Mitchell H, Medley G. Differences between Papanicolaou smears with correct and incorrect diagnoses. Cytopathology, 1995(6):368-375.

33. O'Sullivan JP, A'Hern RP, Chapman PA, et al. A case control study of true-positive versus false-negative cervical smears in women with cervical intraepithelial neoplasia (CIN) III. Cytopathology, 1998(9):155-161.

34. Elumir-Tanner L, Doraty M. Management of Papanicolaou test results that lack endocervical cells. Can Med Assoc J, 2011(183):563-568.

35. Gao FF, Austin RM, Zhao C. Histopathologic follow-up and human papillomavirus DNA test results in 290 patients with high-grade squamous intraepithelial lesion Papanicolaou test results. Cancer (Cancer Cytopathol), 2011(119):377-386.

36. Zhao C, Austin RM. Human papillomavirus DNA detection in ThinPrep Pap test vials is independent of cytologic sampling of the transformation zone. Gynecol Oncol, 2007(107):231-235.

37. Mitchell H, Hocking J, Saville M. Cervical cytology screening history of women diagnosed with adenocarcinoma in situ of the cervix: a case-control study. Acta Cytol, 2004(48):595-600.

38. Roberson J, Connolly K, St John K, et al. Accuracy of reporting endocervical component adequacy—a continuous quality improvement project. Diagn Cytopathol, 2002(27):181-184.

39. Spires SE, Banks ER, Weeks JA, et al. Assessment of cervicovaginal smear adequacy. The Bethesda system guidelines and reproducibility. Am J Clin Pathol, 1994(102):354-359.

40. Siebers AG, Klinkhamer PJ, Vedder JE, et al. Causes and relevance of unsatisfactory and satisfactory but limited smears of liquid-based compared with conventional cervical cytology. Arch Pathol Lab Med, 2012(136):76-83.

41. Hathaway JK, Pathak PK, Maney R. Is liquid-based pap testing affected by water-based lubricant? Obstet Gynecol, 2006(107):66-70.

42. Lin SN, Taylor J, Alperstein S, et al. Does speculum lubricant affect liquid based Papanicolaou test adequacy? Cancer (Cancer Cytopathol), 2014(122):221-226.

43. Rosa M, Pragasam P, Saremian J, et al. The unsatisfactory ThinPrep(R) Pap Test: analysis of technical aspects, most common causes, and recommendations for improvement. Diagn Cytopathol, 2013(41):588-594.

44. Holton T, Smith D, Terry M, et al. The effect of lubricant contamination on ThinPrep (Cytyc) cervical cytology liquid-based preparations. Cytopathology, 2008(19):236-243.

45. Feit TD, Mowry DA. Interference potential of personal lubricants and vaginal medications on ThinPrep pap tests. J Am Board Fam Med, 2011(24):181-186.

46. Randolph ML, Wu HH, Crabtree WN. Reprocessing unsatisfactory ThinPrep papanicolaou tests using a modified SurePath preparation technique. Cancer (Cancer Cytopathol), 2014(122):343-348.

47. Amies AM, Miller L, Lee SK, et al. The effect of vaginal speculum lubrication on the rate of unsatisfactory cervical cytology diagnosis. Obstet Gynecol, 2002(100):889-892.

48. Gilson M, Desai A, Cardoza-Favarato G, et al. Does gel affect cytology or comfort in the screening papanicolaou smear? J Am Board Fam Med, 2006(19):340-344.

49. Harer WB, Valenzuela Jr G, Lebo D. Lubrication of the vaginal introitus and speculum does not affect Papanicolaou smears. Obstet Gynecol, 2002(100):887-888.

50. Pawlik M, Martin FJ. Does a water-based lubricant affect Pap smear and cervical microbiology results? Can Fam Physician, 2009(55):376-377.

51. Kenyon S, Sweeney BJ, Happel J, et al. Comparison of BD Surepath and ThinPrep Pap systems in the processing of mucus-rich specimens. Cancer (Cancer Cytopathol), 2010(118):244-249.

52. Owens CL, Peterson D, Kamineni A, et al. Effects of transitioning from conventional methods to liquid-based methods on unsatisfactory Papanicolaou tests: results from a multicenter US study. Cancer (Cancer Cytopathol), 2013(121):568-575.

53. Sweeney BJ, Haq Z, Happel JF, et al. Comparison of the effectiveness of two liquid-based Papanicolaou systems in the handling of adverse limiting factors, such as excessive blood. Cancer (Cancer Cytopathol), 2006(108):27-31.

54. Moriarty AT, Clayton AC, Zaleski S, et al. Unsatisfactory reporting rates: 2006 practices of participants in the college of American pathologists interlaboratory comparison program in gynecologic cytology. Arch Pathol Lab Med, 2009(133):1912-1916.

55. Bentz JS, Rowe LR, Gopez EV, et al. The unsatisfactory ThinPrep Pap Test: missed opportunity for disease detection? Am J Clin Pathol, 2002(117):457-463.

56. Haack LA, O'Brien D, Selvaggi SM. Protocol for the processing of bloody cervical specimens: glacial acetic acid and the ThinPrep Pap Test. Diagn Cytopathol, 2006(34):210-213.

57. Agoff SN, Dean T, Nixon BK, et al. The efficacy of reprocessing unsatisfactory cervicovaginal ThinPrep specimens with and without glacial acetic acid: effect on hybrid capture II human papillomavirus testing and clinical follow-up. Am J Clin Pathol, 2002(118):727-732.

58. Islam S, West AM, Saboorian MH, et al. Reprocessing unsatisfactory ThinPrep Papanicolaou test specimens increases sample adequacy and detection of significant cervicovaginal lesions. Cancer (Cancer Cytopathol), 2004(102):67-73.

59. McMenamin M, McKenna M. Effect of glacial acetic acid treatment of cervical ThinPrep specimens on HPV DNA detection with the cobas 4800 HPV test. Cytopathology, 2013(24):321-326.

60. McMenamin M, McKenna M. Stability of human papillomavirus (HPV) in cervical ThinPrep specimens previously lysed with glacial acetic acid: effect on cobas 4800 HPV test performance. Cancer (Cancer Cytopathol), 2014(122):250-256.

61. Massad LS, Einstein MH, Huh WK, et al. 2012 updated consensus guidelines for the management of abnormal cervical cancer screening tests and cancer precursors. J Low Genit Tract Dis, 2013(17):S1-27.

62. Kitchener H, Gittins M, Desai M, et al. A study of cellular counting to determine minimum thresholds for adequacy for liquid-based cervical cytology using a survey and counting protocol. Health Technol Assess, 2015,19(22).

第 2 章　非肿瘤细胞学变化

（ Daniel F. I. Kurtycz, Paul N. Staats, Nancy A. Young, Marluce Bibbo, Terrence J. Colgan, Marianne U. Prey 和 Ritu Nayar 著 ）

2.1 无上皮内病变或恶性病变

若没有肿瘤的细胞学证据，应在报告的总分类和（或）判读 / 结果中加以说明。微生物或其他的非肿瘤性所见可选择报告。

正常细胞成分
- 鳞状细胞
- 子宫颈细胞
- 子宫内膜细胞
- 子宫下段细胞

非肿瘤细胞结果（可选择是否报告）
- 非肿瘤细胞的变化
- 鳞状上皮化生。
- 角化性改变。
- 输卵管化生。
- 萎缩。
- 妊娠相关的变化。

- 与反应性相关的细胞改变
- 炎症（包括典型修复）。
- 淋巴细胞（淋巴滤泡）性宫颈炎。
- 放疗相关改变。
- 宫内节育器（IUD）。

- 腺细胞存在于子宫切除后样本

生物性病原体
- 阴道滴虫。
- 真菌，形态学上符合念珠菌属。
- 菌群变化，提示细菌性阴道病。
- 细菌，形态学上符合放线菌属。
- 细胞变化，符合单纯疱疹病毒感染。
- 细胞变化，符合巨细胞病毒感染。

2.2 背景

　　"无上皮内病变或恶性病变"这一类别用于报告一系列非肿瘤性的改变，包括那些反应性改变、炎症和激素引起的改变，还有微生物感染性改变。

　　子宫颈细胞学是一种筛选试验，主要用于检测鳞状细胞癌和癌前病变。由于反应性细胞学改变非常广泛，很难给予明确定义，并且缺乏再现性，所以是否报告具体的非肿瘤性所见是可选择的，由检验室自己决定。在子宫颈细胞学检查报告中，继续报告某些非肿瘤性所见的理由如下。

　　1. 有助于病变的分级并可作为检验室分级复查管理的依据。

　　2. 在筛查和签发报告中加强应用细胞形态学标准的训练。

　　3. 作为解释复查涂片中不同判读意见的形态学依据。

　　4. 有利于临床 - 细胞学对照。例如细胞学发现角化过度和角化不全可与阴道镜医师对子宫颈的评价相对照。

　　5. 根据报告中的细胞反应性变化可追查病人的一系列细胞学标本的发展趋势。研究指出在判读为反应性改变的病例中，鳞状上皮内病变的发生率稍高于判读在正常范围内的病例。这可能涉及一个概念：组织在感染、炎症和其他创伤性刺激后可能更易受高危型 HPV 感染或在创伤组织进行修复过程中发生突变的变化更加频繁。

　　6. 记录这些发现，可以使检验室人员和临床医师对有关病人的生物学和细胞形态学发展过程进一步了解。

　　7. 强烈的反应和（或）修复可能导致过度判读为肿瘤性病变。这些易误诊的反应和（或）修复病例需进一步分级复审。

　　请注意，在目前的 Bethesda 系统，非肿瘤性发现并不全面。此外，这些解释、分类不一定符合监管和多层次监督复查的需求；在政府规定的范围内，由检验室来决定何种病变需要进一步复查。

无上皮内病变或恶性病变（NILM）：没有异常上皮细胞的标本可报告为"无上皮内病变或恶性病变"。如果报告了非肿瘤性发现，NILM 仍应该列入判读结果或总分类中，以避免含糊不清。

2.3 正常细胞成分

首先，分析子宫颈样本的人员需要了解细胞核形态和细胞成分的大小。子宫颈涂片的先驱者通过对常规细胞学标本仔细测量来了解良性的和肿瘤的细胞学判读。虽然没有文献报道对子宫颈液基涂片进行测量，大小关系仍然在确定诊断和功能状态上非常重要。

2.3.1 鳞状上皮细胞

2.3.1.1 表层细胞

表层细胞来自子宫颈鳞状上皮的最外层，通常出现在月经的增殖期和某些刺激因素的作用下。细胞核高度浓缩（固缩），核的横截面面积为 $10 \sim 15\mu m^2$。细胞质丰富并嗜酸性。在细胞质中可以找到角质透明颗粒，这反映其合成高分子角蛋白（图2-1）。

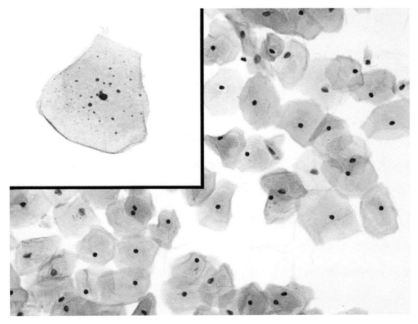

图 2-1 表层鳞状细胞（ThinPrep 液基涂片）。表层鳞状细胞和中层鳞状细胞混合。表层鳞状细胞具有较小的固缩核。在两种细胞的胞质中可见浅棕色糖原。插图显示高倍镜下表层鳞状细胞的特性：多边形的细胞轮廓，细胞质内角质透明颗粒，约 $10\mu m^2$ 固缩核，并且致密核心是不透光的

2.3.1.2 中层细胞

通常存在于鳞状上皮的中间层中。在分泌期，子宫颈上皮的中、表层由该类型细胞构成，在妊娠和使用促孕剂时尤为突出。细胞核比表层细胞大，横截面面积大约为 $35\mu m^2$，并可显示细颗粒状染色质。细胞核通常较长并有纵向细长的核沟（图2-2）。子宫颈细胞学中，中层细胞核的大小作为判断其他细胞异常的基本参考。月经周期下半期可出现中层细胞的裸核，通常继发于细菌性细胞溶解（图2-59）。

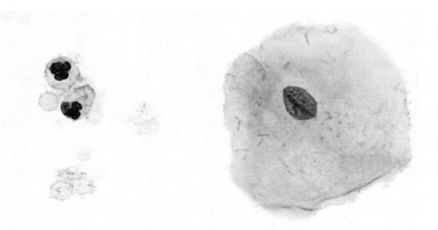

图2-2　中层鳞状细胞（ThinPrep 液基涂片）。一个典型的中层细胞呈多边形细胞轮廓。细胞核具有细颗粒状染色质和一个纵向核沟。中层细胞核横截面积约为 $35\mu m^2$，其大小作为判断其他细胞异常的基本参考。中层细胞的染色质比表层细胞疏松，可透光

2.3.1.3 基底旁层细胞

类似未成熟鳞状化生细胞，基底旁层细胞是子宫颈细胞学检查样本中最不成熟的细胞。它们通常不存在于激素刺激成熟的上皮细胞样本中。因为它们位于子宫颈细胞深层，通常不会出现在绝经前妇女的子宫颈细胞学标本中。在没有激素的刺激时，因萎缩而相对变薄的上皮主要由这类细胞组成。在绝经后或产后状态，基底旁层细胞可能占主导地位。其细胞核比中层细胞大，面积为 $50\mu m^2$；胞质面积较小，核质比比中层或表层细胞更高；胞质更浓厚（图2-3）。

2.3.2 腺细胞

2.3.2.1 子宫颈腺细胞

子宫颈腺细胞的细胞核的大小是可变的，平均为 $50\mu m^2$，它比中层鳞状细胞略大。该核显示了细小颗粒状、分布均匀的染色质和小核仁。胞质有许多空泡或颗粒细胞

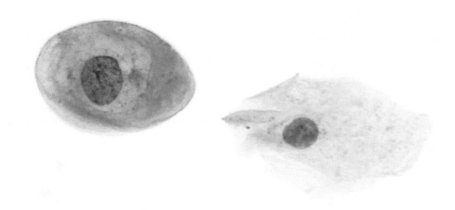

图 2-3 基底旁层细胞（ThinPrep 液基涂片）。基底旁层细胞与中层细胞对比，基底旁层细胞显示出典型的椭圆形细胞核和细腻的染色质，核的横截面积约为 $50\mu m^2$。细胞质相对于中层细胞更浓厚，因为中层细胞的细胞质在核旁变平，而在基底旁层细胞，细胞质在核旁被堆积。如果从侧面看细胞，中层细胞呈现一个扁平的浅碟形，中心核隆起；而基底旁层细胞更像一个有斜坡的小山丘

核有一定的极性，一般位于细胞的一端，黏液出现在相对一端。细胞形态根据细胞排列的方式有所不同：从侧面看时，呈"栅栏"样，而从表面看时，呈经典的"蜂巢"结构（图 2-4）。

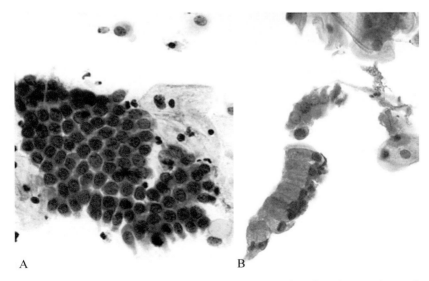

图 2-4 子宫颈管腺细胞（ThinPrep 液基涂片）。子宫颈管腺细胞从表面看时呈现典型的"蜂窝"状排列（A）。从侧面看时呈现"栅栏"状（B）。子宫颈管腺细胞有正常的核极性，黏液出现在相对一端

2.3.2.2 子宫内膜细胞

自然脱落的子宫内膜细胞可能是上皮或间质来源。它们可以是单个细胞或多个细胞的聚合体。子宫内膜腺细胞通常比子宫颈细胞小，核面积等于或小于中层细胞核（35μm²），而且具有较高的核质比。核染色质往往是密集的，异质的，可能包含因退行性改变引起的凋亡碎片。核仁一般不突出，由于固定方法的改善，在液基涂片中也可以被观察到。胞质很少，可以呈浓厚或空泡状。脱落子宫内膜和间质细胞通常形成密集聚合体，在月经结束时腺上皮环绕在聚合体周围形成特殊的"双轮廓"球形结构。脱落子宫内膜间质细胞还可以形成梭形纤细的细胞质尾巴。脱落子宫内膜细胞（图 2-5，图 2-6，参见图 3-1，图 3-2 和图 3-4），与直接从子宫下段取样的子宫内膜细胞不同，这些会在下面描述（图 2-7 至图 2-9，参见图 3-5）。

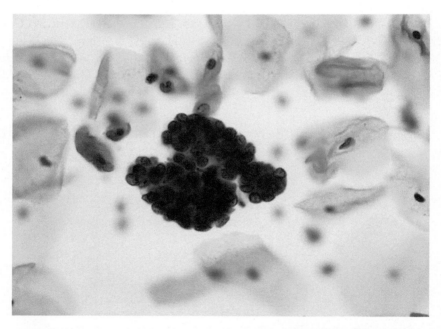

图 2-5　子宫内膜细胞（SurePath 液基涂片）。子宫内膜腺细胞的核比中层鳞状细胞核稍小，核质比高且细胞倾向于形成紧密的三维立体团。细胞核小而单一，应防止过度判读为鳞状上皮或腺上皮异常

正常细胞与涂片方法相关的标准

液基涂片：固定效果普遍提高。制备时去除大部分，可能掩盖病变细胞的背景、细菌、碎屑和炎症细胞。由于细胞固定发生在悬浮液体中，腺细胞容易形成三维结构；而传统子宫颈涂片细胞固定发生在涂片后。液基涂片中，良性细胞群可以更密集并且细胞深染，因此，观察细胞团边缘的细胞变得更为重要，这样可以帮助确定细胞

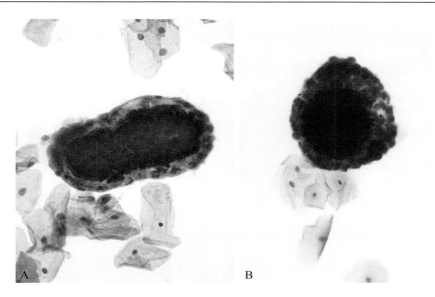

图 2-6 子宫内膜脱落细胞（ThinPrep 液基涂片）。在月经周期的第 6 ~ 10 天可出现周围腺上皮和中央间质形成子宫内膜细胞"双轮廓"球。这些是子宫内膜脱落的最后残余细胞，可能会出现退行性改变。两个图像显示来自两个不同病例的脱落细胞球。A. 是传统涂片（中倍镜），在脱落细胞球边缘可观察到更细致的核结构。B. 是液基涂片，在固定时由于物理张力作用使子宫内膜细胞变圆，以致所形成的三维细胞球阻碍更多的光线，变得更深染，或许会过度判读为腺体细胞异常

团的真实来源和性质。液基涂片中核仁可以更好地保存并更突出。

传统涂片：背景中的细菌，炎症细胞和碎片更为突出。退行性改变，"空气干燥假像"，机械假像以及其他限制样品收集和制备相关的因素是比较常见的。细胞可以变大，因为是被压平在玻片上。

2.3.3 子宫下段和直接采样的子宫内膜细胞（图 2-7 至图 2-9）

2.3.3.1 标准

从子宫下段或子宫内膜腔直接取样的细胞，包括内膜腺细胞和间质细胞。它们的片段通常较大，细胞很多，核深染（图 2-7，参见图 3-5）。在一些细胞片段中可以看到分支腺体，表面腺体开口，细胞核形成栅栏状排列（图 2-8）。腺体可由间质环绕，间质中包含小血管，它们形成梭形或"羽毛"状穿梭于腺细胞中。较小片段可以仅含有腺或间质细胞。上皮细胞和间质成分可有核拥挤和重叠。

直接取样的子宫内膜和子宫下段腺细胞呈柱状，核圆形至椭圆形，核染色深度不同，染色质颗粒增粗，但染色质分布均匀且核膜光滑（图 2-8）。核仁不明显，在增殖期可以看到核分裂。纤毛细胞可以出现于输卵管化生的情况下。

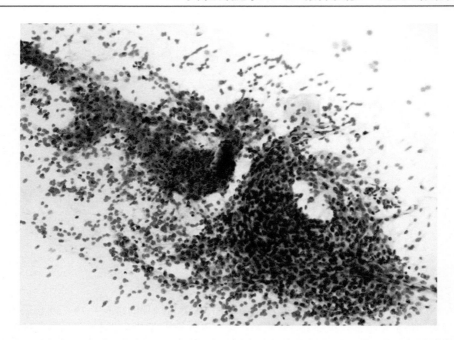

图 2-7 子宫下段样本（传统涂片）。在图左上方是边界不清的腺细胞和间质细胞，间质细胞松散粘连于腺细胞，可见几条血管穿过。在子宫颈细胞学中，间质和腺体成分并不总是容易区分的

间质细胞排列混乱（图 2-9），核呈拉长的椭圆形，胞质稀少且呈梭形。细胞核轮廓平滑，染色质细颗粒状且分布均匀。核仁不明显，核分裂极为罕见。

与涂片方法相关的标准

在液基涂片中，子宫下段和直接取样子宫内膜往往只含有上皮或间质细胞形成的小而密的细胞团（图 2-8）。在传统涂片中，大的蜂窝状细胞团可以有一个"拉伸"结构，通常可以看到腺体和血管（图 2-7，参见图 3-5）。

2.3.3.2 注释

子宫下段及子宫内膜取样可以在切除术（电环切除术或宫颈锥切术）后发生，因手术导致子宫颈缩短或子宫颈切除术（一种用于治疗微浸润鳞状细胞癌并能保留生育功能的手术，切除子宫颈、阴道上部和邻近组织）。直接子宫内膜取样偶尔出现在女性具有完整的子宫颈时，是使用宫颈刷或帚样取样装置用力过度所致。

直接取样的子宫内膜组织由于核质深染，核拥挤和重叠，并且核质比高，可误认为腺性肿瘤异常或少量高分化鳞状细胞病变。与自发脱落子宫内膜细胞相比，直

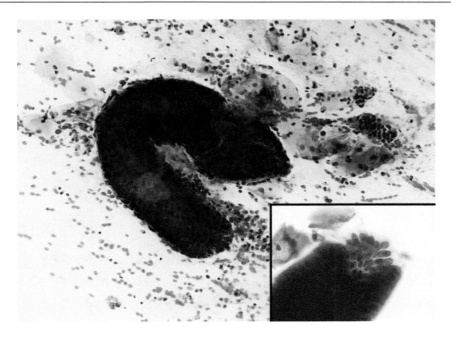

图 2-8 子宫下段样本（传统涂片）。一个保存完好的子宫内膜腺体呈管状结构。在子宫内膜腺体右下方可见间质成分。插图显示柱状子宫内膜腺细胞，核呈圆形至椭圆形。细胞核染色是可变的，染色质颗粒增粗，但染色质分布均匀且核膜光滑（传统涂片）

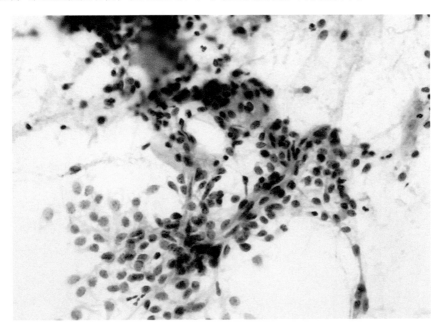

图 2-9 子宫下段样本（传统涂片）。子宫内膜间质细胞黏附于血管周，呈现一个扁平的扇形图案

接取样的子宫内膜组织可以产生更大的细胞片段，且可以保存其原位细胞结构（所谓的器官样的分化）。这种分支管状腺体分布在圆形和梭形细胞组成的间质之中，外围栅栏状结构显而易见。低倍镜下识别分支腺体与腺体间质复合物，可避免与非典型腺细胞（AGC）或腺性肿瘤混淆。使用液基涂片，仅能观察到较小的圆形细胞团。在这种情况下，最有帮助的线索是细胞核的大小（接近中层细胞核大小）；光滑的核轮廓和均匀分布的染色质。此外，子宫内膜间质细胞团可以含有小血管，它们从器官样细胞团表面穿过。这种特征未在异常肿瘤性上皮中观察到。

2.4 非肿瘤细胞学变化

2.4.1 鳞状上皮化生（图 2-10 至图 2-13）

2.4.1.1 标准

鳞状化生细胞表现出不同程度的细胞质分化，从近似未成熟的基底旁层细胞到近似中、表层细胞（图 2-10）。核平均面积大约在 $50\mu m^2$，比中层细胞的核大，类似基底旁层细胞的核大小。

与涂片方法相关的标准

在传统涂片中常看到具有明显胞质突的化生细胞，即"蜘蛛细胞"，这是由于制作涂片过程破坏了细胞的黏聚性（图 2-11）。

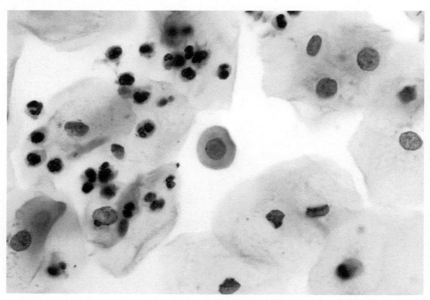

图 2-10　鳞状上皮化生（SurePath 液基涂片）。一个特征性的化生细胞位于图的中心。细胞核呈圆形至椭圆形，染色质分布均匀。核质比是可变的，在现在的情况下，它接近 1∶1。这些细胞不应当过分判读为 ASC-H 或 HSIL

2.4.1.2 注释

化生的过程是一种保护性反应，表现为从一种类型的上皮（在这种情况下指子宫颈腺上皮）转化为另一种（鳞状）上皮。鳞状上皮化生可以表现为多种形态变化，从相对未分化成熟的小圆形细胞到高度分化的中、表层鳞状细胞。化生的过程，是刺激因素（如感染、炎症或其他类型的外伤）引起那些替代磨损丢失细胞的新细胞发育途径改变，为了应对有害刺激，新生成的细胞逐渐沿鳞状上皮途径分化。化生的表面上皮最终可能会与其他鳞状上皮难以区分。然而，组织学发现腺细胞区域由子宫颈腺细胞和化生鳞状上皮细胞替代，这是子宫颈移行区的标志，这还表明该上皮曾经是腺细胞覆盖的（图 2-12）。

细胞学日常实践中最困难的任务是区分化生细胞，尤其是那些具有较高核质比的细胞。应谨慎评估细胞核增大并不伴有其他核异常的鳞状化生细胞，以免过度判读。我们应该评估完整细胞中的单个细胞核。如细胞核质比 <50%，核轮廓光滑且染色质均匀分布，则倾向于良性鳞状上皮化生（图 2-13）。如较高的细胞核质比再加上核质深染和不规则的核轮廓，如凹迹或核沟，应立即考虑到 HSIL 或 ASC-H。

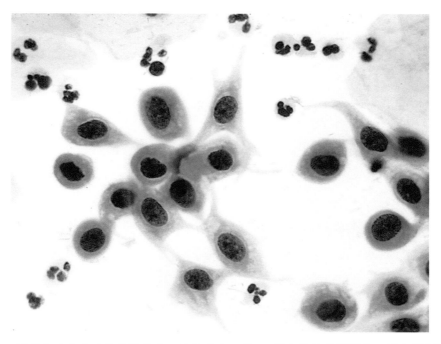

图 2-11 鳞状上皮化生（传统涂片）。涂片来自一位 27 岁女性的常规筛查，采自月经周期的第 8 天，显示反应性的化生细胞呈现"蜘蛛"样胞质突起。这种细胞形态更常见于传统涂片中。随访细胞学检查是 NILM

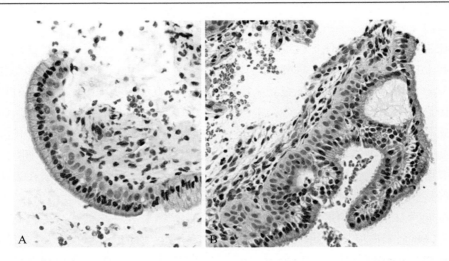

图 2-12　鳞状上皮化生（组织学，H&E）。A. 子宫颈组织学样本中的早期鳞状上皮化生。各种刺激可以引发颈管储备细胞分化方向的改变。下方的黏液分泌上皮细胞向表皮生长，它们失去分泌黏蛋白的能力，但具备了保护作用，同时增加与下面组织之间屏障的厚度。B. 在鳞状上皮化生到了后期，鳞状化生细胞在表皮下形成多层细胞

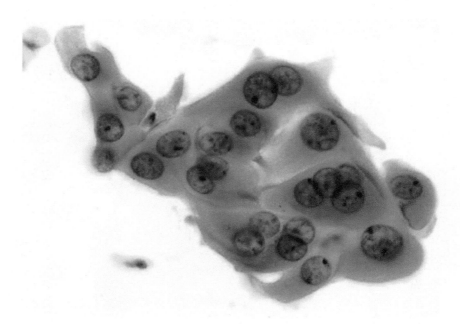

图 2-13　鳞状上皮化生。鳞状化生细胞核大小与基底旁层细胞相似。这种黏聚在一起的细胞团显示较显著的核仁，其形态与反应性或修复性变化相一致

2.4.2 角化细胞变化（图2-14至图2-17）

通常情况下，子宫颈是由非角化性复层鳞状上皮覆盖。角化性改变通常作为保护性反应或与人乳头瘤病毒（HPV）引起的细胞变化相关。这两个过程导致的鳞状上皮过度成熟，更接近正常的皮肤外观。角化性改变可以被认为是上皮组织的二级保护作用，而化生则是一级保护作用。

"角化""角化过度""角化不全"和"角化不良"是描述角化细胞变化的术语，但是它们的使用在过去很不一致。这些术语没有列入Bethesda术语，是由于对于这些定义缺乏共识。它们包含在括号里仅供说明。虽然有些细胞病理学家选择用这样的术语来形容在阴道镜下白斑的形态学特征，但是不能用作细胞学检查报告的解释类别。

发生化生后，持续创伤可能导致细胞质角质透明颗粒的形成（图2-14）。在罕见病例中，上皮细胞可能会形成类似于皮肤的颗粒层。

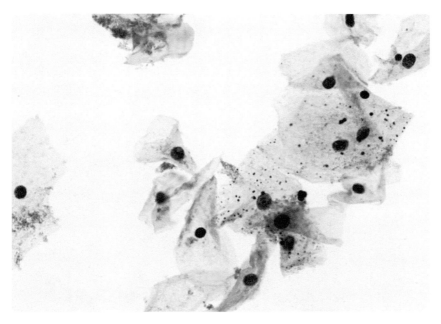

图2-14　角化细胞的变化（ThinPrep液基涂片）。中层鳞状细胞胞质中出现明显的透明角质颗粒，这是完全角化的前兆

2.4.2.1 典型角化不全（图2-15，图2-16）

2.4.2.1.1 标准

小的浅表鳞状细胞具有浓稠的橘黄色或嗜酸性胞质。细胞可见单个散在，片状或旋涡状排列；细胞可以是圆形、椭圆形、多边形或纺锤形。

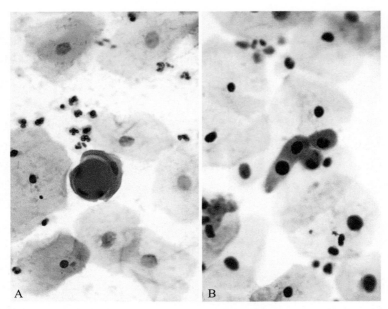

图 2-15　角化细胞的变化（传统涂片），"典型的角化不全"。A. 涂片来自一位 49 岁女性，因 SIL 治疗后被随访，在样本中显示"鳞状上皮角化珠"。B. 显示一小团小型鳞状上皮细胞。这些细胞都是"典型的角化不全鳞状上皮细胞"，它们显示微小淡染或固缩的细胞核

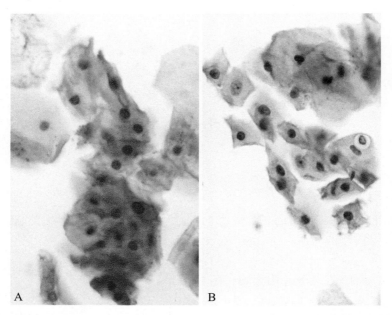

图 2-16　角化细胞的变化，"典型的角化不全"。A. 传统涂片，显示一橘黄色的细胞团。B. ThinPrep 液基涂片，显示更深染的嗜伊红鳞状细胞。通常它们的细胞核小，不透明。同时用液基细胞样本做人乳头瘤病毒（HPV）测试的结果是阴性

细胞核较小（横截面面积约为 10μm²）而且致密（固缩）。

如果出现非典型核变化，则应考虑判读为非典型鳞状上皮细胞（ASC-US / ASC-H）或 SIL。但如果核是圆形、规则的，且与邻近的核相似，则不一定判读为异常。

2.4.2.2 角化过度（图 2-17）

2.4.2.2.1 标准

无核，不显眼的成熟多角形鳞状细胞，往往与成熟的鳞状上皮细胞一样胞质含透明角质颗粒。

有时可见到空核或"鬼影核"。

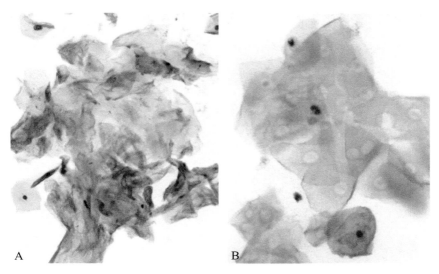

图 2-17　角化细胞的变化，"过度角化"。A. ThinPrep 液基涂片，显示一群无核的鳞状上皮细胞。B. ThinPrep 液基涂片，显示无核的，成熟的多边形鳞状细胞与"核洞"（B 经威廉姆森等人同意，获得重印许可）

2.4.2.3 注释

Bethesda 分类和解释这种角化变化取决于细胞核改变。微小鳞状细胞具有小的固缩细胞核和橘黄色到嗜酸性胞质（"角化不全"），这是一种非肿瘤性反应性细胞改变。然而，有些单个细胞或细胞团的细胞核出现多形性，核大小增加和（或）细胞多染性（"非典型角化不全""角化不良"或"多形性角化不全"），这些代表上皮细胞异常，应归类为非典型鳞状细胞（ASC）或鳞状上皮内病变 [（SIL）图 4-15，图 4-16，图 5-8，图 5-9，图 5-26，图 5-42 至图 5-44，图 5-56，图 5-59]。

　　无核的普通成熟鳞状细胞（"角化过度"）是非肿瘤细胞性的变化。外阴唇组织不慎污染标本时也可能出现无核鳞状上皮细胞。当出现广泛的角化过度时，提示可能存在潜在的肿瘤或非肿瘤性病变。在评估这些标本时，应考虑这些因素。多形性无核鳞状细胞形成不规则轮廓的粗斑块，这很可能是鳞状细胞癌的诊断线索。类似于角化不全，角化过度单独存在不构成特定判读类别。

2.4.3 输卵管上皮化生（图 2-18 至图 2-21）

2.4.3.1 定义

　　输卵管化生是一种化生现象，指正常子宫颈上皮被正常输卵管样上皮所取代。此化生上皮包括数种细胞类型 [（纤毛细胞、楔状细胞和杯状细胞）图 2-18]。输卵管化生经常出现在子宫颈管上段 / 子宫下段。

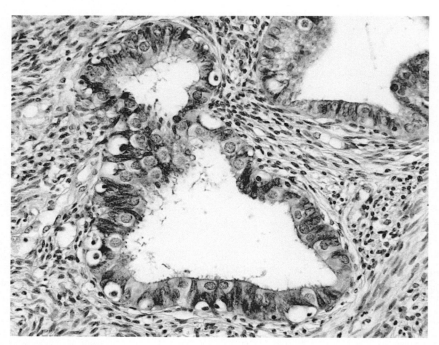

图 2-18　输卵管化生（组织学，H&E）。子宫颈管腺体发生输卵管上皮化生。输卵管化生上皮的纤毛细胞，在纤毛的基底部显示出明显的终板

2.4.3.2 标准

　　纤毛柱状子宫颈细胞可能会呈现小细胞团或假复层细胞团（图 2-19，图 2-20）。细胞核呈圆形或椭圆形。细胞核可变大，多形性并常常深染。

　　染色质均匀分布，核仁通常明显。

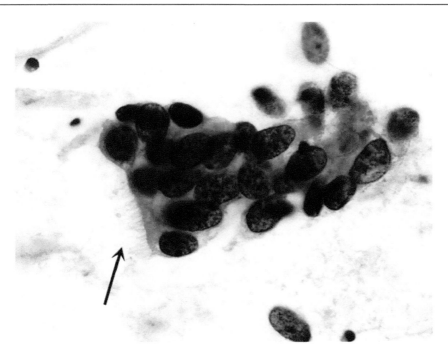

图 2-19 输卵管上皮化生（传统涂片）。纤毛细胞来源于输卵管上皮化生。在左边（箭头）显示终板和纤毛。输卵管上皮化生显示突出的假复层排列和增大的细胞核，这使其貌似宫颈原位腺癌

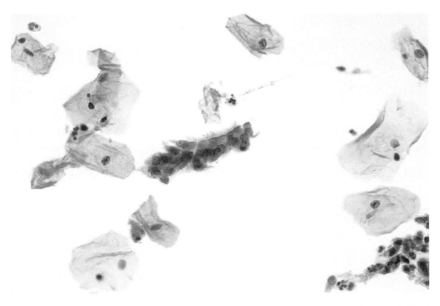

图 2-20 输卵管上皮化生（ThinPrep 液基涂片）。输卵管上皮化生的细胞呈线性排列

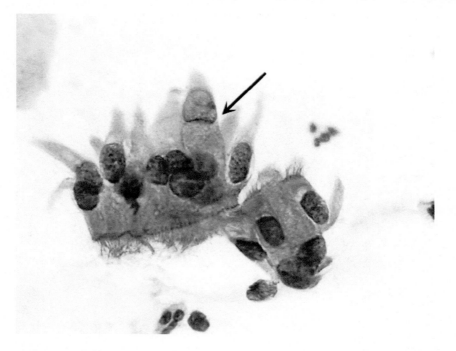

图 2-21　输卵管上皮化生（传统涂片）。纤毛柱状腺细胞。中央可见一个杯状细胞，它的核接近于图像的顶部（箭头）

核质比可以很高。

细胞质可能会出现显著的空泡或杯状细胞变化（图 2-21）。

纤毛和（或）终板是输卵管化生的特征，但单个纤毛细胞不足以做出判读。

核分裂可以存在。

2.4.3.3 注释

输卵管化生是最常见的易被误诊为异常子宫颈病变或肿瘤的良性变化，这是由于其细胞核增大、排列常拥挤重叠。然而，明确判读纤毛和终板是确认其良性判读的依据（图 6-12 至 图 6-14）。

2.4.4 萎缩（图 2-22 至图 2-27）

2.4.4.1 定义

萎缩是因缺乏激素刺激引起的正常老化现象。其上皮变薄，仅由未成熟的基底或基底旁层细胞组成（图 2-22）。

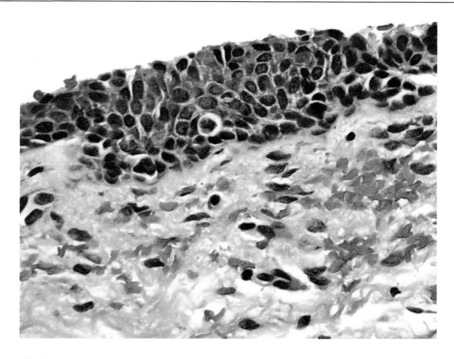

图 2-22 萎缩（组织学，H&E）。子宫颈鳞状上皮显著变薄，完全由基底旁层细胞组成。这是由于激素水平降低引起的。在这种情况下，p16 染色是阴性的

2.4.4.2 标准

单层扁平的基底旁层细胞在某些平面保留细胞核极性，可有轻度细胞核重叠（图 2-23）。分散的基底旁层细胞可能占绝大多数。

细胞核相对增大，可能与核质比相应轻度增加有关。

中层细胞倾向于正常染色，但基底旁层细胞可有轻度的深染并趋向于具有更细长的细胞核。

染色质分布均匀，细胞核轮廓整齐。

自动裂解可能会导致裸核出现。

在极度萎缩状态（萎缩性阴道炎），丰富的炎性渗出物和嗜碱性颗粒状背景类似肿瘤素质（图 2-24，图 2-25）。

呈球状、嗜碱性不定形物质（蓝滴）可能是退化的基底旁层细胞或浓缩的黏液。

可以出现退化的橘黄色或嗜酸性胞质的基底旁层细胞，伴有核固缩，类似于"角化不全"（"假角化不全"）见图 2-26。

可以见到不同大小和形状的吞噬细胞，包含多个圆形细胞核，胞质呈泡沫或致密状（图 2-27）。

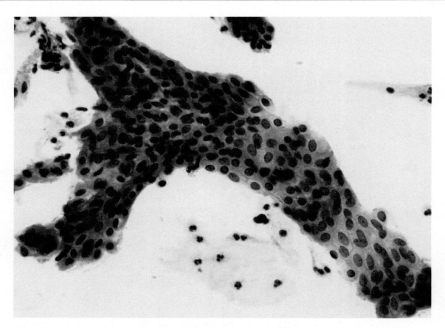

图 2-23　萎缩（ThinPrep 液基涂片）。显示扁平单层基底旁层细胞。核保留极性

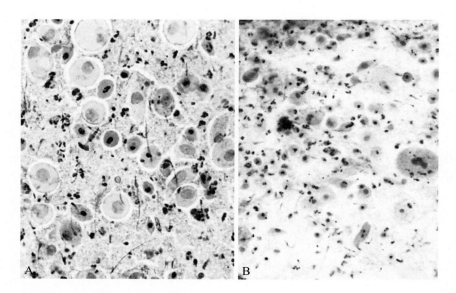

图 2-24　萎缩合并炎症（"萎缩性阴道炎"）（传统涂片）。注意其经典的表现，包括背景颗粒碎片，退化的基底旁层细胞和多形核白细胞。"蓝滴"（A）和"假角化不全"（B）也常见于萎缩性阴道炎，前者更常见于传统涂片

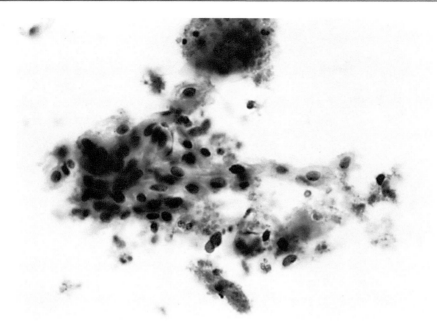

图 2-25 萎缩合并炎症 [（萎缩性阴道炎）ThinPrep 液基涂片]。在液基制备过程中，颗粒碎片常常黏附于萎缩细胞团，类似"肿瘤素质"（图 5-58）。注意细胞特征是避免过度判读的关键

与涂片方法相关的标准

液基涂片：

由于立即固定，核增大不如常规涂片明显，细胞较圆整，并不扁平。

因自溶导致的裸核在数量上可能减少。

颗粒状的背景往往聚集而不分散，产生一个较为"干净"的背景（图 2-26）；然而，该团块可以"紧贴"在细胞上，并使其很难看到单个细胞（图 2-25）。

传统涂片：

由空气干燥制备的涂片可能引起细胞变大的假象。

嗜碱性颗粒形成"污秽"的背景，可见到更多的"蓝滴"（图 2-24）。

2.4.4.3 注释

萎缩性变化是由于支持上皮组织的激素减少而产生。萎缩性变化程度是高度可变的，这反映了不同的激素水平。在绝经后妇女细胞形态学的变化范围可以从中层细胞为主，转变成以基底旁层细胞为主，甚至到严重萎缩（萎缩性阴道炎）。这些

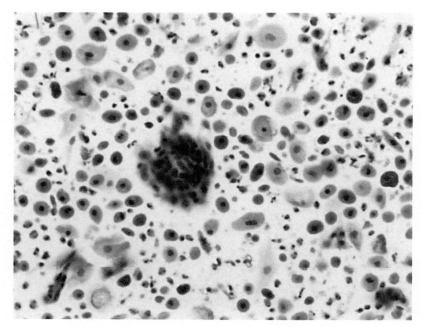

图 2-26　萎缩（ThinPrep 液基涂片）。注意在一个相对干净的背景中显示分散的基底旁层细胞

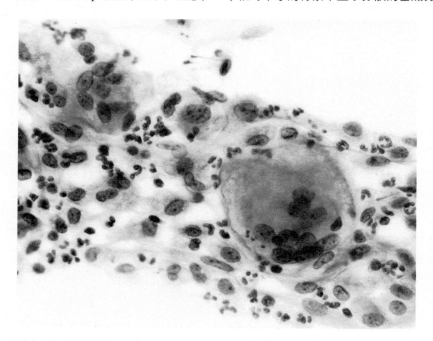

图 2-27　萎缩伴多核巨细胞（传统涂片）。多核巨细胞是一种非特异性的表现，常见于绝经后及产后标本。其不同于其他细胞如合体滋养细胞（图 2-29B）和单纯疱疹病毒感染时的多核细胞（图 2-63）

差异可能反映内源性雌激素或外源性雌激素的变化。

报告萎缩性改变存在许多不同形式，并且重复性较差。与萎缩有关的非典型细胞变化应该判读为非典型鳞状细胞（ASC）。虽然细胞学应根据自身形态的特点加以判断，但是患者可能具有明显的疾病包括子宫颈异常病史或有高危型 HPV 阳性测试结果。此外，萎缩可能与不典型增生或肿瘤并存。核质比在基底层鳞状上皮细胞中增加，这使识别真正的异常情况更具挑战性。因此，检查这些病例应谨慎。"萎缩"的变化也可出现在分娩后几周，这是由于雌激素和孕激素水平降低的结果。在绝经后和产后状态，因相关的慢性炎症，多核组织细胞（巨细胞）会经常在子宫颈样本中出现（图 2-27）。

2.4.5 与妊娠有关的细胞变化（图 2-28 至图 2-30）

在妊娠期间，各种上皮和非上皮细胞的变化都可以在子宫颈细胞学标本中发现。这些变化可以被误判为肿瘤性表现。

2.4.5.1 激素的变化（图 2-28）

在妊娠期间，激素刺激改变导致鳞状上皮以不完全成熟的中层细胞为主。相应的，中层细胞含有大量糖原，形成扁平的舟状细胞。当孕激素分泌延长（如妊娠），舟状细胞呈现大大增厚的边界和致密的细胞群（图 2-28）。

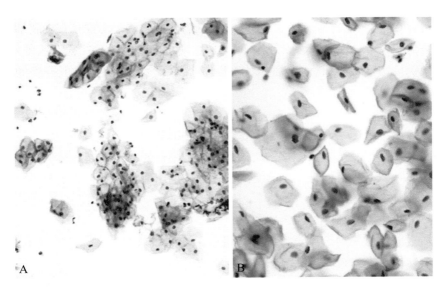

图 2-28 妊娠相关激素的变化，舟状细胞。妊娠期，鳞状细胞充满糖原呈现一个模糊的"船"的形状，称为舟状细胞。A. ThinPrep 液基涂片，B. SurePath 液基涂片

2.4.5.1.1 标准
船形中层细胞。

丰富的嗜碱性到透明的细胞质，并含有丰富的糖原。

细胞核呈空泡状，并有微细的染色质结构。

2.4.5.2 蜕膜细胞（图 2-29A）
蜕膜细胞存在于妊娠期和产后期。这些细胞来源于激素刺激的子宫颈或子宫内膜间质。

2.4.5.2.1 标准
蜕膜细胞常单个存在，偶尔呈小细胞群。

细胞质丰富，呈颗粒状或微空泡状，并有胞质突起。

细胞核面积为 $35 \sim 50\mu m^2$，并可以形成分叶状或多核。

染色质细腻，分布均匀，呈正常染色或深染。

核膜一般光滑。

核仁通常突出，呈嗜碱性。

2.4.5.3 细胞滋养细胞
细胞滋养细胞起源于胎盘，可见于妊娠晚期和产后期。少数情况下，分娩后几个月仍可存在。通常滋养细胞很少见到。它们可能与小鳞状化生或子宫内膜细胞相似，也可与高级别鳞状上皮内病变细胞相似。当发现它们时，背景往往有其他妊娠有关的脱落组织，例如蜕膜细胞或合体滋养细胞，这给我们提供了确定其身份的线索。

2.4.5.3.1 标准
细胞滋养细胞通常情况下单个散在，偶见小细胞团。

细胞较小，细胞核较大，核质比高且深染。染色质分布均匀。

细胞质很少，并可能有显著的空泡。背景往往由血和大量炎症细胞组成。

2.4.5.4 合体滋养细胞（图 2-29B）
合体滋养细胞来自细胞滋养细胞的融合。在妊娠后期和产后期可以出现在子宫颈细胞学标本中，分娩后几个月也偶尔可能被观察到。

2.4.5.4.1 标准
细胞较大，呈多核，核数量可高达 50 或更多（图 2-29B）。

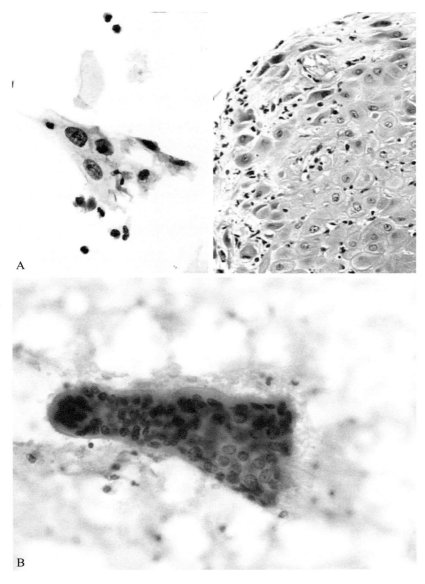

图 2-29 A. 妊娠相关的细胞学变化，蜕膜。蜕膜改变累及子宫颈间质时可以被采样取到，其
类似上皮细胞异常，如 LSIL 和 HSIL（图 5-53）。左上图（ThinPrep 液基涂片）显示蜕膜细胞。
其呈松散分布，与成熟鳞状细胞大小相似，细胞质边缘不清晰，细胞核具有核仁，染色质颗
粒状且分布均匀。如果不了解妊娠或近期分娩的病史，其会被误判读为反应性鳞状上皮细
胞或 LSIL。右上图（组织学，H&E）显示相应的组织学蜕膜改变。其与左上角细胞学涂片很
相似。B. 妊娠相关的细胞学变化，合体滋养细胞（传统涂片）。来源于胎盘的合体滋养细胞
是一种独特的细胞，具有 50 个或更多的细胞核和趋于拉长并呈颗粒状的细胞质。其他的多核
细胞也可以在子宫颈细胞学检查中发现，包括绝经后或产后出现的多核组织细胞，还有感染
疱疹病毒时的多核细胞

细胞核正常染色，染色质均匀分布，核轮廓常不规则。

锥形颗粒状细胞质位于细胞的一端。

2.4.5.5 Arias-Stella 反应（图 2-30）

Arias-Stella 反应（A-S 反应）是一种良性过程，其中涉及腺上皮细胞（可以是子宫颈或子宫内膜细胞），其与妊娠相关，但是偶尔也可以在非妊娠妇女因激素刺激条件下出现。在组织学标本中，A-S 反应表现为腺细胞核大小和形状的多样性，还具有特征性污秽状染色形式。

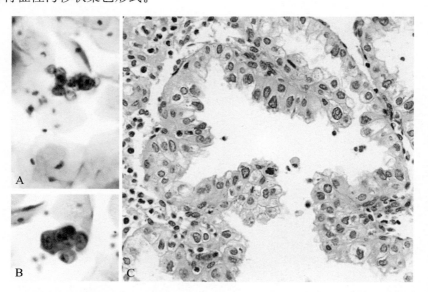

图 2-30　妊娠相关的细胞学变化，A-S 反应。左上下图（A，B. SurePath 液基涂片）显示两组受刺激后的子宫内膜腺细胞，可能会被误诊为是腺上皮异常；组织学图片（C. H&E）显示在妊娠期间，由于激素刺激，腺上皮细胞核的形态有非常显著的差异

2.4.5.5.1 标准

腺细胞呈单个或细胞团。

细胞质的量是多变的，并且可以出现空泡。

核质比是多变的，但往往较高。

细胞核较大，深染并呈现不规则的轮廓（核沟和假包涵体）。染色质呈现细颗粒状和污秽状。

可有多个明显的核仁。背景通常是炎症，常有白细胞吞噬现象。

2.4.5.6 注释

在妊娠中的形态变化可能被误认为癌前病变或肿瘤，主要是因其显示与肿瘤相似的核形态特征。了解患者的妊娠或产后状态是重要的，这可以避免过度判读。即使临床医师不提供这些信息，如有上述一个或多个特征出现时应该查询是否有妊娠或产后状态。尤其是当只有少数细胞变化，且不具典型上皮性肿瘤特征时，更要引起我们的注意。

妊娠期间鳞状细胞改变是常见的。反应和化生性的鳞状细胞变化往往存在。此外，糖原增加可导致中层（舟状）细胞胞质透明，这一变化类似 HPV 引起的挖空细胞变化。 然而，由于糖原增加所致细胞质透明通常是弥漫性的，涉及所有的或大部分细胞，并且缺乏挖空细胞"饼干模型"样锐利的边缘（图 5-4 至图 5-6）。更重要的是，细胞缺乏核异常变化，而这些异常的核改变对鳞状细胞癌前病变诊断是不可缺少的。子宫颈细胞学标本中， 常见于孕妇的反应性腺细胞改变，也可于其他原因导致的反应或修复性细胞变化中出现。

当胞质较丰富时，蜕膜细胞可以被误解为 ASC-US 或 LSIL；当核质比较高时，蜕膜细胞可以被误解为 ASC-H 或 HSIL。然而，在低倍镜下，这些细胞通常比异常的鳞状上皮细胞大，特别是比那些 HSIL 细胞大。此外，核轮廓一般光滑，染色质细颗粒状且分布均匀，核仁通常是突出的。

细胞滋养细胞最常见类似于反应性鳞状上皮细胞，但当细胞核较大、深染和核质比较高时，可能会被误判读为 HSIL 或 ASC-H。然而，细胞滋养细胞的染色质细腻且均匀分布，如有核仁存在，则支持良性的判读。合体滋养细胞最有可能被误判为疱疹病毒感染，但合体滋养细胞核缺乏常见于疱疹病变的毛玻璃样核、包涵体和异染色现象。细胞质的一端（细胞附着到胎盘端）的锥形变化和"聚成一团"的多个细胞核可以用来区分合体滋养细胞和其他的多核细胞。

2.5 其他的非肿瘤性所见

2.5.1 反应性 / 修复性细胞变化

2.5.1.1 定义

炎症：物理或化学损伤、放射、使用宫内节育器以及其他的非特殊性原因引起的反应性细胞变化。

2.5.2 与炎症相关的反应性细胞形态改变 [（包括典型的修复）图 2-31 至图 2-40]

2.5.2.1 标准

细胞核不同程度增大（图 2-31）。

细胞核通常是不重叠的。

子宫颈管细胞的核明显增大（图 2-32 ，图 2-33）。

有时可见双核或多核细胞。细胞核轮廓光滑，呈椭圆形，染色质均匀分布。

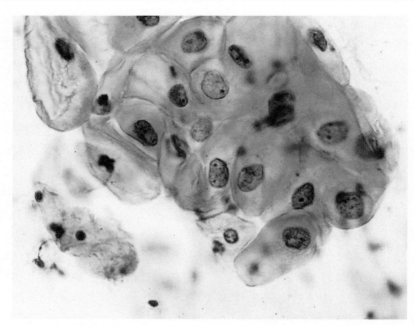

图 2-31　反应性修复性细胞的变化（传统涂片）。这些反应性鳞状上皮细胞显示轻度增大的核，但没有任何明显的染色质异常（转载自 Kurman RJ）

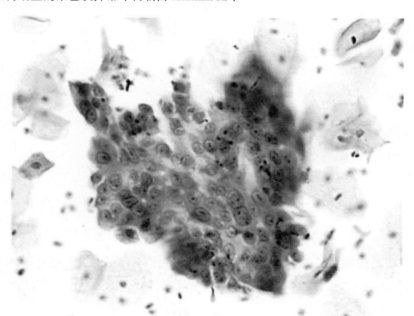

图 2-32　反应性修复性细胞的变化：反应性子宫颈管细胞（SurePath 液基涂片）。32 岁妇女，细胞核大小不等，核仁明显，胞质内偶有多形核白细胞；呈子宫颈管修复特征。随诊细胞学检查是 NILM

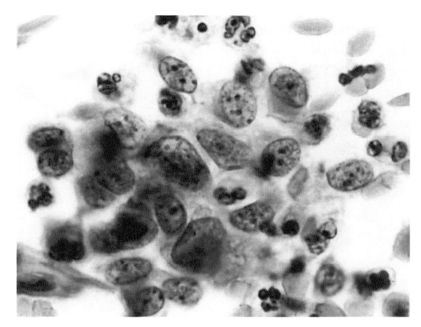

图 2-33 反应性修复性细胞的变化：反应性子宫颈管细胞（传统涂片）。22 岁妇女 6 个月前因高级别子宫颈上皮内瘤变（CIN）接受了环形电刀切除术（LEEP），子宫颈管细胞核呈明显不同程度增大，核仁明显，染色质细腻。同期活检是良性

细胞核可出现空泡和淡染（图 2-34）。

轻度深染可以存在，但染色质结构和分布仍保持均匀细颗粒状（图 2-35）。

可见明显的单个或多个核仁。细胞质边界非常清楚。

细胞质可呈多染色性，空泡化或核周空晕，但没有周围胞质增厚（图 2-36 和图 2-37）。增大的细胞常形成相互交错的"鱼群"样的经典结构，也可以在采样时被机械性扭曲、拉长，形成"太妃糖拉丝"样的胞质附属物（图 2-38 至图 2-40）。

与涂片方法相关的标准

液基涂片：

修复性鳞状细胞和宫颈管细胞团较圆或呈三维立体结构，因此在光通过较多的细胞质及细胞核时，使其色彩较深。细胞的边缘固定更好，与传统涂片比较显示相对较少的流水样极向（图 2-38）。

传统涂片：

涂片时压扁的细胞的修复性变化可能会更加明显，炎性背景也更显著。

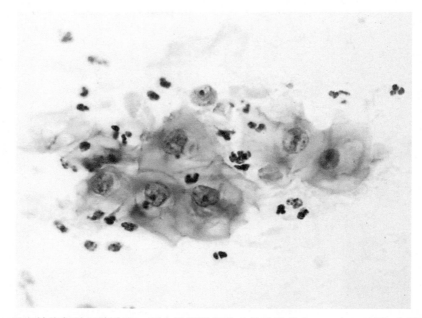

图 2-34　反应性修复性细胞改变：反应性鳞状细胞（传统涂片）。一名 26 岁妇女月经周期第 14 天有轻度阴道分泌物。鳞状细胞显示胞核轻度增大、浅染，有核周空晕，且胞质多染性造成了"虫噬样"外观，背景上可见毛滴虫。随诊结果是 NILM

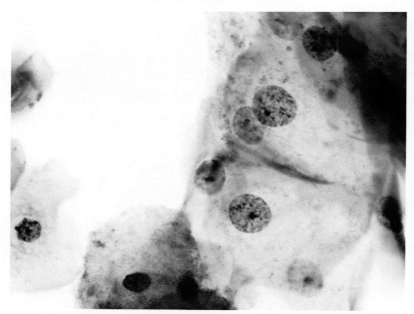

图 2-35　反应性修复性细胞改变：反应性鳞状细胞（ThinPrep 液基涂片）。一名 32 岁妇女的常规筛查。虽然图右侧的细胞显示细胞核增大，但核膜光滑，染色质细腻且分布均匀，这些特征倾向于反应性变化而不是 ASC-US

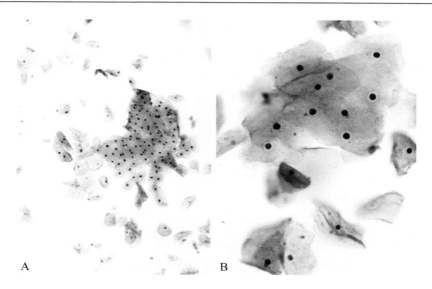

图 2-36 反应性修复性细胞的变化：炎性空晕。炎性空晕是微生物或炎症诱导的反应性核周空晕，常见于滴虫感染。图像中反应性鳞状上皮细胞显示出小核周晕，而非人乳头瘤病毒(HPV)的挖空状核周变化。A. 液基涂片的低倍图像；B. 传统涂片的高倍图像

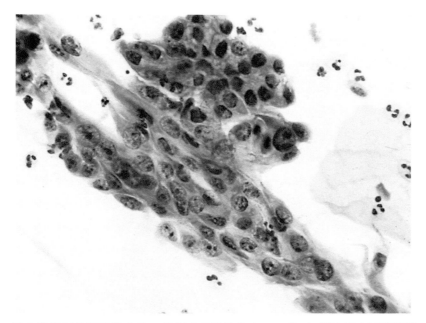

图 2-37 反应性修复性细胞的变化：修复（传统涂片）。一位 67 岁的妇女子宫脱垂。单层平铺的修复细胞显示清晰的细胞质边界，并保持了核极性，几乎每个细胞都有明显的核仁。图中靠上方可见反应性颈管细胞团

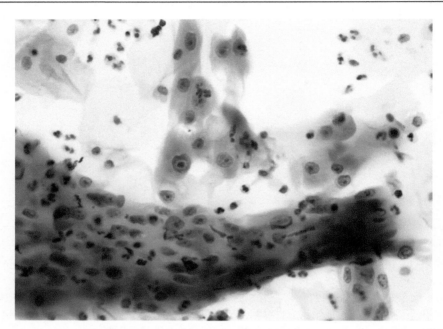

图 2-38　反应性修复性细胞的变化：修复（SurePath 液基涂片）。32 岁的妇女。与传统涂片的变化相似，因细胞黏聚在一起，细胞的流水状排列极向可能不太明显。另一个值得注意的修复变化是胞质内的多形核白细胞。比较图 2-39 和图 2-40

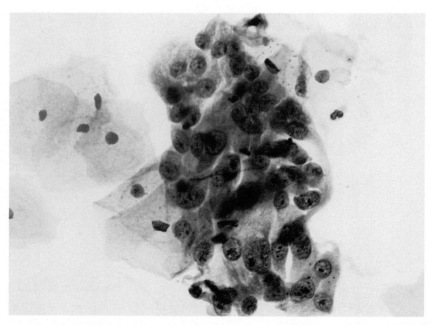

图 2-39　反应性修复性细胞的变化：修复（ThinPrep 液基涂片）。受炎症和感染因素刺激的反应性颈管腺细胞黏聚在一起，细胞核仁明显

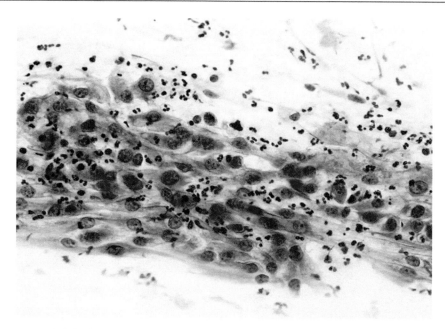

图 2-40 反应性修复性细胞的变化：修复（传统涂片）。细胞黏聚性和流水样变化的修复病例。注意胞质内多形核白细胞。流水样变化和细胞交错结合已被喻为"鱼群样变化"，也见于图 2-37

2.5.2.2 注释

修复变化（"典型性修复"）可能涉及成熟的鳞状上皮、鳞状化生或柱状上皮。确认反应/修复变化的标准对区分 NILM 和上皮异常之间的界限非常重要。反应和修复过程显示的细胞核大小可以有很大的差异。往往在同一细胞团中，鳞状或子宫颈细胞的细胞核大小可从正常到显著增大。在某些情况下，核大小甚至可能达到 SIL 或癌症所指出的范围内。通常，椭圆的细胞核轮廓，均匀的染色质分布，明显的核仁，细胞粘连有"鱼群"或"太妃糖拉丝"般的细胞质地和整体统一的细胞形态均支持非肿瘤性过程。在任何标本准备的类型中，修复都较少有单个的细胞。当伴有胞核大小不一，染色质分布不规则，核轮廓不规则或大小变化和核仁形状多变的情况存在时，即所谓的非典型修复。鉴别诊断时不仅包括反应性改变，而且也要包括鳞状上皮内病变，甚至浸润性癌。当有这样的变化时，可以更好地分类为"非典型腺细胞"（AGC）或"非典型鳞状细胞"（ASC-US 或 ASC-H）见图 5-66，图 4-17，图 4-18。

2.5.3 淋巴细胞性（滤泡性）子宫颈炎（图 2-41，图 2-42）

淋巴细胞性子宫颈炎（滤泡性子宫颈炎）是慢性子宫颈炎的一种形式，即在子宫颈上皮下形成成熟的淋巴滤泡。这些上皮下淋巴细胞可以在子宫颈标本采样时获得。

2.5.3.1 标准
大量多形性的淋巴细胞，有或无易染小体的巨噬细胞。

与涂片方法相关的标准
液基涂片：
由于制片过程的处理，背景上可以看到成簇的淋巴细胞及较多散在的淋巴细胞（图 2-41）。
传统涂片：
淋巴细胞在黏液丝中形成簇状或水流样（图 2-42）。

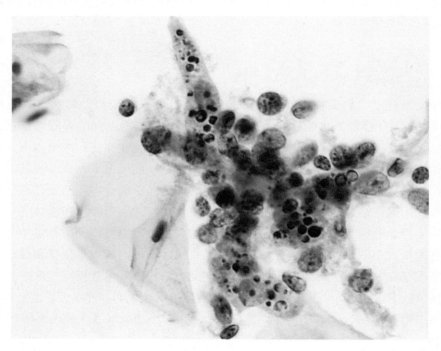

图 2-41　反应性修复性细胞的变化：淋巴细胞性（滤泡性）子宫颈炎（ThinPrep 液基涂片）。注意多形性的淋巴细胞和有易染小体的巨噬细胞；淋巴细胞在液基涂片中会成簇聚集

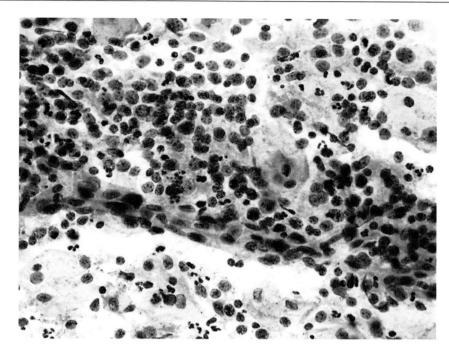

图 2-42　反应性修复性细胞的变化：淋巴细胞性（滤泡性）子宫颈炎（传统涂片）。大量淋巴细胞和位于图中央的有易染小体的巨噬细胞

2.5.4 与放射有关的反应性细胞变化（图 2-43，图 2-44）

电离辐射对细胞的影响可能会导致细胞变化，可能被误判为肿瘤或癌前病变。

2.5.4.1 标准

细胞明显增大，但核质比却没有实质性的增高（图 2-43，图 2-44）。

可能会有奇异形状的细胞。细胞核可以大小不一，一些细胞群中可有增大的核，也有正常大小的核。双核或多核细胞常见，还可见轻度深染的核。

增大的细胞核可能会出现退行性变化，包括核淡染、皱缩、染色质模糊以及核内空泡形成。如果同时有修复性改变时，可以看到较多的单个或多个明显的核仁。

还可以看到细胞质空泡化和（或）细胞质的多染性，以及胞质内多形核白细胞。

与涂片方法相关的标准

液基涂片：

胞质外形圆整，较少见流水状排列。

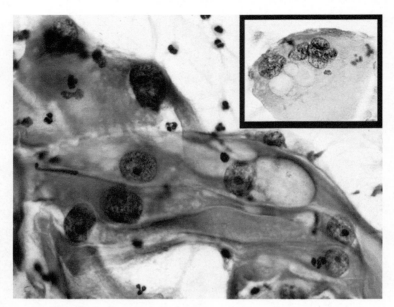

图 2-43　反应性修复性细胞的变化：与放射有关的反应性细胞变化（传统涂片）。一名 40 岁妇女，有子宫颈鳞状细胞癌病史，8 周前完成放射治疗。细胞核增大，胞质丰富，内有空泡，胞质呈多染性，核轻度深染，但染色质不粗大，核仁明显。注意多核细胞（右上角插图）

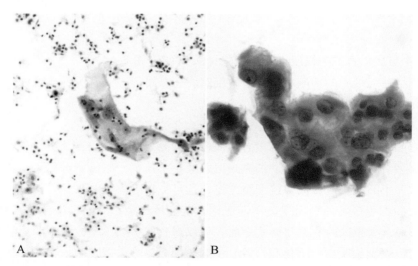

图 2-44　反应性修复性细胞的变化：与放射有关的鳞状细胞变化。A. 传统涂片，注意传统涂片上可见细胞具有丰富的胞质，外形不规则，呈流水状或似有"被风吹起的"边缘。细胞核通常增大，因核浓缩可能出现淡染或深染，核仁通常可见。在这个病例中，背景中有大量的多形核白细胞。B.ThinPrep 液基涂片，在液基涂片中，接受放射后的细胞一般不呈流水状，而且细胞质通常更浓厚。在以上两种涂片中常见核退形性变化和胞质空泡化

更好的固定可能会减少奇异形状细胞的发现，核仁可能会更加明显。

细胞核往往有退行性变化，可能会类似低级别鳞状上皮内病变。

2.5.4.2 注释

急性放射引起的变化，包括细胞的退行性变化，奇异的细胞形态和细胞碎片，一般在治疗 6 个月之内自行缓解。然而在一些患者中，慢性放射导致的细胞变化可能持续下去。这些慢性改变可以包括胞质增加（巨细胞）、胞核增大（巨核）但没有核质比的改变，轻度深染，中性粒细胞浸润细胞质（所谓吞噬）和持续胞质多染变化。在子宫颈上皮细胞中，某些化疗药可以产生与急、慢性放射反应类似的变化。值得注意的是真正有鳞状上皮内病变的患者接受和未接受骨盆放射治疗将出现相同的变化。必须注意的是，对接受过放射治疗的患者不要过度判读标本，特别是那些貌似有低级别病变且伴有退行性变化的细胞。在接受放射治疗后的骨盆进行盆腔检查和阴道镜操作可能导致全面治疗更加复杂困难。

2.5.5 与宫内节育器有关的反应性细胞变化（图 2-45 至图 2-47）

在有宫内节育器（IUD）的妇女中，偶尔可见小簇状反应性腺细胞，这可能来自因受到慢性刺激后子宫内膜或子宫颈柱状细胞的脱落。

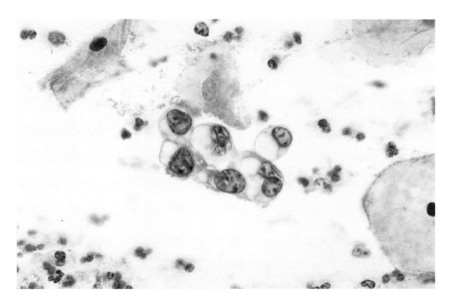

图 2-45 反应性修复性细胞的变化：与宫内节育器（IUD）有关的反应性细胞变化（传统涂片）。注意小簇的腺细胞，其胞质空泡将胞核挤到一侧

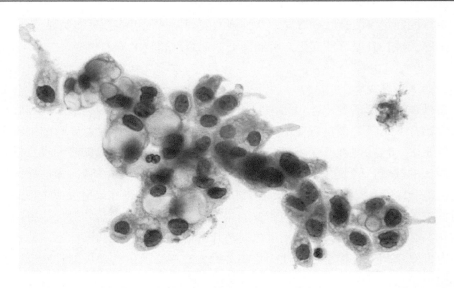

图 2-46　反应性修复性细胞的变化：宫内节育器（ThinPrep 液基涂片）。液基涂片中，细胞团聚集较紧密，但与传统涂片相似都有细胞质空泡化和反应性核变化

2.5.5.1 标准

腺细胞可以单个存在或成小簇状，通常 5 ~ 15 个细胞，背景干净（图2-45，图6-5）。

细胞质的量变化不一，并且经常有大空泡将核挤到一侧，而产生印戒样细胞（图2-46）。

偶尔可见单个上皮细胞具有增大的细胞核以及核质比增高，可能被误认为 HSIL/ ASC-H（图 2-47）。

有时可见"皱缩"的染色质或胞核"崩解"的退行性变化。

核仁可能突出。

有时存在类似砂砾体样钙化物。

高达 25% 的病例有类放线菌存在（图 2-60，图 2-61）。

2.5.5.2 注释

取出宫内节育器 （IUD） 后，与其有关的细胞变化可能会持续数月。这些特征性变化分为两种不同的模式。当细胞聚集成三维立体细胞团，并伴有细胞质空泡和核的变化时，与宫内节育器相关的反应性细胞变化可类似于子宫内膜、输卵管或卵巢的腺癌（图 6-46 至图 6-51，图 6-55 至图 6-57）。如果有具有较高核质比的单个非典型细胞存在，IUD 有关细胞变化可类似高级别鳞状上皮内病变。总之，在有宫内节育器存在的情况下，腺癌的诊断需十分谨慎。在某些鉴别诊断包括 HSIL 或

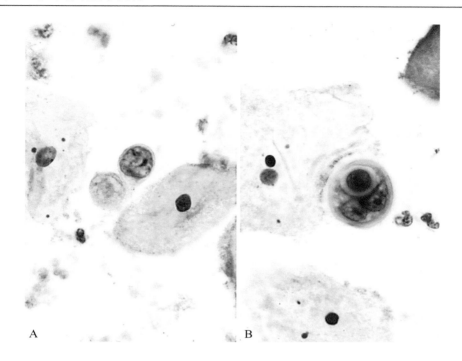

图 2-47　反应性修复性细胞的变化：宫内节育器（传统涂片）。A. 上皮细胞核质比高，貌似高级别鳞状上皮内病变（HSIL）细胞；但缺少鳞状上皮内病变常常具有的一系列异常的形态改变。B. 单个细胞出现核仁，且核质比高，但不是典型的 HSIL。对于有这种异常形态变化的病例，重要的是了解宫内节育器存在的病史

ASC-H 的病例中，采用 hrHPV 检测可能会有所帮助。如果对细胞异常有任何疑问，细胞学病理医师应考虑建议病人去除宫内节育器之后再重复子宫颈细胞学采样检查。

2.6 子宫切除术后的腺细胞状态（图 2-48，图 2-49）

偶尔在子宫切除术后的宫颈细胞学标本中发现表现为良性的腺细胞。虽然这些良性细胞的起源不清楚，但形态变化上不应该考虑肿瘤。

2.6.1 标准

表现为良性的子宫颈管型腺细胞，与常规子宫颈管取材的腺细胞没有区别（图 2-48，图 2-49）。

可见杯状细胞或化生的黏液性细胞。

可见类似于子宫内膜细胞的圆形至立方形细胞。

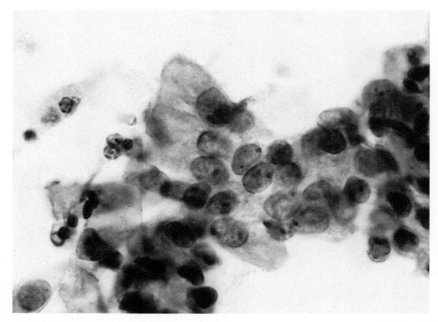

图 2-48　子宫切除术后的腺细胞状态（传统涂片）。一个 49 岁的妇女，因宫颈鳞状细胞癌接受了全子宫切除术，术后阴道涂片有良性表现的子宫颈管腺细胞。如果表现良性，这些都没有临床意义，可自行选择报告

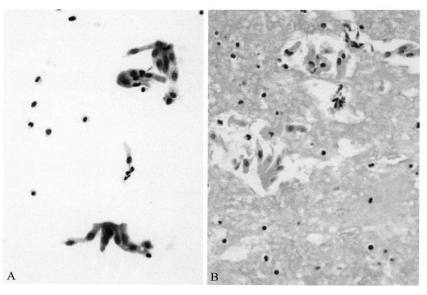

图 2-49　子宫切除术后的腺细胞状态（ThinPrep 液基涂片）。一个 68 岁的妇女，子宫切除后阴道采样可见柱状腺细胞（A）。患者有直肠阴道瘘，然而细胞块（B）中的腺细胞 CDX2 免疫染色呈阴性，使腺细胞来自于结肠的推测不能成立

与涂片方法相关的标准

在液基涂片中，细胞外形更圆，形成三维立体结构，并且显示核质深染的外观。

2.6.2 注释

对这种现象有很多种解释，包括邻近阴道黏膜的腺体基底细胞，创伤后产生腺体增生；为适应萎缩导致反应性黏液或杯状细胞化生；或单纯的子宫切除术后从保留的输卵管脱落。随着保留宫颈子宫切除术越来越普遍，见到良性子宫颈管腺细胞应在意料之中。最重要的是排除腺癌，特别是因腺性肿瘤而行的子宫切除术后的宫颈涂片。如果无非典型变化，发现子宫切除后的腺细胞无临床意义，可自行选择报告，因其不会改变治疗方案。

2.7 微生物

在报告子宫颈样本伴有微生物时，在大多数情况下临床处理方式是由患者的体征和症状决定的，而不是仅仅基于微生物的存在。临床医师和病理实验室应相互沟通他们对微生物报告的期望以及格式。如果对于此问题没有具体协定，在 Bethesda 报告系统中列出的微生物在发现后都应报告。

下面讨论的大部分微生物，子宫颈细胞学对其都有相对较高特异性的描述，报告这些可以提示临床医师，虽然通常还需其他方法进一步证实。文献表明 Papanicolaou 检测对于大多数微生物灵敏度较低，所以不适用于第一次筛查或诊断。另一方面，一些实验室使用同一个液基细胞样本小瓶进行形态学和微生物学检测。检测项目目前除了已确立的高危型 HPV 检测，还包括淋球菌和沙眼衣原体检测。

2.7.1 阴道滴虫（图 2-50 至图 2-53）

2.7.1.1 标准

微生物呈梨形，椭圆形或圆形，嗜蓝色，面积为 15～30μm² （图 2-50）。核淡染，梭形，核偏位。

嗜伊红胞质颗粒常较明显。

鞭毛有时可见。

纤毛菌往往可同时伴有阴道滴虫（图 2-51）。

相关背景的变化包括有小核周晕的成熟的鳞状细胞（"滴虫变化"）和成簇的中性粒细胞（"中性粒细胞球"）见图 2-52。

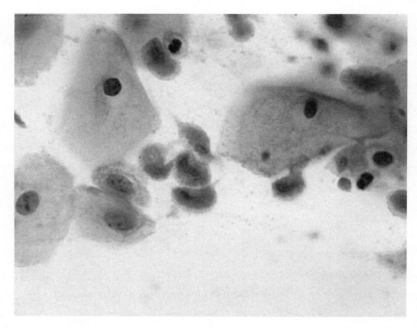

图 2-50　阴道滴虫（传统涂片）。病原体呈梨形，核偏位和有嗜伊红胞质颗粒。核和细胞质颗粒存在可以用来区分滴虫和胞质碎片

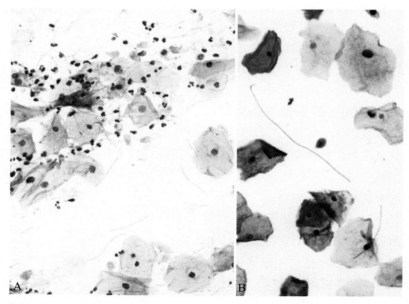

图 2-51　阴道滴虫和纤毛菌。纤毛菌（A，传统涂片）往往可见伴有阴道滴虫；仅发现纤毛菌不足以判读滴虫，但往往提示滴虫的存在。B. 是一个液基涂片（SurePath）的样本

与涂片方法相关的标准

液基涂片：

由于溶液中固定，微生物往往较小，呈圆形。

细胞核和细胞质嗜酸性颗粒常看得更清楚。

鞭毛可以更好地保存下来，从而更容易辨认。

特别是在 SurPath 液基涂片中，偶尔可见风筝形的滴虫（图 2-53）。

传统涂片：

常见中性粒细胞浸润增多。

鞭毛较少能辨认出。

2.7.1.2 注释

有时退化细胞的细胞质碎片（尤其是在细胞溶解时）或炎性细胞的碎片可以被误认为是滴虫。因此，准确判读滴虫需具备以下至少一个特征：细胞核清晰，有嗜伊红胞质颗粒或鞭毛。在大多数情况下，滴虫很多，因此，偶尔一片嗜蓝色碎片不太可能是真正的滴虫。当子宫颈纤毛菌（一种革兰阳性厌氧杆菌，比乳酸杆菌长，但比念珠菌菌丝短而且细）存在时，应该搜索滴虫存在的可能性。

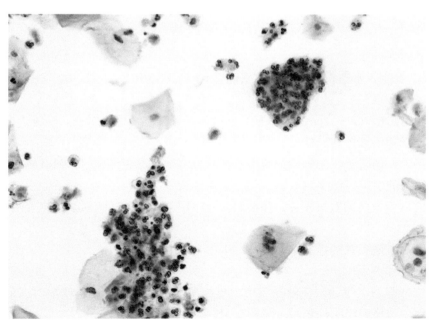

图 2-52　阴道滴虫（ThinPrep 液基涂片）："中性粒细胞球"。图中成簇中性粒细胞聚集体或中性粒细胞球，是涂片中是否有滴虫的一个线索。往往在背景中可以看到一些滴虫

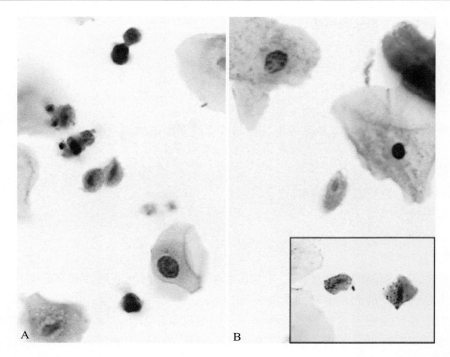

图 2-53　阴道滴虫（SurePath 液基涂片）：32 岁妇女，阴道分泌物。病原体的核、细胞质颗粒和鞭毛（B），在液基涂片中可以更好地显现。注意风筝状的病原体和胞质颗粒（B 图底部插图）

2.7.2 真菌，形态符合念珠菌属（图 2-54 至图 2-56）

2.7.2.1 标准

芽生酵母菌（3 ～ 7μm）和（或）假菌丝；假菌丝可以相当长，横跨许多细胞，巴氏染色呈嗜伊红色到灰棕色。

假菌丝，通过芽生酵母菌细胞质延伸形成，缺少真正横膈，但沿其纵轴有缩窄，显示新细胞的生成（图 2-54）。

可以常看到白细胞核碎片，和被假菌丝"串起"的皱钱状鳞状细胞（图 2-55）。

与涂片方法相关的标准

液基涂片：

上皮细胞的"串起"在液基涂片中更常见到，甚至假菌丝不明显时在低倍镜下也可见到（"烤肉串"外观），见图 2-55。

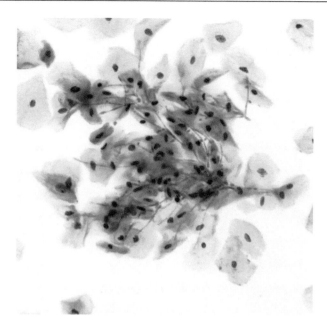

图 2-54　念珠菌属（ThinPrep 液基涂片）：假菌丝。真菌，形态上符合念珠菌属。注意假菌丝和适量的酵母菌形态

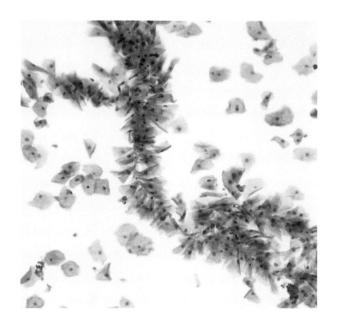

图 2-55　念珠菌属（ThinPrep 液基涂片）：串起状。真菌，形态上符合念珠菌属。45 岁妇女。注意"用矛刺入"或"烤肉串"状的鳞状上皮细胞，甚至在低倍镜下也可见到，尽管假菌丝不很明显。随诊细胞学检查结果是 NILM

2.7.2.2 注释

光滑念珠菌（Candida）[球拟酵母菌（Toralopsis）] 在巴氏染色时形态细小均匀，小圆形出芽性酵母菌，其周围有空晕。不像其他的念珠菌属，其在体内或培养时不形成假菌丝（图 2-56）。

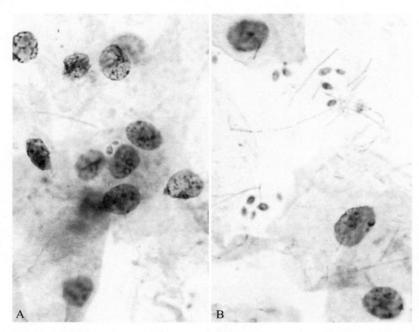

图 2-56　念珠菌属（传统涂片）：球拟酵母菌。63 岁妇女，常规筛查。真菌，形态上符合光滑念珠菌（以前称为光滑球拟酵母菌）。注意酵母菌周围形成的空晕（A）。在背景上还可以看到细菌而不是假菌丝。这种微生物不能形成假菌丝，对免疫功能低下者有致病性

2.7.3 菌群变化，提示细菌性阴道病（图 2-57，图 2-58）

2.7.3.1 标准

单个鳞状细胞被一层球杆菌覆盖，使细胞膜模糊不清，形成所谓的线索细胞（图 2-57）。大量炎性细胞的存在提示阴道炎而非阴道病，且明显缺乏乳酸杆菌。

与涂片方法相关的标准

液基涂片：

鳞状细胞为球杆菌覆盖；但背景是干净的（图 2-58）。

传统涂片：

细胞和背景同时被球杆菌像薄膜一样覆盖着，通常没有明显中性粒细胞的反应。

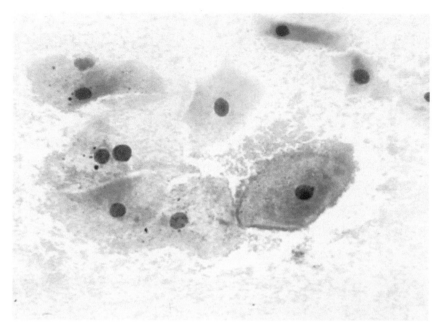

图 2-57 细菌：球杆菌（传统涂片）。菌群变化提示细菌性阴道病。注意由于大量的球杆菌而形成的"线索细胞"和薄膜样的背景

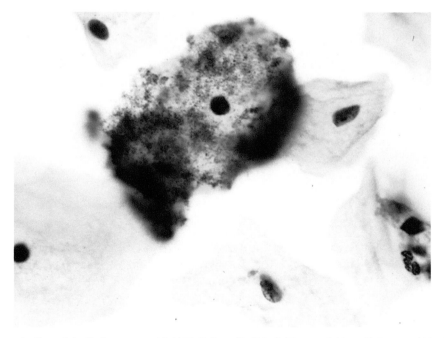

图 2-58 细菌：球杆菌（ThinPrep 液基涂片）。菌群变化提示细菌性阴道病。25 岁妇女。注意线索细胞和传统涂片相比相对干净的背景（图 2-57）

2.7.3.2 注释

乳酸杆菌属（Döderlein 杆菌），革兰阳性，兼性厌氧杆状细菌，是构成阴道正常菌群的主要成分（图 2-59）。球杆菌占多数，表明阴道菌群发生了从乳酸杆菌到多种细菌的转换，这个过程涉及多种专性和兼性厌氧菌群，包括阴道加德纳菌（Gardnerella）、消化链球菌（Peptostreptococcus）、类杆菌（Bacteroides）和动弯杆菌（Mobiluncus），但不限于此等菌类。这种菌群变化，可伴有或不伴有线索细胞，但都不足以做出细菌性阴道病的临床诊断，因为从任何一个部位获得的标本都不一定代表子宫颈和阴道的整个菌群。但球杆菌的出现和乳酸杆菌的消失都与阴道分泌物的革兰染色涂片一致，在特定的临床情况下，为临床诊断细菌性阴道病提供了支持。细菌性阴道病与盆腔炎、早产、妇产科手术后的感染及宫颈细胞涂片异常有关。建议在出阴道炎 / 阴道病的常规报告之前，与临床医师咨询协商报告形式，以满足临床需要。

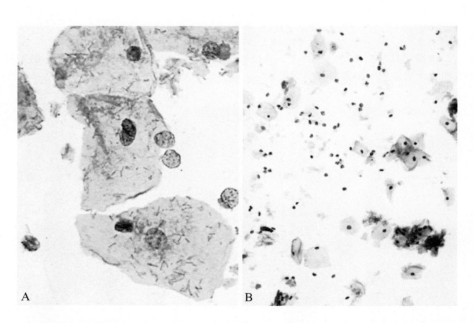

图 2-59　细菌：乳酸杆菌和细胞溶解（A. 传统涂片）。在液基涂片上，乳酸杆菌通常见于细胞表面，而不像在传统涂片上，分散在背景中。请与图 2-57 和图 2-58 中的球杆菌相比较。B.（ThinPrep 液基涂片），注意细胞溶解背景中的细胞碎片和大量呈裸核的中层细胞

2.7.4 细菌，形态上符合放线菌属（图 2-60 至图 2-62）

2.7.4.1 标准

细丝状病原体，有成锐角的分支，缠绕成团。在低倍镜下被形容为"棉花团样"（图 2-60）。

细丝状病原体有时呈放射状排列，外观似不规则的"羊毛球"。

大量白细胞黏附在放线菌的小集落上，可见到周边的细丝肿胀或细丝呈杵状。

常见伴有多形核白细胞的急性炎症反应。

与涂片方法相关的标准

液基涂片：

由于表层蛋白质在处理过程中被清洗掉，放线菌的丝线更显得纤细（图 2-61）。

背景中的中性粒细胞的数量减少。

传统涂片：

蛋白质类物质聚集在放线菌长丝周围像镀了层膜或呈"杵状"。

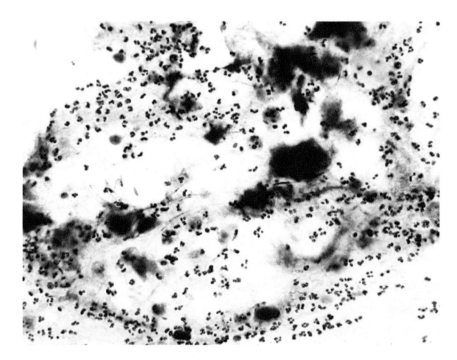

图 2-60 细菌：形态符合放线菌（传统涂片）。41 岁妇女。低倍镜示缠绕成团的细丝样病原体，呈"棉花球"外观。急性炎症反应也很明显

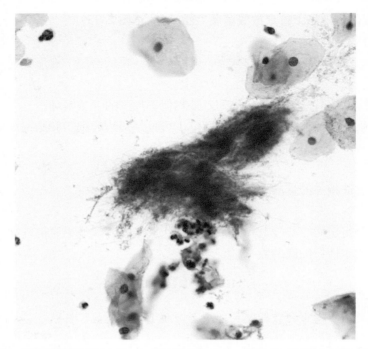

图 2-61　细菌：形态符合放线菌（ThinPrep 液基涂片）。需要注意的是常见于传统涂片中成团的蛋白质，在液基涂片制备中被冲洗掉，只留下纤薄细菌丝。这些菌丝比念珠菌的假菌丝要细得多

2.7.4.2 注释

子宫颈细胞涂片发现放线菌常见于使用宫内节育器（IUD）的妇女，并可能与慢性子宫内膜炎有关联（高达 25% 具有宫内节育器的患者的子宫颈标本发现有放线菌）。如果子宫颈细胞学标本中发现放线菌，同时该妇女存在盆腔感染的临床证据，有助于提醒临床医师病人可能存在盆腔放线菌感染。使用宫内节育器的妇女，子宫颈涂片仅仅发现放线菌，但无临床症状，宫内节育器没有理由必须取出。因此，在子宫颈细胞学标本中发现放线菌，应同时考虑临床表现。在液基涂片制备中，乳酸杆菌可以聚集形成"团块"，类似放线菌（图 2-62）。

2.7.5 细胞变化，符合单纯疱疹病毒感染（图 2-63）

2.7.5.1 标准

核呈"毛玻璃"样外观，这是由于核内病毒颗粒积聚导致染色质在核膜下聚集使核膜增厚而形成的。

可能会出现致密的嗜伊红核内包涵体（Cowdry 型），周围有空晕或透明带，同时可见于原发和复发性感染。

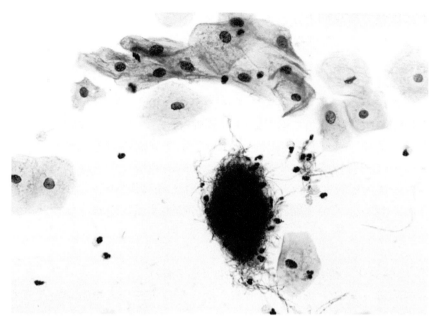

图2-62 细菌：乳酸杆菌（ThinPrep液基涂片）。在液基涂片制备中，乳酸杆菌可能聚集形成"团块"，形态上可能类似放线菌，鉴别时可依据背景中是否有类似单一的杆菌和不具有放线菌的特征来区别

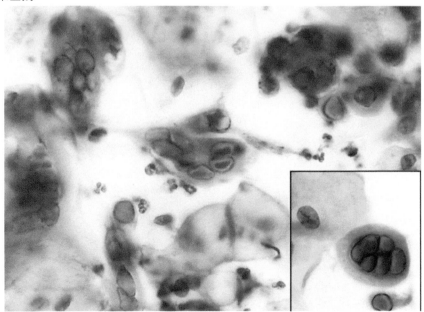

图2-63 细胞变化，符合单纯疱疹病毒感染（传统涂片）。注意嗜伊红"Cowdry A 型"核内包涵体。核的"毛玻璃"外观是由病毒颗粒积聚导致染色质在核边缘聚集而形成的。右下插图液基涂片显示典型的多核疱疹细胞呈现"毛玻璃"样的细胞核

具有镶嵌状、多核的上皮细胞是其一项特征，但不一定总是出现；可能仅仅发现具有上述特征的单个核细胞。

2.7.5.2 注释

疱疹病毒病变效应有三大特点：多核，镶嵌状和染色质在核膜下聚集。多核细胞的鉴别诊断有限，其中包括多核子宫颈管腺细胞、多核组织细胞以及合体滋养层细胞。具有毛玻璃（透明）样核内包涵体可用于区分疱疹病毒感染。虽然疱疹病毒在临床诊断中有相对较高的共识性，特别是在检测的情况下，疱疹病毒感染的单核细胞已有被误认为低级别鳞状上皮内病变（LSIL）和高级别鳞状上皮内病变（HSIL）的情况（图 5-12）。关键要能区分是疱疹核内包涵体还是鳞状上皮内病变导致的染色质深染。

2.7.6 细胞变化，符合巨细胞病毒感染（图 2-64）

巨细胞病毒（CMV）所致病的细胞改变，不仅可感染大多数子宫颈管腺细胞，也可以感染间质细胞。

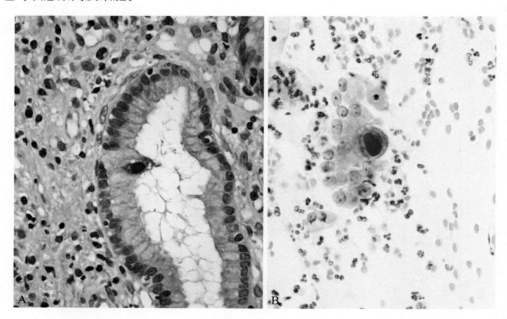

图 2-64　巨细胞病毒（CMV）。左侧的组织学图像（A,H&E）显示子宫颈管细胞因感染巨细胞病毒产生典型的类紫丁香红色核内包涵体的细胞病变，相邻胞质内含有的较小嗜碱性包涵体也较常见。右侧图像（B，传统涂片）显示子宫颈管细胞内有巨细胞病毒包涵体。巨细胞病毒感染通常不会出现在鳞状细胞，但它可以广泛感染其他上皮细胞、间充质细胞、淋巴细胞和造血细胞

2.7.6.1 标准

细胞和细胞核增大。

大型嗜伊红核内病毒包涵体，伴有明显的空晕。

小型嗜碱性胞质内病毒包涵体也可以存在。

2.7.6.2 注释

巨细胞病毒所致细胞病变常见于免疫功能低下的病人。巨细胞病毒感染的大细胞有时会与形状奇特的肿瘤细胞相混淆；然而，中央型嗜伊红核内病毒包涵体和染色质在核边缘聚集，形成了一个特征性的围绕包涵体的明显空晕。和疱疹病毒相比，巨细胞病毒的包涵体除了存在于核内，也可以在细胞质中。

2.8 范例报告

例 1

标本质量：

评估满意；有子宫颈管 / 移行区成分。

判读：

无上皮内病变或恶性病变。

例 2

标本质量：

评估满意；有子宫颈管 / 移行区成分；部分有炎症遮掩。

判读：

无上皮内病变或恶性病变。

阴道毛滴虫。

与炎症相关的反应性鳞状细胞（包括典型的修复）。

例 3

标本质量：

评估满意；无子宫颈管 / 移行区成分。

判读：

无上皮内病变或恶性病变。

与放射有关的反应性细胞改变。

例 4

标本质量：

评估满意；由于严重萎缩不能辨认子宫颈管／移行区成分。

判读：

无上皮内病变或恶性病变。

真菌，形态上符合念珠菌属。

萎缩。

（周重人　徐慧红　译　杨　艳　校）

主要参考文献

1. Colgan TJ, Woodhouse SL, Styer PE, et al. Reparative changes and the false-positive/false-negative Papanicolaou test. Arch Pathol Lab Med, 2001(125):134-140.
2. Young NA, Naryshkin S, Atkinson BF, et al. Interobserver variability of cervical smears with squamous-cell abnormalities: a Philadelphia study. Diagn Cytopathol, 1994(11):352-357.
3. Young NA, Kline TS. Benign cellular changes: allied ambiguity in CLIA' 88 and the Bethesda System. Diagn Cytopathol, 1994;10(4):307-308 [editorial].
4. Davey DD, Nielsen ML, Frable WJ, et al. Improving accuracy in gynecologic cytology. Results of the College of American Pathologists Interlaboratory Comparison Program in Cervicovaginal Cytology. Arch Pathol Lab Med,1993(117):1193-1198 [see comments].
5. Young NA. Back to the negative Pap test: behind the scenes at Bethesda 2001. Diagn Cytopathol, 2002(26):207-208.
6. Jones BA. Rescreening in gynecologic cytology. Rescreening of 3762 previous cases for current high-grade squamous intraepithelial lesions and carcinoma: a College of American Pathologists Q-Probes study of 312 institutions. Arch Pathol Lab Med, 1995(119):1097-1103.
7. Barr Soofer S, Sidawy MK. Reactive cellular change: is there an increased risk for squamous intraepithelial lesions? Cancer, 1997(81):144-147 [see comment].
8. Malik SN, Wilkinson EJ, Drew PA, et al. Benign cellular changes in Pap smears. Causes and significance. Acta Cytol, 2001(45):5-8.
9. Tlsty TD, Coussens LM. Tumor stroma and regulation of cancer development. Annu Rev Pathol, 2006(1):119-150.
10. Patten Jr SF. Diagnostic cytopathology of uterine cervix // Wied G, editor. Monographs in clinical cytology. 2nd ed. New York: Karger Press, 1978.
11. Heaton Jr RB, Harris TF, Larson DM, et al. Glandular cells derived from direct sampling of the lower uterine segment in patients status post-cervical cone biopsy. A diagnostic dilemma. Am J Clin Pathol, 1996(106): 511-516.
12. Sauder K, Wilbur DC, Duska L, et al. An approach to post-radical trachelectomy vaginal-isthmus cytology. Diagn Cytopathol, 2009(37):437-442.
13. Feratovic R, Lewin SN, Sonoda Y, et al. Cytologic findings after fertility-sparing radical trachelectomy. Cancer, 2008(114):1-6.

14. Sorosky JI, Kaminski PF, Wheelock JB, et al. Clinical significance of hyperkeratosis and parakeratosis in otherwise negative Papanicolaou smears. Gynecol Oncol, 1990(39):132-134.

15. Williamson BA, DeFrias D, Gunn R, et al. Significance of extensive hyperkeratosis on cervical/vaginal smears. Acta Cytol, 2003(47):749-752.

16. Bibbo M, Wied GL. Look-alikes in gynecologic cytology // Wied GL, editor. Tutorials of cytology, vol. 12. 2nd ed. Chicago: Tutorials of Cytology Press, 1988.

17. Babkowski RC, Wilbur DC, Rutkowski MA, et al. The effects of endocervical canal topography, tubal metaplasia, and high canal sampling on the cytologic presentation of non-neoplastic endocervical cells. Am J Clin Pathol, 1996(105):403-410.

18. College of American Pathologists 2013 Interlaboratory Comparison Program in Cervicovaginal Cytopathology (PAP) Year End Summary Report. Northfield, Illinois: College of American Pathologists, 2014.

19. Koss LG. Inflammatory processes and other benign disorders of the cervix and vagina //Koss LG, editor. Diagnostic cytology and its histopathologic bases. 4th ed. Philadelphia: Lippincott, 1992: 314-370.

20. Michael CW, Esfahani FM. Pregnancy-related changes: a retrospective review of 278 cervical smears. Diagn Cytopathol, 1997(17):99-107.

21. Hakima L, Kaplan RE, Guo M, et al. Decidual cells may be mistaken for glandular or squamous atypia on ThinPrep Pap test. Diagn Cytopathol, 2013(41):886-888.

22. Benoit JL, Kini SR. "Arias-Stella reaction" -like changes in endocervical glandular epithelium in cervical smears during pregnancy and postpartum states—a potential diagnostic pitfall.Diagn Cytopathol, 1996(14):349-355.

23. Shield PW, Daunter B, Wright RG. Post radiation cytology of cervical cancer patients. Cytopathology, 1992(3): 167-182.

24. Ponder TB, Easley KO, Davila RM. Glandular cells in vaginal smears from posthysterectomy patients. Acta Cytol, 1997(41):1701-1704.

25. Gondos B, Smith LR, Townsend DE. Cytologic changes in cervical epithelium following cryosurgery. Acta Cytol, 1970(14):386-389.

26. Sedlacek TV, Riva JM, Magen AB, et al. Vaginal and vulvar adenosis.An unsuspected side effect of CO_2 laser vaporization. J Reprod Med, 1990(35):995-1001.

27. Bewtra C. Columnar cells in posthysterectomy vaginal smears. Diagn Cytopathol, 1992(8):342-345.

28. Massad LS, Einstein MH, Huh WK, et al. 2012 updated consensus guidelines for the management of abnormal cervical cancer screening tests and cancer precursors. J Low Genit Tract Dis, 2013(17):S1-27.

29. Fitzhugh VA, Heller DS. Significance of a diagnosis of microorganisms on a Pap smear. J Low Genit Tract Dis, 2008(12):40-51.

30. Giacomini G, Paavonen J, Rilke F. Microbiologic classification of cervicovaginal flora in Papanicolaou smears. Acta Cytol, 1989(33):276-278.

31. Giacomini G, Schnadig VJ. The cervical Papanicolaou smear: bacterial infection and the Bethesda System. Acta Cytol, 1992(36):109-110.

32. Bartlett JG, Moon NE, Goldstein PR, et al. Cervical and vaginal bacterial flora: ecologic niches in the female lower genital tract. Am J Obstet Gynecol, 1978(130):658-661.

33. Prey M. Routine Pap smears for the diagnosis of bacterial vaginosis. Diagn Cytopathol, 1999(21):10-13.

34. Donders GG, van Bulck B, Caudron J, et al. Relationship of bacterial vaginosis and mycoplasmas to the risk of spontaneous abortion. Am J Obstet Gynecol, 2000(183):431-437.

35. Schwebke JR. Bacterial vaginosis. Curr Infect Dis Rep, 2000(2):14-17.

36. Fiorino AS. Intrauterine contraceptive device-associated actinomycotic abscess and actinomyces detection on cervical smear. Obstet Gynecol, 1996(87):142-149.

37. Matsuda K, Nakajima H, Khan KN, et al. Preoperative diagnosis of pelvic actinomycosis by clinical

cytology. Int J Womens Health, 2012(4):527-533.

38.　Crothers BA, Booth CN, Darragh TM, et al. False-positive Papanicolaou (PAP) test rates in the College of American Pathologists PAP education and PAP proficiency test programs: evaluation of false-positive responses of high-grade squamous intraepithelial lesion or cancer to a negative reference diagnosis. Arch Pathol Lab Med, 2014(138):613-619.

39.　Sherman ME. Cytopathology, Blaustein's Pathology of the Female Genital Tract. Kurman RJ, editor. 4th ed. New York: Springer, 1994:1099.

第3章 子宫内膜细胞：如何报告及在什么年龄报告

（Edmund S. Cibas, David Chelmow, Alan G. Waxman 和 Ann T. Moriarty 著）

3.1 其他

子宫内膜细胞见于 ≥ 45 岁妇女

（如果无鳞状上皮内病变，需注明）

3.2 背景

正常情况下，处于经期或子宫内膜增殖期的育龄妇女的宫颈细胞涂片中可见到脱落的子宫内膜细胞。然而，在绝经后妇女的子宫颈细胞涂片中见到子宫内膜细胞，则提示有子宫内膜腺癌的可能。虽然大多数患有子宫内膜腺癌的妇女有阴道出血的症状，但有些病人可无症状。在这些妇女中，子宫颈细胞涂片中出现形态类似正常的子宫内膜细胞可能是唯一的异常表现。因此，1991 年版 Bethesda 系统建议：对于绝经后妇女出现的细胞学上看似良性的子宫内膜细胞均予以报告。这给检验室造成一些未曾预见的问题，因为提供给检验室的病人的绝经病史经常不明或不确切。在美国，妇女的绝经年龄的中位数是 51 岁，但各人差异很大。

为解决这个问题，2001 年版 Bethesda 系统建议：对在年龄 >40 岁的妇女中所出现的细胞学上看似良性的子宫内膜细胞予以报告，并在报告里附上教育注释。之所以选取这一年龄是为了尽可能包括所有已绝经的妇女。临床医师了解病人的月经史和患子宫内膜腺癌的危险因素，所以由他 / 她们决定是否对病人进行进一步检查。不难预料，从 1991 年版 Bethesda 系统转到使用 2001 年版后，"细胞学表现为良性的子宫内膜细胞"的报告频率有所增加，从而使人们进一步研究其预测值。2001 年之前的一项荟萃分析（meta-analysis）研究显示，在脱落细胞检查中出现表型为良性的子宫内膜细胞的病人中，经活检证实为子宫内膜增生或癌变的概率分别为 12% 和 6%（表 3-1）；实施 2001 年版 Bethesda 系统后，它们的概率分别降为 2.0% 和 1.1%（表 3-2）。

表 3-1 绝经后妇女出现看似良性的子宫内膜细胞：对于子宫内膜增生和癌变的预测值（2001年以前的数据）

作者，年	绝经定义	伴活检病例数 n	子宫内膜增生 n（%）	子宫内膜癌 n（%）	增生或内膜癌 n（%）
Cherkis 等（1988）	≥40	179	23（13）	20（11）	43（24）
Gomez-Fernandez 等（1999）	未知	84	6（7）	6（7）	12（14）
Gondos 和 King（1977）	≥40	147	23（16）	2（1）	25（17）
Ng 等（1974）	≥40	501	52（10）	23（5）	75（15）
Sarode 等（2001）	>55	81	4（5）	4（5）	8（10）
Yancey 等（1990）	未知	74	9（12）	0	9（12）
Zucker 等（1985）	未知	23	10（43）	6（26）	16（70）
总数		1089	127（12%）	61（6%）	188（17%）

经 Cibas 和 Ducatman 的许可

表 3-2 绝经后妇女出现看似良性的子宫内膜细胞：对于子宫内膜增生和癌变的预测值（2001年以后的数据）

作者，年	伴活检病例数 n	子宫内膜增生 n（%）	子宫内膜癌 n（%）	增生或内膜癌 n（%）
Browne 等（2005）	211	1（0.5）	6（2.8）	7（3.3）
Thrall 等（2005）	159	9（5.7）	0	9（5.7）
Bean 等（2006）	140	2（1.4）	0	2（1.4）
Krapali 等（2007）	499	4（0.8）	4（0.8）	8（1.6）
Moroney 等（2007）	370	9（2.4）	6（1.6）	15（4.0）
Li 等（2012）	739	13（1.8）	7（0.9）	20（2.7）
Moatamed 等（2013）	186	10（5.4）	4（2.1）	14（7.5）
总数	2394	48（2.0）	27（1.1）	75（3.1）

经 Cibas 和 Ducatman 的许可并有所修改

临床医师尤其是非妇产科医师通常不清楚该如何处理这些病人。为此，美国阴道镜和子宫颈病理学学会在 2012 年发表的处理条例中指出：如果在 >40 岁妇女的子宫颈细胞学检查中出现子宫内膜细胞，只在已经绝经的妇女中进行子宫内膜组织学检查。

在实施 2001 年 Bethesda 系统期间，在 45 岁以下的妇女中，研究并没有发现支持通过子宫颈细胞学检查来检测子宫内膜癌的证据。为提高子宫内膜细胞的预测值，目前建议对形态看似良性的子宫内膜细胞只在年龄 >45 岁的妇女中报告。这一修改是基于子宫颈涂片是一项筛查性检查，不可能检测到所有的恶性病变。并且，值得强调的是子宫颈细胞学检查主要用于筛查鳞状细胞病变，而不是子宫内膜的各种病变。子宫颈细胞学检查不应该用于已怀疑有子宫内膜病变的病人。

非典型性子宫内膜细胞仍应该在"表皮细胞异常"判读类别中报告，并予以相应处理。

3.3 脱落的子宫内膜细胞（图 3-1 至图 3-4）

3.3.1 标准

细胞小而呈紧密的球型团簇，很少呈现为单个细胞（图 3-1 至图 3-2）。

细胞核小，面积近似于中层鳞状细胞核。

一些团簇周边的细胞核会呈杯形（图 3-1，箭头）。

细胞核深染，但由于胞体重叠，通常很难辨认核染色质类型。

核仁不明显。

核碎裂常存在。

无核分裂。

胞质少，偶尔有空泡。

细胞边界不清楚。

有时可见呈双轮廓的子宫内膜细胞簇（图 3-3）。

与涂片方法相关的标准

液基涂片：

细胞团会出现在鳞状上皮细胞平面之上，尤其在沉降式制片方法中。

单个细胞会更多见。

核仁和染色质结构可能会更清晰（图 3-2）；胞质内空泡更容易更经常见到。

核碎裂易见（图 3-4）。

背景干净，尤其在经期的涂片（图 3-3）。

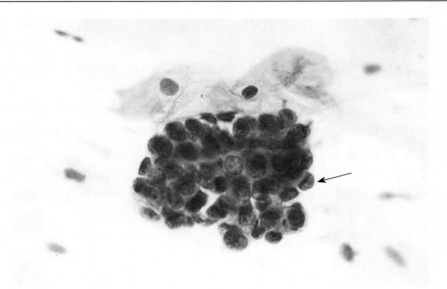

图 3-1　脱落的子宫内膜细胞（传统涂片）。细胞小而呈三维团簇状。细胞核小，面积接近于中层鳞状细胞核。核仁不明显。胞质少，细胞边界不清晰

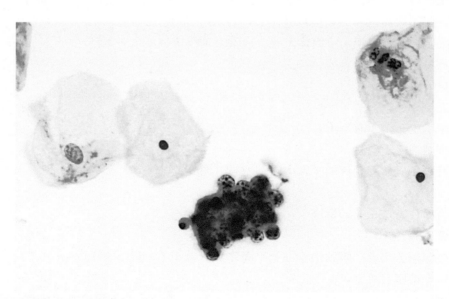

图 3-2　脱落的子宫内膜细胞（ThinPrep 液基涂片）

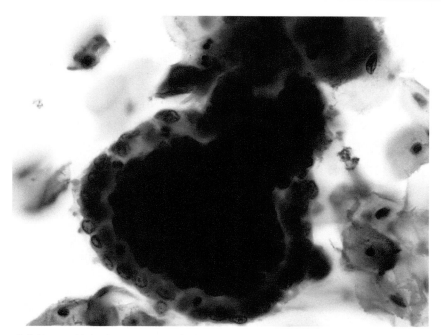

图 3-3 脱落的呈双轮廓的子宫内膜细胞簇（ThinPrep 液基涂片）。子宫内膜腺细胞围绕着一个深染的间质细胞核心。注意，背景干净是月经期标本液基涂片的典型所见

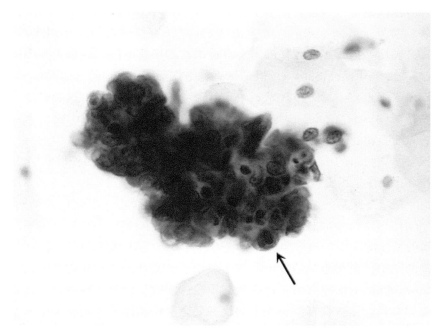

图 3-4 脱落的子宫内膜细胞（SurePath 液基涂片）。在脱落的子宫内膜细胞簇中可见单个细胞的坏死 [（凋亡）箭头]

3.4 注释

在 2014 年版 Bethesda 系统中，脱落的子宫内膜细胞应在 >45 岁的妇女中报告。即便出现于黄体期 [即与周期不符（out of cycle）]，表型为良性的子宫内膜细胞在小于 45 岁的妇女中仍不需报告，因其对子宫内膜癌的预测值极低。

在正常情况下，子宫颈涂片细胞学检查会在月经周期的第 1 ～ 12 天发现脱落的子宫内膜细胞，从第 6 ～ 10 天会出现特殊的"成团脱落"型细胞。"成团脱落"用于描述良性且自然脱落的子宫内膜间质和腺细胞组成的三维双轮廓细胞簇，中间是小而深染的间质细胞，周边是大而淡染的腺细胞。脱落的子宫内膜细胞由上皮细胞和（或）间质细胞组成，在巴氏染色中很难区分二者，除非有双轮廓的"成团脱落"的细胞簇（图 3-3）。

在子宫内膜肿瘤妇女的子宫颈涂片中，出现形态看似良性的子宫内膜细胞时，可能代表与肿瘤相关联的间质和腺体的破裂。

与传统涂片相比较，液基涂片中脱落的子宫内膜细胞胞体稍大，核仁和染色质结构更清晰。这些特点可能导致不熟悉液基涂片中子宫内膜细胞特点的阅片者将其误认为是恶性细胞。

被刮落而不是脱落的子宫内膜和子宫下段组织碎片不意味着患子宫内膜癌风险的增加，所以通常不予报告。刮落子宫下段组织碎片和子宫内膜是由于取样时超过了子宫颈，常见于宫颈手术后：如电刀环切术 / 子宫颈移行带大环切除术（LEEP/ LLETZ），锥切活检，子宫颈切除术。直接取材的子宫下段组织和子宫内膜由两种组织成分构成：一种是紧密排列的间质细胞，由梭形细胞和血管（有时可见）组成；另一种成分是腺上皮，排列成片状或小管状（简单或有分支）。这两种成分在空间上相互联系（图 3-5，图 2-7）或分离（图 2-8, 图 2-9）。在子宫内膜增生期偶然直接取材的腺细胞和间质细胞中可见较多的核分裂。

组织细胞与脱落的子宫内膜细胞不同，常呈单个存在或小而松散的团状。组织细胞的特征是：核呈折叠状，有核沟，或呈肾形；有中等量的泡沫状胞质（图 3-6）。组织细胞经常会与脱落的子宫内膜细胞一同出现，但其本身与子宫内膜癌无关。

成团的裸核常常类似脱落的子宫内膜细胞，不同的是其完全没有胞质。这些裸核有光滑的核轮廓，均匀分布的细颗粒状染色质，有时有模糊的核折叠（图 3-7）。这些所谓的"小蓝色细胞"的发生率随年龄增长而增加。其存在曾经被认为与他莫昔芬（tamoxifen）的治疗有关，但这些"小蓝色细胞"出现的频率并不比未服用他莫昔芬的妇女高。这些裸核很可能来源于基底旁层鳞状细胞或储备细胞，不应误认为是子宫内膜细胞。

成团的淋巴细胞偶尔会在子宫颈涂片中见到，多数是小而圆的淋巴细胞，偶尔

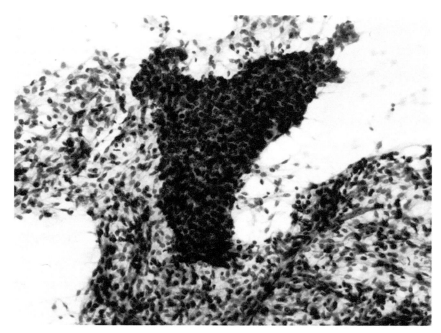

图 3-5　刮落的子宫下段（LUS）碎片（传统涂片）。一大块上皮碎片与含有血管和由紧密排列的梭形细胞组成的间质相连。刮落的 LUS 和子宫内膜与脱落的子宫内膜细胞代表的意义不同

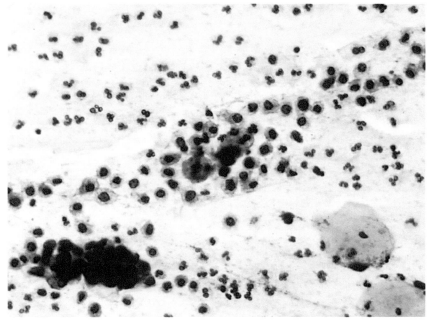

图 3-6　组织细胞（传统涂片）。组织细胞的核呈圆形到肾形，有中等量的细泡沫状胞质。它们经常会与脱落的子宫内膜细胞一同出现。组织细胞本身并不预示子宫内膜癌的存在

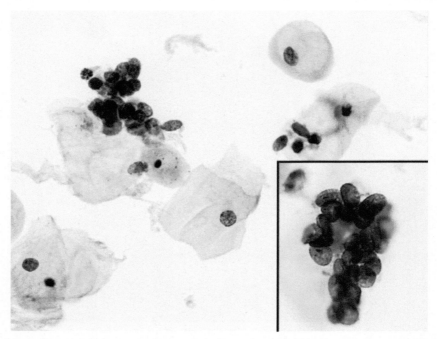

图 3-7　"小蓝色细胞"（ThinPrep 液基涂片）。细胞裸核呈团簇状排列，并表现出核的挤压。右下角插图所示，在高倍镜下可见一团葡萄串样的裸核，有很细密的染色质结构。这样的细胞团不应被误认为子宫内膜细胞

伴有浆细胞和（或）易染体吞噬细胞，与组织切片所见的滤泡性宫颈炎相符（图 3-8，图 2-41，图 2-42）。它们没有诊断意义。由于淋巴细胞与脱落的子宫内膜细胞大小相近，这些淋巴细胞簇可能会貌似脱落的子宫内膜细胞。

　　在 45 岁以上妇女中报告"可见脱落的子宫内膜细胞"时，同时附上注释会很有帮助。在注释中应该强调，脱落的子宫内膜细胞通常是源于良性过程，只有一小部分妇女有子宫内膜异常（见范例报告例 1）。如果末次月经时间已知，且标本取材于前半周期，检验室应附上注释，指明子宫内膜细胞的存在与月经史相符（见范例报告例 2）。

　　在 Bethesda 系统中列于"其他"类的解释，不一定需要分级阅片。在出现有子宫内膜细胞而不伴有细胞学非典型特征的情况下，应由检验室制定政策，来决定该涂片是否送交病理科医生重复阅片。

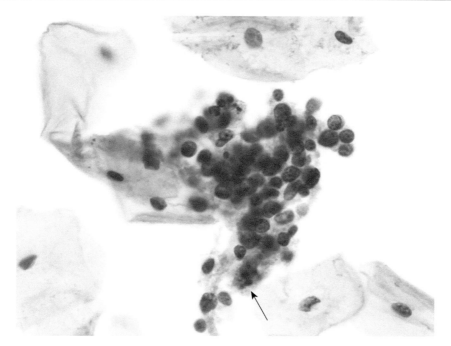

图 3-8 滤泡性子宫颈炎（ThinPrep 液基涂片）。淋巴滤泡中的淋巴细胞可能会形成三维细胞团簇。易染体吞噬细胞（箭头）形态类似脱落子宫内膜细胞中的凋亡细胞。与脱落的子宫内膜细胞簇不同的是，淋巴细胞团更为松散，形状更不规则，小而成熟的淋巴细胞的染色质比子宫内膜细胞的染色质更为粗糙

3.5 范例报告

例 1：使用总体分类

总体分类

其他：见判读／结果。

判读／结果：

子宫内膜细胞出现在≥ 45 岁妇女（见注释）。

无鳞状上皮内病变。

例 2：未使用总体分类（"其他类"）

子宫内膜细胞出现在≥ 45 岁妇女（见注释）。

无鳞状上皮内病变。

教育注释（这部分可选用）

A．对所有在 45 岁或 45 岁以上妇女标本中发现子宫内膜细胞的报告。

　　45 岁以后，子宫内膜细胞的出现可能与良性子宫内膜变化，激素变化有关。建议在绝经期后的妇女中进行进一步的子宫内膜检查。

　　B．当知道末次月经日期，并且子宫内膜细胞是在月经周期的前半期取材的标本中出现时另需说明。

　　所发现的子宫内膜细胞与所提供的月经史相符。

（高　晨　陈小槐　译　杨　艳　校）

主要参考文献

1. Cherkis RC, Patten SF, Andrews TJ, et al. Significance of normal endometrial cells detected by cervical cytology. Obstet Gynecol, 1988(71):242-244.

2. Gomez-Fernandez CR, Ganjei-Azar P, Capote-Dishaw J, et al. Reporting normal endometrial cells in Pap smears: an outcome appraisal. Gynecol Oncol. 1999(74):381-384.

3. Gondos B, King EB. Significance of endometrial cells in cervicovaginal smears. Ann Clin Lab Sci, 1977(7):486-490.

4. Ng ABP, Regan JW, Hawliczek S,et al. Significance of endometrial cells in the detection of endometrial carcinoma and its precursors. Acta Cytol, 1974(18):356-361.

5. Sarode VR, Rader AE, Rose PG,et al. Significance of cytologically normal endometrial cells in cervical smears from postmenopausal women. Acta Cytol, 2001(45):153-156.

6. Yancey M, Magelssen D, Demaurez A, et al. Classification of endometrial cells on cervical cytology. Obstet Gynecol, 1990(76):1000-1005.

7. Zucker PK, Kasdon EJ, Feldstein ML. The validity of Pap smear parameters as predictors of endometrial pathology in menopausal women. Cancer, 1985(56):2256-2263.

8. Avis NE, McKinlay SM. The Massachusetts Women's Health Study: an epidemiologic investigation of the menopause. J Am Med Womens Assoc, 1995,50(2):45-49.

9. Solomon D, Nayar R, editors. The Bethesda System for reporting cervical cytology: definitions, criteria, and explanatory notes. New York: Springer, 2004.

10. Aslan DL, Crapanzano JP, Harshan M, et al. The Bethesda System 2001 recommendation for reporting of benign appearing endometrial cells in Pap tests of women age 40 years and older leads to unwarranted surveillance when followed without clinical qualifiers. Gynecol Oncol, 2007,107(1):86-93.

11. Browne TJ, Genest DR, Cibas ES. The clinical significance of benign-appearing endometrial cells on a Papanicolaou test in women 40 years or older. Am J Clin Pathol, 2005,124(6):834-7.

12. Thrall MJ, Kjeldahl KS, Savik K, et al. Significance of benign endometrial cells in papanicolaou tests from women aged > or =40 years. Cancer, 2005,105(4):207-216.

13. Bean SM, Connolly K, Roberson J,et al. Incidence and clinical significance of morphologically benign-appearing endometrial cells in patients age 40 years or older: the impact of the 2001 Bethesda System. Cancer, 2006,108(1):39-44.

14. Kapali M, Agaram NP, Dabbs D,et al. Routine endometrial sampling of asymptomatic premenopausal women shedding normal endometrial cells in Papanicolaou tests is not cost effective. Cancer, 2007,111(1):26-33.

15. Moroney JW, Zahn CM, Heaton RB, et al. Normal endometrial cells in liquid-based cervical cytology specimens in women aged 40 or older. Gynecol Oncol, 2007,105(3):672-676.

16. Li Z, Gilbert C, Yang H, Zhao C. Histologic follow-up in patients with Papanicolaou test findings of endometrial cells: results from a large academic women's hospital laboratory. Am J Clin Pathol, 2012, 138(1):79-84.

17. Kir G, Gocmen A, Cetiner H, et al. Clinical significance of benign endometrial cells found in papanicolaou tests of Turkish women aged 40 years and older. J Cytol, 2013,30(3):156-158.

18. Moatamed NA, Le LT, Levin MR,et al. In Papanicolaou smears, benign appearing endometrial cells bear no significance in predicting uterine endometrial adenocarcinomas. Diagn Cytopathol, 2013,41(4):335-341.

19. Cibas ES, Ducatman BS. Cytology: diagnostic principles and clinical correlates. 4th ed. Philadelphia: Elsevier, 2014.

20. Massad LS, Einstein MH, Huh WK, et al. 2012 ASCCP Consensus Guidelines Conference. 2012 updated consensus guidelines for the management of abnormal cervical cancer screening tests and cancer precursors. J Low Genit Tract Dis, 2013,17(5 Suppl 1):S1-27.

21. Heard AR, Roder DM, Shorne L,et al. Endometrial cells as a predictor of uterine cancer. Aust N Z J Obstet Gynaecol, 2007,47(1):50-53.

22. Chang BS, Pinkus GS, Cibas ES. Exfoliated endometrial cell clusters in cervical cytologic preparations are derived from endometrial stroma and glands. Am J Clin Pathol, 2006,125(1):77-81.

23. de Peralta-Venturino MN, Purslow J, Kini SR. Endometrial cells of the 'lower uterine segment' (LUS) in cervical smears obtained by endocervical brushings: a source of potential diagnostic pitfall. Diagn Cytopathol, 1995(12):263-271.

24. Nguyen TN, Bourdeau JL, Ferenczy A, et al. Clinical significance of histiocytes in the detection of endometrial adenocarcinoma and hyperplasia. Diagn Cytopathol, 1998(19):89-93.

25. Tambouret R, Bell DA, Centeno BA. Significance of histiocytes in cervical smears from peri/ postmenopausal women. Diagn Cytopathol, 2001(24):271-275.

26. Opjorden SL, Caudill JL, Humphrey SK, et al. Small cells in cervical-vaginal smears of patients treated with tamoxifen. Cancer, 2001,93(1):23-28.

第 4 章　非典型鳞状细胞

（Fadi W. Abdul-Karim，Celeste N. Powers，Jonathan S. Berek，Mark E. Sherman，Sana O. Tabbara，Mary K. Sidawy 著）

4.1 上皮细胞异常

鳞状细胞

• 非典型鳞状细胞（ASC）

- 非典型鳞状细胞 - 意义不明确（ASC-US）

- 非典型鳞状细胞 - 不除外高级别鳞状上皮内病变（ASC-H）

4.2 背景

　　子宫颈细胞学分类中的"非典型鳞状细胞"（ASC）的前身是定义广泛的"意义不明确的非典型鳞状细胞"（ASC-US）。在此书的第 2 版中，ASC 类别被分成两类："非典型鳞状细胞，意义不明确"（ASC-US）和"非典型鳞状细胞，不除外高级别鳞状上皮内病变（ASC-H）。这一区分反映了大多数判读意义不明确的样本有提示低级别鳞状上皮内病变的特点，但是有一小部分样本意义含糊，其特点更具备提示为高级别鳞状上皮内病变。这种对异型性的二级别分类报告术语与对 HPV 相关的鳞状细胞病变的报告术语相呼应。这一分类是基于当前我们对与 HPV 相关的感染病史的理解，即低级别鳞状上皮内病变在很大程级别上代表了一过性的 HPV 感染，而高级别鳞状上皮内病变则代表了癌前期病变。

　　ASC 并不代表单一生物概念；它涵括了与致瘤型人乳头瘤病毒（HPV）感染和与肿瘤无关的细胞病变，也包括了提示可能有潜在的鳞状上皮内病变（SIL），甚至有癌变。许多非肿瘤性因素也可以导致 ASC 的细胞学变化，包括炎症、空气干燥、萎缩、变性、激素等作用及其他的人工假象。在许多情况下，甚至经过随访，仍然不能明确引起 ASC 判读的原因。在代表美国人群的筛查项目中，在判读为 ASC 的妇女中，有 40% ～ 50% 感染高危险 / 致瘤型 HPV。

　　ASC 这一类别是对异常的子宫颈细胞最常见的判读。在 2014 年 Bethesda 系统中，ASC 继续作为报告鳞状上皮细胞异常的类别，依旧进一步分为"非典型鳞状细

胞 – 意义不明确"（ASC-US）和"非典型鳞状细胞 - 不除外高级别鳞状上皮内病变"（ASC-H）。ASC-US 涉及的细胞学改变提示 LSIL，但又不具备判读 LSIL 所有的标准。虽然大多数 ASC-US 提示为 LSIL，但是在判读为 ASC-US 的妇女中有 10% ～ 20% 被证实有潜在 HSIL（CIN 2 或 CIN 3），所以倾向于使用"意义不明确"。在大多数检验室中，超过 90% 的 ASC 判读为 ASC-US。少数 ASC 细胞学改变提示为 HSIL，但又不具备 HSIL 所有的判读标准的病例被归类为 ASC-H（预计少于 10%）。只有当标本形态模糊，但又特别担心为 HSIL 时，才归类为 ASC-H，以此术语与大多数 ASC 相区分。判读为 ASC-H 与 ASC-US 的病例相比，检出潜在 HSIL（CIN 2 或 CIN 3）的阳性预测值更高，但比明确判读为 HSIL 的阳性预测值低。

由于 ASC 固有的不确定性，对建议取消这一判读类别存在争论，而把 ASC 归类到 NILM（无上皮内病变或恶性病变）或 SIL。但是，尝试子宫颈细胞学如何在这一方案下可以实施的研究显示，取消这一类别将会使筛查癌前病变的灵敏度降低。而子宫颈细胞学筛查的目的就是要发现癌前病变。ASC，作为最常见的子宫颈细胞学异常类别，也能使大多数 HSIL 病例得以早期发现。

4.3 非典型鳞状细胞

4.3.1 定义

ASC 是指细胞学改变提示为 SIL，但从质量上或数量上不足以做出明确判读。对于细胞学改变更符合良性反应性改变，阅片时要慎重复查，并且只要有可能，就要明确地判读为"无上皮内病变或恶性病变"。

在 ASC 的判读中，鳞状细胞的改变需要具备 3 个基本特点：①鳞状分化；②核质比增高；③轻度核的变化包括核深染、染色质成块状、不规则、模糊不清和（或）多核。在诊断 ASC 的过程中，可使用在同一涂片中以明确正常形态的细胞作为对照。细胞核的形态异常是判读 ASC 的先决条件。如果出现与 HPV 感染（核周空晕 / 挖空细胞）相关的细胞质和细胞核的变化，需要给予 SIL 的判读。但是，如果出现不完全的细胞质的改变类似于挖空细胞化（例如胞质空晕与挖空细胞十分相似，但无或只有很轻度核异常）或出现保存不好的细胞，虽然有低级别鳞状上皮内病变的特点，一般均判读为 ASC-US。

必须强调的是，ASC 这一类别的判读是针对整个标本，而不是对单个细胞的判读。由于样本中存在的细胞变化都是细微的及主观的判断，使得判读 ASC 结果的可重复性很差，同时增加了制定和澄清严格判读标准的难度。此外，ASC 在细胞学上几乎为不确定的表现，包括在光镜上难以发现的退变和人工假象的变化，因此专家们只接受将一部分具有代表性的变化归类为 ASC。

4.4 非典型鳞状细胞 - 意义不明确 [（ASC-US）图 4-1 至图 4-19]

4.4.1 定义

ASC-US 适用于提示为 LSIL 的细胞学改变。

4.4.2 标准

细胞核的面积大约是正常中层鳞状细胞核面积（约 $35\mu m^2$）的 2.5 ～ 3 倍或是鳞状化生细胞核面积（约 $50\mu m^2$）的 2 倍（图 4-1）。

核质比（N/C）轻度增高（图 4-2）。

核轻度深染及不规则的染色质分布或核形。

细胞核异常伴有深橘黄色的细胞质（"非典型性角化不全"）及具有提示 HPV 感染的细胞质改变（不完全挖空化细胞）- 包括边缘不清的胞质空晕或类似挖空细胞的细胞质空泡，但没有或很少伴有细胞核的变化（图 4-3，图 4-4）。

与涂片方法相关的标准

传统涂片：由于涂片和（或）有空气干燥假象，会出现更大和更扁的细胞形态（图 4-5，图 4-6）。

液基涂片：由于细胞直接进入固定液中（导致细胞变圆）和在涂片上平展不充分（图 4-7）。在二维视野中细胞显示更小，核质比更高。

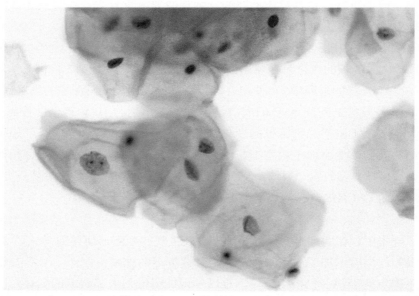

图 4-1　ASC-US（ThinPrep 液基涂片）。32 岁女性。图中显示有一个非典型中层鳞状细胞，核面积是正常中层鳞状细胞核面积的 2 ～ 3 倍，并且有轻度不规则的核轮廓。这一单个细胞具有某些 HPV 感染的特点。高危型 HPV 阳性。随访活检为 LSIL（CIN 1）

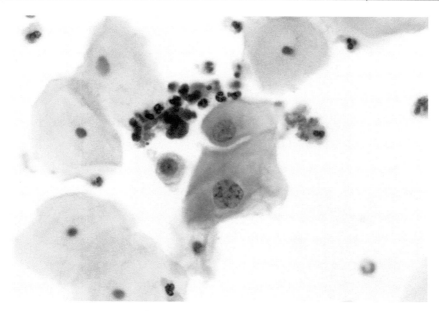

图 4-2 ASC-US（ThinPrep 液基涂片）。28 岁女性。图中显示的中层鳞状细胞，具有增大的细胞核和轻度不规则的核膜。这些非典型的特点不足以判读 LSIL。高危型 HPV 阳性。随访活检为 LSIL（CIN 1）

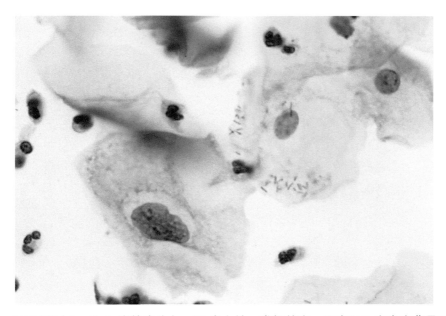

图 4-3 ASC-US（SurePath 液基涂片）。32 岁女性，常规筛查。图中显示在炎症背景下单个的非典型鳞状细胞具有边缘不明确的胞质空晕。乳酸杆菌黏附于邻近的鳞状细胞。未对这个标本进行 HPV 检测

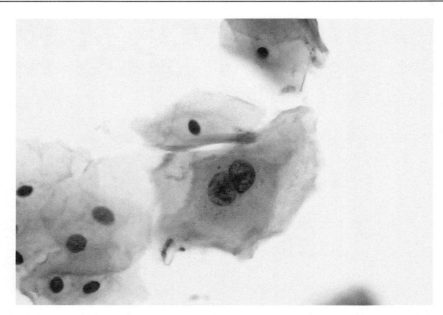

图 4-4　ASC-US（ThinPrep 液基涂片）。28 岁女性。图中显示一个非典型双核中层细胞，挤压变形的细胞核及橘黄色的细胞质提示为 LSIL，但不能直接诊断。高危型 HPV 阳性。随访活检为 LSIL（CIN 1）

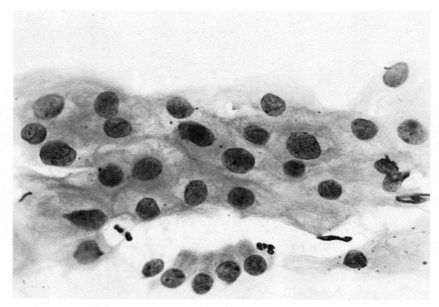

图 4-5　无上皮内病变或恶性病变（NILM）或非典型鳞状细胞 – 意义不明确 [（ASC-US）传统涂片]。绝经前期妇女。图中显示成熟的鳞状细胞具有轻度核增大，双核，以及均匀的染色质分布的特点。请注意在视野下方的良性子宫颈管腺上皮细胞

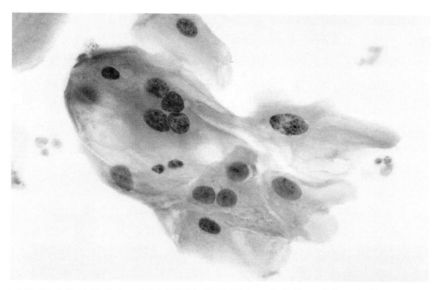

图 4-6 ASC-US（传统涂片）。图中显示细胞核增大、有多核及空气干燥的人工假象。可能是 LSIL（CIN 1）的表现

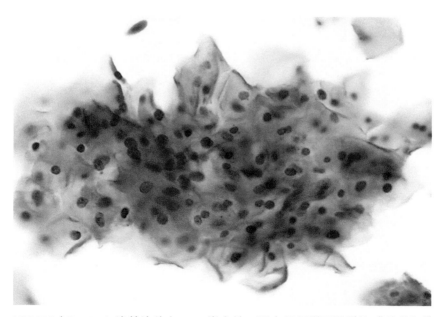

图 4-7 ASC-US（SurePath 液基涂片）。21 岁女性。图中显示增厚及黏聚成片的细胞，局部显示有细胞核增大，橘黄色的细胞质，不明显的胞质空泡及双核。随访活检为 LSIL（CIN 1）

4.4.3 注释

涂片中的正常中层鳞状细胞，可用来作为正常对照来评估非典型细胞的核大小和形态是否符合判读 ASC-US 或 SIL 的标准。判读为 ASC-US 的细胞大多具有表层和中层鳞状细胞的大小和形态，细胞为圆形或卵圆形，大约为表层鳞状细胞大小的1/3，类似于大的化生细胞或小的中层鳞状细胞，也可以被判读为 ASC-US。由于涂片染色及技术的差异，不同的检验室对于 ASC-US 的判读标准可能会有所不同（图 4-8 和图 4-9）。

在某些情况下，包括当出现轻度弥漫性细胞核增大，存在反应性／修复性或者退变，有微生物存在，有由于空气干燥引起的细胞核增大的假象，存在萎缩性变化，以及其他人工假象时，把标本判读为 NILM 或 ASC-US 可能会很困难（图 4-10 至图 4-13）。对于这样的标本，应考虑患者的年龄和病史。如果认为以前的标本与目前的样本相关，可用于帮助解释目前的情况，应对以前的标本应进行显微镜复查。通常情况下，当细胞学发现更符合反应性过程而不是 SIL，并且病人以前有多次阴性检查史，特别是病人近期高危型 HPV 检查结果是阴性，那么就应该倾向于判读为 NILM。大部分判读为 ASC 的标本都显示数量很少或孤立的及小片状存在的非典型细胞（图 4-14）。

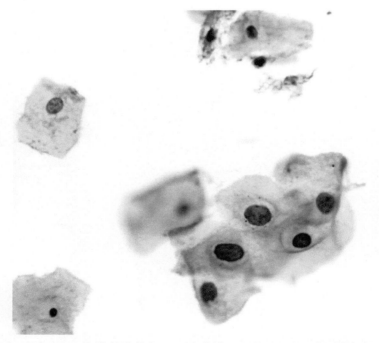

图 4-8　ASC-US（ThinPrep 液基涂片）。35 岁女性。图中显示在干净的背景中，一团细胞有轻度核增大、轻度核膜不规则及轻度核深染。以上细胞学特点不足以判读 LSIL。其 hrHPV 阳性，随访活检为 LSIL（CIN 1）

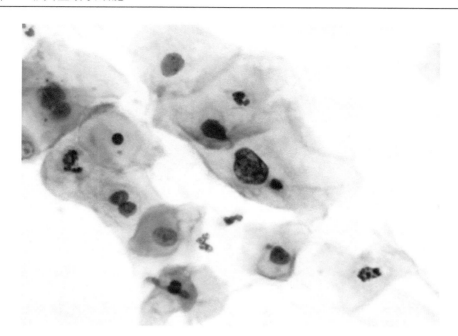

图 4-9 ASC-US（ThinPrep 液基涂片）。25 岁女性。图中显示中层鳞状细胞的核增大为正常中层鳞状细胞核的 2 ~ 3 倍。还出现了罕见的双核细胞。轻度的核膜不规则及核深染。这些特点不足以判读为 LSIL。子宫颈细胞学的复查显示了类似的结果。随访活检为 LSIL（CIN 1）

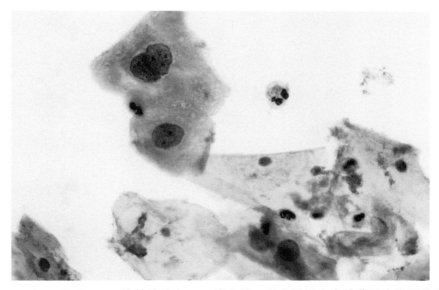

图 4-10 ASC-US（ThinPrep 液基涂片）。40 岁女性。图中显示在炎性背景中出现非典型的双核中层鳞状细胞，伴有轻度核增大及核膜不规则。hrHPV 阳性。随访活检为 LSIL（CIN 1）

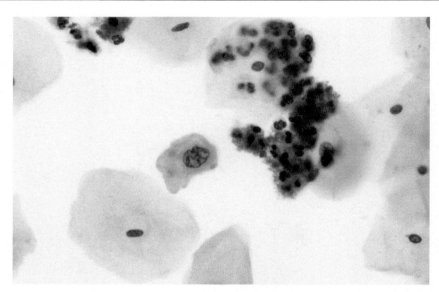

图 4-11　ASC-US（ThinPrep 液基涂片）。40 岁女性。图中显示单个的非典型中层鳞状细胞，细胞核为正常中层鳞状细胞核的面积的 2 ~ 3 倍，核轮廓不规则。背景显示有急性炎症。细胞学特点不足以判读 LSIL

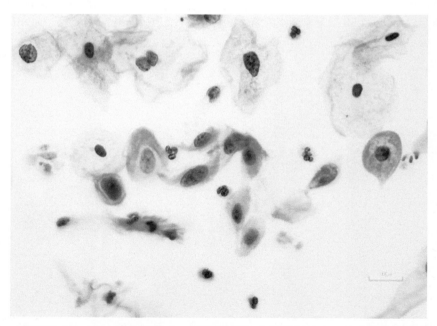

图 4-12　ASC-US（SurePath 液基涂片）。绝经前期妇女的常规检查。图中显示几个鳞状细胞具有轻度的核深染及核质比轻度增高，偶尔出现双核细胞和细胞质空晕。这些特点可见于反应性 / 感染性病原体存在的情况；然而，在没有发现微生物存在和缺乏病史的情况下，判读为 ASC-US 更合适。子宫颈细胞学复查结果为阴性；hrHPV 检测也是阴性

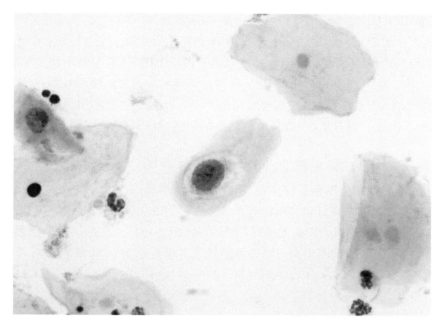

图 4-13 ASC-US（ThinPrep 液基涂片）。23 岁女性。图中显示非典型中层鳞状细胞有轻度增大的细胞核和欠缺清晰的核周空晕。这些非典型特点提示为（但不能判读为）LSIL。hrHPV 阳性。随访活检为 LSIL（CIN 1）

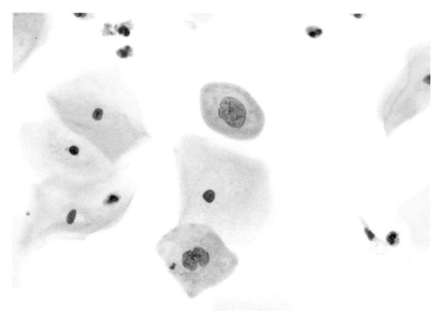

图 4-14 ASC-US（ThinPrep 液基涂片）。30 岁女性。图中央见一化生细胞，具有浓厚的细胞质，轻度增大的细胞核和轻度的核膜不规则。在图下方是一个双核中层鳞状细胞，伴有不规则的核轮廓。细胞学特点提示为但不足以判读为 LSIL。hrHPV 阳性。随访活检为 LSIL（CIN 1）

同 hrHPV DNA 的感染率一样（包括基因型 16 和 18），在筛查人群中，ASC-US 的发生率也随着年龄增长而下降。同中老年妇女相比，在年轻妇女中出现 ASC-US 的细胞形态学改变更为普遍，并且常常是由于 HPV 感染引起的相关的病变。无论年龄大小，病人同步的高危型 HPV 检测结果都可能会使细胞学技师或细胞病理医师在做出 NILM 与 ASC-US 的判读时出现误差，特别是当标本出现非常轻微的细胞学变化时。因此，对以前有 HPV 检测结果的病例进行判读时，应格外小心。

4.5 ASC-US 的常见模式（图 4-15 至图 4-19）

4.5.1 非典型角化不全 [（APK）图 4-15，图 4-16]

当细胞呈现有深橘红色或嗜酸性的细胞质及小的固缩核（"角化不全"）时，如果核显示正常，应该判读为 NILM（图 2-15，图 2-16）。然而，如果出现核增大、核深染及核轮廓不规则或出现三维细胞团簇（有学者称为 "非典型角化不全"），应根据细胞异常的程度，做出 ASC-US，ASC-H 或 SIL 的判读（图 4-15，图 4-16；参见图 5-8，图 5-9，图 5-26，图 5-43，图 5-44）。

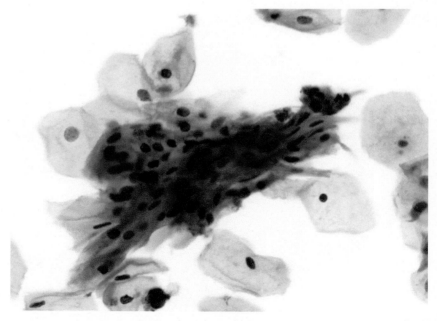

图 4-15　ASC-US - 非典型角化细胞（ThinPrep 液基涂片）。25 岁女性。图中显示黏聚成片的梭形角化细胞，伴有细胞核增大，核深染和橘黄色的细胞质。hrHPV 检测阳性。随访活检为具有明显细胞角化特点的 LSIL

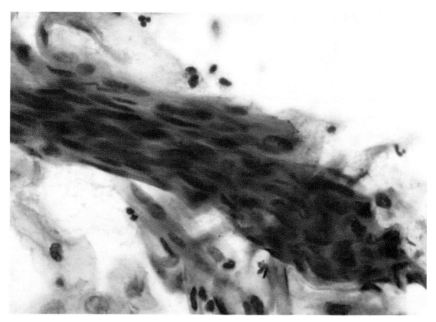

图 4-16 ASC-US - 非典型角化细胞（ThinPrep 液基涂片）。32 岁女性。图中显示黏聚的片状非典型鳞状细胞，伴随有橘黄色的细胞质及细长深染而拥挤的细胞核。hrHPV 阳性。随访活检为 HSIL（CIN 2）并具有明显细胞角化的特点

4.5.2 非典型修复 （图 4-17，图 4-18）

修复性改变可出现一定程度的细胞重叠，细胞黏聚性差，核大小不一和（或）核极性消失，可被确定为"非典型修复"，可以判读于 ASC-US。在判读为非典型修复的高风险人群中，随访 SIL 的发病率是 25% ~ 43%。然而，在更多的混合人群中 SIL 的发病率被证实低的多（5.2%）。非典型修复的鉴别诊断范围很广。那些只有轻度异常改变的非典型细胞通常被归类为 ASC-US（图 4-17，图 4-18），而那些担心可能为侵袭性癌的病例，特别是高风险患者，应归类为 ASC-H。

4.5.3 绝经期后妇女和萎缩标本的非典型表现 （图 4-19）

当萎缩性标本显示有细胞核增大及核深染，但不足以明确判读为 SIL 时，可以归类为 ASC-US。偶然，特别是对于高风险患者，当萎缩性标本的非典型改变可疑为 HSIL 时，应该归类为 ASC-H（图 4-29）。在萎缩性的背景下，由于基底旁层细胞的不成熟分化（因此核质比高），所以很难做出 HSIL 的判读。在低风险的情况下，把这种非典型归类为 ASC-US 而不是 ASC-H 更为明智，这样我们可以用 hrHPV 检测作为辅助，以确定合理的治疗方案，同时可能避免过度治疗。

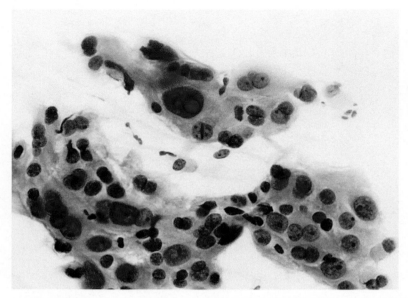

图 4-17　ASC-US - 非典型修复（传统涂片）。图中细胞排列成二维片状，细胞质丰富，并出现"牵拉"或流水样极向。细胞核具有大小及形状的多形性，伴有多核细胞的存在。大多数细胞核有明显的核仁。这些变化提示为修复性反应，但由于细胞核的多形性，可以被归类为ASC-US。均匀细颗粒状染色质更倾向于为良性反应性改变的特征

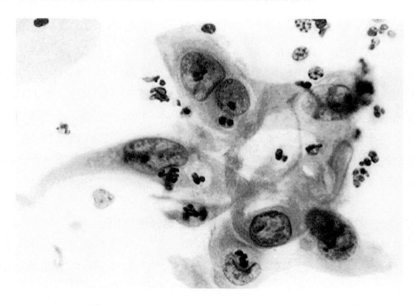

图 4-18　ASC-US - 非典型修复（传统涂片）。图中显示具有修复性改变的细胞团；然而，不规则的染色质分布与核质比增高的出现都说明这些改变为非典型的表现（图 2-38，图 2-39）。非典型修复的鳞状细胞可归类为 ASC-US，但是如果对细胞形态学改变担心为侵袭性癌时，则应该归类为 ASC-H

在围绝经期和绝经后妇女中，轻度细胞核增大成为 ASC 被过度使用的一个常见原因。当只有轻度核增大，而没有核深染及不规则核轮廓时，我们有时称之为"绝经后非典型表现"，这种情况一般与 HPV 感染无关（图 4-19）。在没有明确异常的前提下，尤其是在没有鳞状细胞异常病史或没有高危型 HPV 检测阳性的女性中，这种情况最好判读为 NILM。

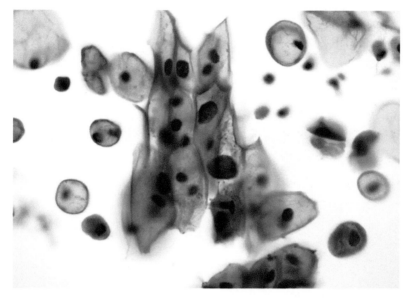

图 4-19 绝经后非典型变化（SurePath 液基涂片）。绝经后妇女出现萎缩的细胞形态，主要由基底旁层细胞组成。偶然出现核增大是绝经后非典型表现的一个特征，经常被过度判读为 ASC-US。在这种情况下 hrHPV 检测通常阴性

4.5.4 其他模式

在极少数情况下，SIL 与蜕膜细胞和滋养层细胞难以区别，这也是判读为 ASC-US 的原因（图 2-28，图 2-29，图 5-53）。

ASC 也可以适用于提示在一些标本中出现没有细胞质的裸核，因为在某些情况下这些孤立的裸核与 SIL（图 5-39）相关。

4.6 非典型鳞状细胞 - 不除外 HSIL [（ASC-H）图 4-20 至图 4-33]

4.6.1 定义

ASC-H 在 ASC 病例中居少数（预计低于全部 ASC 判读的 10%），其中细胞学的变化提示有 HSIL 的可能。

ASC-H 细胞通常分布稀疏。有几种形态包括非典型不成熟化生细胞、拥挤的片状细胞、显著的非典型修复改变、严重的萎缩改变以及放疗后改变担心有癌复发或残留癌。

4.7 ASC-H 的常见模式

4.7.1 核质比高的小细胞 [（"非典型不成熟化生细胞"）图 4-20 至图 4-26]

4.7.1.1 标准

细胞通常单个出现，或是少于 10 个细胞的小团簇；偶尔在常规涂片传统涂片中下，细胞可能"成串"出现在黏液丝中（图 4-24，图 4-25）。

细胞相当于化生细胞的大小，核为正常细胞核的 1.5 ~ 2.5 倍（图 4-20）。

核质比接近 HSIL（图 4-21，图 4-22）。

在考虑标本判读为 ASC-H 还是 HSIL 时，若出现核异常如核深染、染色质不规则、异常核形并伴有局部不规则时，则更倾向于判读为 HSIL（图 4-23，图 4-26）。

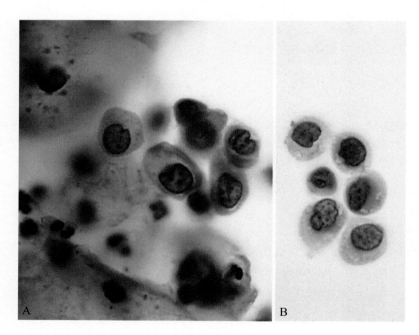

图 4-20　ASC-H（ThinPrep 液基涂片）。27 岁女性。（A）左图中显示为孤立的小细胞伴有不同的的核质比，其中一些细胞核明显不规则。（B）右图为高倍镜下 6 个小细胞伴有增大、不规则及退变的细胞核。随访活检为 HSIL（CIN 3）

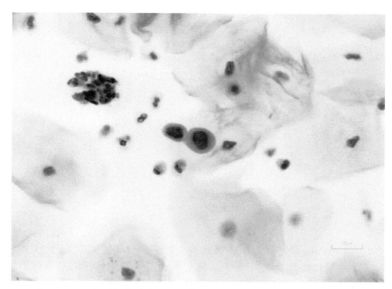

图 4-21 ASC-H（SurePath 液基涂片）。30 岁女性常规细胞学检查。图中显示在稀疏的急性炎症背景中，有少数化生细胞。这些细胞具有浓厚的细胞质，核增大及核深染；此病例判读为 ASC-H。随访子宫颈活检证实为不成熟鳞状化生细胞。不成熟鳞状化生细胞最常貌似 HSIL，特别是在只有极少异常具有"化生型"胞质的细胞及核质比增高时，判读为 ASC-H 是合适的

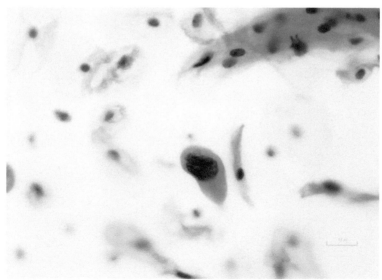

图 4-22 ASC-H（SurePath 液基涂片）。取自有 LSIL 病史的围绝经期妇女。相对正常的涂片显示在干净的背景下仅见一单个非典型细胞。细胞核不规则及核深染，怀疑但不足以判读为 SIL。子宫颈活检结果显示为输卵管上皮样化生，但无上皮内瘤变。我们很难对具有这种特点的单个细胞进行归类。虽然没有发现终板和纤毛，细胞学 - 组织学综合分析倾向为是一个反应性子宫颈管腺细胞

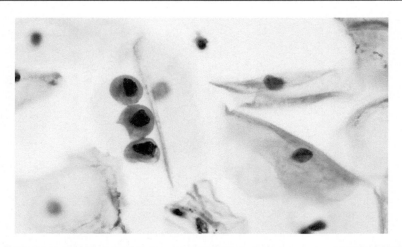

图 4-23　ASC-H（SurePath 液基涂片）。有非典型细胞病史（ASC-US）的围绝经期妇女。图中显示 3 个小的非典型化生细胞，伴有核深染及不规则核膜。可能的判读意见包括不成熟化生细胞；然而，不除外高级别病变。因此，判读为 ASC-H 更为合理。环行电刀切除术（LEEP）显示了局灶性的 HSIL 及不成熟化生细胞。同步细胞学复查，判读这些细胞倾向为 HSIL

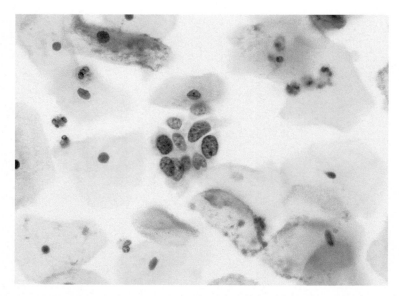

图 4-24　ASC-H（SurePath 液基涂片）。图中显示一簇非典型不成熟化生细胞，伴有核增大、核质比高、粗粒染色质及不规则核轮廓。这些细胞学特征怀疑但不足以判读为 HSIL。随访活检为 HSIL（CIN 3）

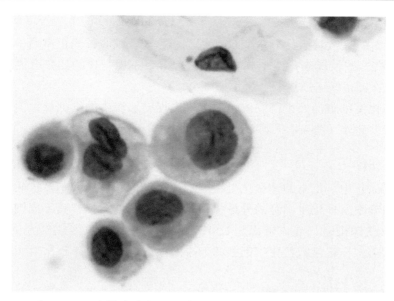

图 4-25　ASC-H（SurePath 液基涂片）。35 岁妇女。图中显示一非典型不成熟化生细胞团簇，伴有胞质浓厚、核质比高、核增大、不规则核轮廓及核沟。随访活检为 HSIL（CIN 2）

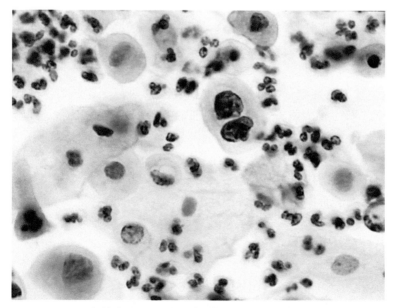

图 4-26　ASC-H（ThinPrep 液基涂片）。阴道标本，病人有阴道高级别上皮内病变 HSIL（VAIN3）和子宫内膜癌的病史。图中显示退变细胞核，伴有明显的核深染，非常可疑为 HSIL。随访组织学判读为 HSIL（阴道上皮内瘤变 3 级，VaIN 3）

与涂片方法相关的标准

液基涂片：在液基涂片上，ASC-H 细胞非常小，细胞核为正常嗜中性粒细胞的 2～3 倍。在一些情况下，两个重叠的核与一单个不规则核的区分可能很困难，尽管通常可以在高倍镜下通过调节焦距来解决。

细胞在化生细胞的大小范围内，也可以出现圆形淡染的细胞核，但仍然可以占据细胞质的大部分（图 4-31）。

4.7.1.2 注释

在一张涂片中，正常的鳞状化生细胞的大小、形状、核大小及核质比可以有较大差异。当细胞呈现化生细胞的外形、相对轻度的核增大、核膜不规则、染色质分布不均匀或核深染时，应该考虑为 HSIL，因为核质比与已经明确判读的 HSIL 的核质比非常类似。正常鳞状化生细胞的大小及核形态可以用作正常对照来帮助判读 ASC-H。

ASC-H 在传统涂片和液基涂片中都可以表现为"非典型不成熟化生"，然而这一表现在液基涂片中更常见。在没有真正 SIL 的情况下，退变细胞核往往呈现核形不规则或核深染，但这种核形不规则往往累及整个核轮廓，以致出现皱褶的外观和污迹样染色质（图 4-26）。ASC-H 细胞通常分布稀疏。当确认有很多体积小的非典型细胞时，判读为 HSIL 更合适。

4.7.2 "拥挤片状型"（图 4-27）
4.7.2.1 标准

拥挤的鳞状上皮细胞，类似"小活检"组织，可显示非典型的细胞核，具有如上所述的特征，极性消失或者很难观察到细胞极性。浓厚的细胞质，细胞呈多边形，边缘尖锐的片段，一般倾向于鳞状分化而不是腺性（子宫颈管腺细胞）分化。

与涂片方法相关的标准

传统涂片：由于涂片及空气干燥引起的人工假象，细胞会呈现大而扁平的形状（图 4-28）。

4.7.2.2 注释

"拥挤片状形态"可能符合 HSIL（尤其在累及子宫颈管腺体时）、反应性的或肿瘤性子宫颈管腺细胞或萎缩性并有因挤压造成的人工假象的细胞（参见图 5-15，图 5-16，图 5-34）。在这些情况下，这类细胞有时归类为"非典型腺细胞"（AGC），导致随后的活检中显示后者与 HSIL 有意想不到的紧密联系。浓厚的细胞质，细胞

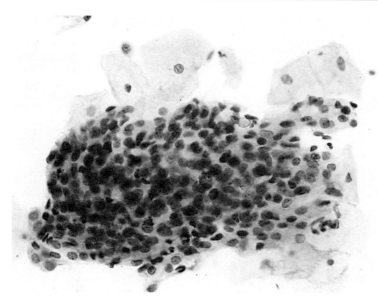

图 4-27 ASC-H（传统涂片）。显示黏聚紧密、空气干燥及重叠的细胞团。细胞核显示染色质分布均匀及边缘整齐。增厚的细胞团很难确定其是鳞状细胞还是腺细胞。细胞团内的结构不规则，提示为高级别病变。然而，单个核的特点不足以做出明确的判读

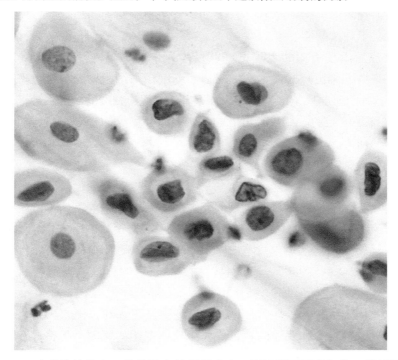

图 4-28 ASC-H（传统涂片）。涂片取自绝经后病人。显示卵圆形的细胞，核形不规则且保存不好。可能的判读包括 NILM（萎缩），ASC-H 和 HSIL

呈多角形,细胞片段的边缘有扁平的细胞通常代表为鳞状细胞分化而不是腺性分化。刮取标本时过度用力可能是造成过厚细胞碎片的原因,这是可以避免的。

明显的核仁出现在修复过程中比出现在 HSIL 中更为典型;然而,明显的核仁也可以在 HSIL 病例中出现,尤其是在侵袭开始或已经侵袭时,或 HSIL 已经累及子宫颈管的腺体时(图 5-32)。粘聚的片状细胞如果具有核形一致,光滑的核轮廓和核仁,则更加符合修复性的特点,但多形性核或黏聚力的丧失可以判读为 ASC-H 用以排除肿瘤病变。

在萎缩性标本中,由于基底旁层细胞具有小细胞及核质比高的特点,特别是当因变性引起的核深染和污迹样染色质时,有时会担心为 HSIL(图 4-28,图 4-29)。良性萎缩中具有核深染的细胞团片,在高倍镜单一聚焦平面下,通常不会出现核重叠的现象;而在异型增生的病变中,当合胞体存在时,单一聚焦平面下会出现核重叠(图 5-45,图 5-46)。这是在判读不清的情况下,一个实用的鉴别诊断方法。此外,萎缩性标本一般不会出现细胞增殖的现象,而增殖细胞是可以出现在 SIL 标本中的。hrHPV 辅助检测有助于澄清这样的病例。局部外用雌激素可以促使细胞成熟,这样在复查样本后,做出最终的判读分类;然而,在 2012 年的美国阴道镜及子宫颈病理学会(ASCCP)处理指南中,建议对 ASC-H 进行阴道镜检查。血液和炎症可以同时存在于萎缩性阴道炎和肿瘤中;但是,如果背景中有明确的细胞性坏死(肿瘤素质)存在,更倾向于判读肿瘤。

肿瘤放疗后出现类似的表现也可以判读为 ASC-H。良性细胞接受照射后的典型表现与细胞质和细胞核的变性有关,显示细胞核与细胞质面积成比例的增大(图 2-43);但当有明显非典型细胞存在,需要与 HSIL 和肿瘤的明确区分非常困难时,ASC-H 的判读是恰当的。如果有可能的话,同最初肿瘤的形态学进行对照分析,可能有助于明确判读。

4.8 貌似 ASC-H 的细胞

4.8.1 非鳞状细胞(图 4-30 至图 4-33)

孤立的子宫颈管腺细胞(图 4-30,图 4-31,图 4-34),退化的子宫内膜细胞(图 4-32)和巨噬细胞(图 4-33)都可以含有与 HSIL 非常相似的细胞核,而导致过度判读为 HSIL/ASC-H(图 2-4,图 2-5,图 5-41,图 5-51)。同样,放置宫内节育器的部分患者也可以有稀少的脱落细胞,核质比非常高,形态学上类似于 HSIL(图 2-47)。孕妇/产后病人也可出现非典型的蜕膜间质细胞(图 2-28,图 5-53),这些细胞具有特征性折叠的核轮廓和明显的核仁。如果这些变化的原因与是否存在宫内节育器相关,判读为 ASC-H 或 AGC 的判读是恰当的(图 6-5)。

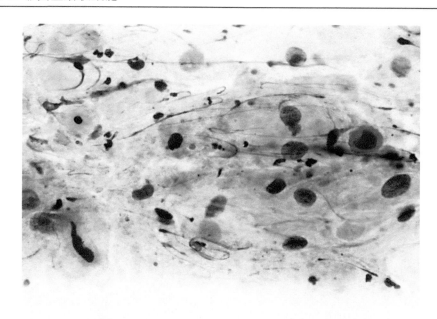

图 4-29 ASC-H（传统涂片）。取自有异常细胞学病史的 50 岁的绝经后妇女。图中显示细胞溶解和碎屑的萎缩背景，有两个细胞核明显深染及变性，细胞质呈橘黄色。随访证实为 HSIL（CIN 2）

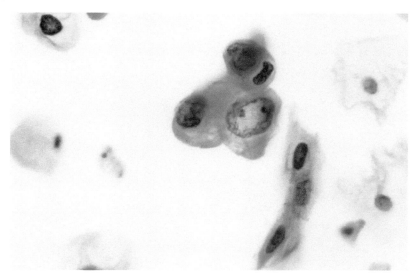

图 4-30 ASC-H（SurePath 液基涂片）。围绝经期妇女的常规子宫颈细胞学检查。图中显示在相对干净的背景中，一个化生细胞核质比增高。除了轻度增大的细胞核外，细胞也显示轻度的挖空核透亮。在没有异常病史的前提下，判读此涂片判读为 ASC-H。随访子宫颈活检和子宫颈管搔刮结果为阴性。细胞学 - 组织学综合分析此非典型细胞为变性的子宫颈管腺细胞

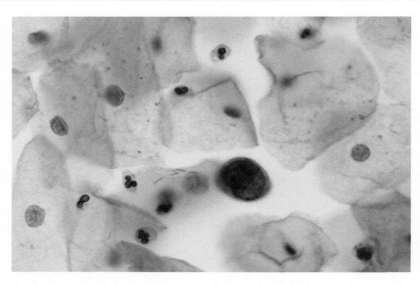

图4-31　ASC-H（SurePath液基涂片）。没有明确病史的围绝经期妇女。除了见一单个核大细胞，细胞质少、核膜清晰规则及均匀分布的染色质，子宫颈细胞学检查未见其他异常。此涂片判读为ASC-H，子宫颈活检和子宫颈管诊刮为阴性。细胞学和组织学综合分析此非典型细胞倾向为变性的子宫颈管腺细胞。在其他视野的检查发现了具有相似细胞核特点的子宫颈管腺细胞

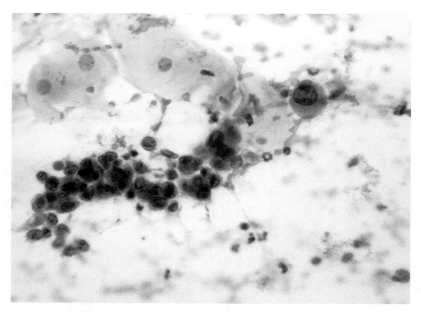

图4-32　子宫内膜细胞貌似HSIL（传统涂片）。图中显示一保存不好而拥挤的子宫内膜细胞团，具有细胞小、核深染及核质比高的特点

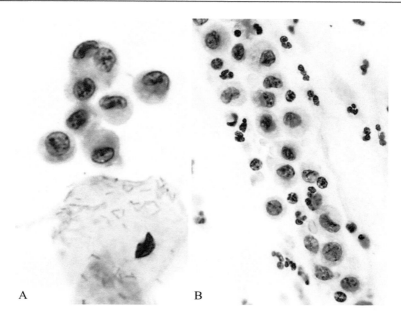

图 4-33　组织细胞：在液基涂片和传统涂片中的表现。A.NILM，组织细胞（ThinPrep 液基涂片）。32 岁妇女常规检查。细胞具有偏位的椭圆形和圆形核，泡沫状细胞质。在液基涂片中大部分细胞呈圆形状，同传统涂片相比，细胞类别不易确定；然而，通常在高倍镜下进行最终的评估是可能的。B. NILM，组织细胞（传统涂片）。流水状排列的单个细胞具有圆形、卵圆形及豆状的细胞核。细胞具有细小的胞质空泡，类似的变性空泡有时也见于正常的化生细胞、ASC-H 及 HSIL。相比之下，各种鳞状细胞通常为典型的多边形，具有浓厚的细胞质。这两例的随访检查结果同为 NILM

4.8.2 人工假象（图 4-34）

在一些情况下，所看到核质比增高是由于涂片中细胞的层次感，造成不能看到细胞质总体积而产生的假象（鳞状化生或宫颈细胞），见图 4-34。对有疑问的细胞，把它与正常的化生细胞或子宫颈管腺细胞相比较是非常有用的，同样有用的是在不同的聚焦平面可以观察到存在于不同平面的细胞质。

4.9 处理

总体而言，在 ASC 病例的随访检查中发现的 HSIL（CIN 2+）病例多于在细胞筛查中判读为 HSIL 的病例，因为 ASC 的判读远较 HSIL 常见。对于有 hrHPV 辅助检测，已经判读为 ASC-US/ASC-H 病例，其组织学诊断 HSIL 或癌的 5 年风险率分别如下：ASC-US 与 HPV 阴性者为 1.1%；ASC-US 与 HPV 阳性者为 18%；ASC-H 与 HPV 阴性者为 12%；ASC-H 与 HPV 阳性者为 45%。这些数字是 2012 年 ASCCP 在以风险为基础的处理指南中提供。

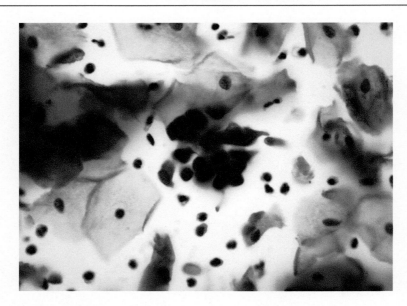

图 4-34　NILM，子宫颈管腺细胞团（ThinPrep 液基涂片）。子宫颈管腺细胞，从一端观察时，可能貌似 ASC-H 细胞，显示核质比增高，也相似化生细胞的形态。当聚焦在核的平面以上时，可以看到这个细胞团保持了"蜂巢状"结构和黏液帽，有助于与貌似异常的细胞相鉴别

这些指南如下：

• 细胞学检查结果为 ASC-US 时，首选返回式 HPV 检测（注：重复使用液基细胞检查后剩余的标本完成 HPV 检测）。

• 细胞学检查结果为 ASC-US，而无论是返回式或联合 HPV 检测（注：一次取样同步完成细胞学检查与 HPV 检测），HPV 检测结果均为阴性时，根据 2012 ASCCP 准则，应该 3 年后复查。

• 细胞学检查结果为 ASC-US，而无论是返回式或联合 HPV 检测，HPV 检测结果均为阳性时，应做阴道镜检查。

• 对于 HPV 阳性和细胞学判读 ASC-US 的病例，如果阴道镜检查时未鉴定出 CIN 病变，建议 12 个月后做 HPV 和细胞学联合检测。如果 HPV 和细胞学同步检测结果均为阴性，3 年后复查。如果复查结果仍然是阴性时，病人返回到常规检查程序中。阴道镜检查后的 12 个月内不建议做 HPV 检测。

• 细胞学检查结果为 ASC-US，而没有 HPV 的检测结果时，1 年后重复细胞学检查。如果复查结果仍然为 ASC-US 或更严重，建议做阴道镜检查；如果阴道镜结果是阴性的，病人可以返回到每 3 年复查的细胞学检查的程序中。

• 子宫颈取样首选经肉眼未鉴定出病变或阴道镜检查结果不明确的女性。对于

有明确阴道镜检查结果或者在子宫颈移行区中有可识别的病变时，子宫颈取样也可以接受。

• 为了避免过度治疗，对于最初判读为 ASC-US，而没有 HSIL（CIN 2+），不能常规使用诊断性切除，如环形电刀切除术。

• ASCCP 处理指南还涉及对特殊人群的 ASC-US 的处理方案，包括年龄在 21 ~ 24 岁的妇女、65 岁及以上的妇女、孕妇以及绝经后妇女。

• 细胞学检查结果为 ASC-H 时，建议不论 HPV 的结果如何，直接做阴道镜检查，不建议做返回式 HPV 检测。

4.10 质量保证

在子宫颈细胞学检查中，通常采用 ASC/SIL 的比率和 ASC-hrHPV 阳性率作为监测非典型鳞状细胞（ASC）和鳞状细胞内病变判读率的质量保证措施。对所有检验室的结果做统计学分析及与美国病理医师学会（CAP）提供的标准数据进行比较，可以提供 ASC 分类使用过度或不足的信息。此外，监测每个细胞学医师所判读的 ASC 病例中的 hrHPV 的阳性率和使用 ASC/SIL 比已被证明是一个重要的质量保证工具。这两个比率可以帮助调整每个细胞学医师日常应用的检测标准。

在 ASCUS-LSIL 分流研究（ALTS）报告中，由经验丰富的病理学家判读为 ASC-US 的病例，hrHPV 的阳性率为 50.6%；然而在一般诊所实施中的阳性率较低，在 40% ~ 50%，最可能的原因是在判读意义不明确的病例中，由于保守或客观检测结果导致的偏差。在美国，检测报告中的 ASC/SIL 比率的中位数为 1.5。对服务于高风险人群的检验室来说，ASC/SIL 比率不应超过 3 : 1。较高的比率表明为 ASC 的过度判读；然而，如果 ASC 和 SIL 同时过度判读时，ASC/SIL 比率仍然可以保持正常。因此，值得注意的是，无论是 ASC-US 中的 hrHPV 阳性率还是 ASC/SIL 比率都不能用于衡量诊断的准确性，但它们对监测检验室的检测趋势有用。细胞学与随访活检的结果对照提供了另一种质量保证的方法，但必须记住的是，无论细胞学检查，阴道镜检查，或者活检都不能作为诊断中的"金"标准。

4.11 范例报告

例 1

标本质量：

评估满意；有移行区成分。

判读：

鳞状上皮细胞异常：非典型鳞状细胞 – 意义不明确（ASC-US）。

说明：如果临床需要，建议做 hrHPV 检测（如果没有返回式 HPV 检测的医嘱或者如果传统涂片未能存留样本）。

或者依据临床医师要求，标本送去做返回标本 HPV 检测。

例 2

标本质量：

评估满意；有移行区成分。

判读：

鳞状上皮细胞异常：非典型鳞状细胞 - 不除外高级别鳞状上皮内病变（ASC-H）。

说明：如有临床指征，建议做阴道镜检查 / 活检。

ASC-US 联合 HPV 检测的范例报告，参见第 9 章辅助检测。

（黄　颖　陈小槐　译　余小蒙　校）

主要参考文献

1. Kurman RJ, Solomon D, eds. The Bethesda System for Reporting Cervical/Vaginal Cytologic Diagnoses. Definitions, Criteria, and Explanatory Notes for Terminology and Specimen Adequacy. New York: Springer-Verlag, 1994.

2. Solomon D, Nayar R, editors. The Bethesda system for reporting cervical cytology. Definitions criteria and explanatory notes. 2nd ed. New York: Springer, 2004.

3. The ALTS Group. Results of a randomized trial on the management of cytology interpretations of atypical squamous cells of undetermined significance. Am J Obstet Gynecol, 2003,188(6):1383-1392.

4. Nayar R, Wilbur DC. The Bethesda system for reporting cervical cytology // Bibbo M, Wilbur DC, editors. Comprehensive cytopathology. 4th ed. London: Elsevier, 2015.

5. Ho GY, Bierman R, Beardsley L, et al. Natural history of cervicovaginal papillomavirus infection in young women. N Engl J Med, 1998(338):423-428.

6. Quddus MR, Sung CJ, Steinhoff MM, et al. Atypical squamous metaplastic cells: reproducibility, outcome, and diagnostic features on ThinPrep Pap test. Cancer Cytopathol, 2001(93):16-22.

7. Sherman ME, Solomon D, Schiffman M, et al. Qualifi cation of ASCUS. A comparison of equivocal LSIL and equivocal HSIL cervical cytology in the ASCUS LSIL Triage Study. Am J Clin Pathol, 2001(116):386-394.

8. Pitman MB, Cibas ES, Powers CN, et al. Reducing or eliminating use of the category of atypical squamous cells of undetermined significance decreases the diagnostic accuracy of the Papanicolaou smear. Cancer Cytopathol, 2002(96):128-134.

9. Kinney WK, Manos MM, Hurley LB, et al. Where's the high-grade cervical neoplasia? The importance of minimally abnormal Papanicolaou diagnosis. Obstet Gynecol, 1998(91):973-976.

10. Henry M, Kerr SE. Benign proliferative reactions, intraepithelial neoplasia and invasive cancer of the uterine cervix // Bibbo M, Wilbur DC, editors. Comprehensive cytopathology. 4th ed. London: Elsevier, 2015.

11. Stoler MH, Schiffman M, ALTS Group. Interobserver reproducibility of cervical cytologic and histologic interpretations: realistic estimates from the ASCUS LSIL Triage Study. JAMA, 2001(285):1500-1505.

12. Patten Jr SF. Benign proliferative reactions and squamous atypia of the uterine cervix // Wied GL, Bibbo M, Keebler CM, Koss LG, Pattern SF, Rosenthal DL, editors. Compendium on diagnostic cytology. 8th ed. Chicago: Tutorials of Cytology, 1997: 81-85.

13. Stoler MH, Wright Jr TC, Sharma A, et al. The interplay of age stratification and HPV testing on the predictive value of ASC-US Cytology: results from the ATHENA HPV study. Am J Clin Pathol, 2012(137):295-303.

14. Howell LP, Wilton M, Bishop J, et al. Living with uncertainty: equivocal Pap test results and the evolution of ASC terminology. Diagn Cytopathol, 2010(38):221-232.

15. Cormier K, Schaaf M, Hamilton S, et al. NILM Pap slides from women 30 years of age and older with positive high-risk HPV DNA. Focused rescreening prior to report issuance, an enhanced quality control measure. Am J Clin Pathol, 2014(141):494-500.

16. Moriarty AT, Nayar R, Arnold T, et al. The Tahoe study: bias in the interpretation of Papanicolaou test results when human papillomavirus status is known. Arch Pathol Lab Med, 2014(138):1182-1185.

17. Abramovich CM, Wasman JK, Siekkinen P, et al. Histopathologic correlation of atypical parakeratosis diagnosed on cervicovaginal cytology. Acta Cytol, 2003(47):405-409.

18. Levine PH, Elgert PA, Sun P, et al. Atypical repair on pap smears: clinicopathologic correlates in 647 cases. Diagn Cytopathol, 2005(33):214-217.

19. Flynn K, Rimm DL. Diagnosis of "ASCUS" in women over age 50 is less likely to be associated with dysplasia. Diagn Cytopathol, 2001(24):132-136.

20. Cibas ES, Browne TJ, Mantel Bassichis MH, et al. Enlarged squamous cell nuclei in cervical cytologic specimens from perimenopausal women ("PM cells") A cause of ASC overdiagnosis. Am J Clin Pathol, 2005(124):58-61.

21. Boon ME, Zeppa P, Ouwerkerk-Noordam E,et al. Exploiting the "toothpick effect" of the Cytobrush by plastic embedding of cervical samples. Acta Cytol, 1991(35):57-63.

22. Drijkoningen M, Meertens B, Lauweryns J. High grade squamous intraepithelial lesion (CIN 3) with extension into the endocervical clefts. Difficulty of cytologic differentiation from adenocarcinoma in situ. Acta Cytol, 1996(40):889-894.

23. Veljovich DS, Stoler MH, Andersen WA,et al. Atypical glandular cells of undetermined significance: a five-year retrospective histopathologic study. Am J Obstet Gynecol, 1998(179):382-390.

24. Ronnett BM, Manos MM, Ransley J,et al. Atypical glandular cells of undetermined significance (AGUS): cytopathologic features, histopathologic results and human papillomavirus DNA detection. Hum Pathol, 1999(30):816-825.

25. Wright Jr TC, Cox JT, Massad LS, et al. 2001 Consensus guidelines for the management of women with cervical cytological abnormalities. JAMA, 2002(287):2120-2129.

26. Schiffman M, Solomon D. Cervical-cancer screening with human papillomavirus and cytologic cotesting. N Engl J Med, 2013(369):2324-2331.

27. Massad LS, Einstein MH, Huh WK,et al. 2012 Updated consensus guidelines for the management of abnormal cervical cancer screening tests and cancer precursors. Obstet Gynecol, 2013(121):829-846.

28. Tworek JA, Jones BA, Raab S, et al. The value of monitoring human papillomavirus DNA results for Papanicolaou tests diagnosed as atypical as atypical squamous cells of undetermined significance: a College of American Pathologists Q-Probes study of 68 institutions. Arch Pathol Lab Med, 2007(131):1525-1531.

29. Cibas ES, Xou KH, Crum CP, et al. Using the rate of positive high-risk HPV test result for ASC-US together with the ASC-US/SIL ratio in evaluating the performance of cytopathologists. Am J Clin Pathol,

2008(129):97-101.

30. Booth CN, Bashleben C, Filomena CA, et al. Monitoring and ordering practices human papillomavirus in cervical cytology. Findings from the College of American Pathologists gynecologic cytopathology quality consensus conference working group 5. Arch Pathol Lab Med, 2013(137):214-219.

31. Clary KM, Davey DD, Naryshkin S, et al. The role of monitoring interpretive rates, concordance between cytotechnologist and pathologist interpretations before sign out, and turnaround time in gynecologic cytology quality assurance. Findings from the College of American Pathologists gynecologic cytopathology quality consensus conference working group 1. Arch Pathol Lab Med, 2013(137):164-174.

32. Juskevicius R, Zou KH, Cibas ES. An analysis of factors that infl uence the ASCUS/SIL ratio of pathologists. Am J Clin Pathol, 2001(116):331-335.

33. Geisinger KR, Vrbin C, Grzybicki DM, et al. Interobserver variability in human papillomavirus test results in cervicovaginal cytologic specimens interpreted as atypical squamous cells. Am J Clin Pathol, 2007(128):1010-1014.

34. Eversole GM, Moriarty AT, Schwartz MR, et al. Practices of participants in the College of American Pathologists Interlaboratory Comparison Program in Cervicovaginal Cytology, 2006. Arch Pathol Lab Med, 2010(134):331-335.

35. Nascimento AF, Cibas ES. The ASC/SIL ratio for cytopathologists as a quality control measure. A follow-up study. Arch Pathol Lab Med, 2007(128):653-656.

36. Renshaw AA, Deschenes M, Auger M. ASC/SIL ratio for cytotechnologists a surrogate marker of screening sensitivity. Arch Pathol Lab Med, 2009(131):776-781.

37. Cibas ES, Ducatman BS. Cytology diagnostic principles and clinical correlates. 4th ed. Philadelphia: Elsevier Saunders, 2014.

38. Darragh TM, Colgan TJ, Cox JT, et al. The lower anogenital squamous terminology standardization project for HPV-associated lesions: background and consensus recommendations from the College of American Pathologists and the American Society for Colposcopy and Cervical Pathology. Arch Pathol Lab Med, 2012(136):1266-1297.

39. Darragh TM, Colgan TJ, Cox JT, et al. The lower anogenital squamous terminology standardization project for HPV-associated lesions: background and consensus recommendations from the College of American Pathologists and the American Society for Colposcopy and Cervical Pathology. J Low Genit Tract Dis, 2012,16(3):205-242.

40. Darragh TM, Colgan TJ, Cox JT, et al. The lower anogenital squamous terminology standardization project for HPV-associated lesions: background and consensus recommendations from the College of American Pathologists and the American Society for Colposcopy and Cervical Pathology. Int. J Gyne Patho, 2013,32(1):76-115.

41. Crothers BA, Jones BA, Cahill LA, et al. Quality improvement opportunities in gynecologic cytologic-histologic correlations. Findings from the College of American Pathologists Gynecologic Cytopathology Quality Consensus Conference Working Group 4. Arch Pathol Lab Med, 2013(137):199-213.

42. Saslow D, Solomon D, Lawson HW, et al. American Cancer Society, American Society for Colposcopy and Cervical Pathology, and American Society of Clinical Pathology screening guidelines for the prevention and early detection of cervical cancer. Am J Clin Pathol, 2012(137):518-542.

第5章 上皮细胞异常：鳞状细胞

（Michael R. Henry, Donna K. Russell, Ronald D. Luff, Marianne U. Prey, Thomas C. Wright Jr 和 Ritu Nayar 著）

5.1 上皮细胞异常

鳞状细胞

- 鳞状上皮内病变（squamous intraepithelial lesion, SIL）
  - 低级别鳞状上皮内病变（low-grade squamous intraepithelial lesion, LSIL）
  - 高级别鳞状上皮内病变（high-grade squamous intraepithelial lesion, HSIL）
    - 具有可疑侵袭特征（如果怀疑有侵袭）
- 鳞状细胞癌

5.2 背景

鳞状上皮异常包括一系列与人类乳头瘤病毒（HPV）感染相关的非侵袭性子宫颈上皮的异常。这些异常从与暂时的 HPV 感染相关的细胞改变到高级别癌前病变，甚至侵袭性鳞状细胞癌。现在很多证据表明，事实上 HPV 感染是所有宫颈癌前病变和侵袭性宫颈癌发病的主要原因。大多数侵袭性宫颈癌及其前驱病变都有"高危"型 HPV 病毒感染，最常见的是 HPV16。我们认为与 HPV 感染相关的鳞状上皮癌前病变仅有两种分类：HPV 感染和真正的癌前病变。一过性感染一般经过 1～2 年消退，而持久性 HPV 感染病灶发展为癌前病变或侵袭性癌的危险性会增加。基于这些认知，1988 年的 Bethesda 系统（TBS）将鳞状上皮内病变分为两个级别，低级别鳞状上皮内病变（LSIL）和高级别鳞状上皮内病变（HSIL）。

与 Bethesda 系统的 SIL 分类相对应，2012 肛门生殖器下段鳞状上皮术语标准共识会议（LAST）在对肛门生殖器下段与 HPV 相关的鳞状上皮病变的组织学诊断上也采用了两级命名法。同样，2014 世界卫生组织（WHO）组织病理学命名方案也呼吁对鳞状细胞癌前病变采用两级分类系统。这些建议是基于事实上肛管生殖器下段与 HPV 相关的病变，无论是在黏膜还是在皮肤，具有相似的生物学特性和发展成侵袭性癌的危险。因此，在处理上也应该是相似的。在 TBS 的细胞学和 LAST/

WHO 的组织病理学分类方案中，LSIL 包含了和旧术语中所谓的挖空细胞相关的细胞学变化，轻度不典型增生和 CIN 1，而 HSIL 则包括那些临床上更重要的，先前被称为中度和重度不典型增生，CIN 2，CIN 3 和原位癌。

在 1988 年的 Bethesda 工作会议中，鳞状上皮内病变被分为两个类别主要是因为考虑到以下两个因素：①正如前面提到的，在对与 HPV 相关的病变进行形态学分类时，应该采用与其生物学和临床治疗相关的分类法；②众所周知，三级和四级分类系统的阅片者本人和阅片者之间的诊断重复性比二级分类系统差。从那时起一直有争论认为二级分类系统比三级分类系统提供给临床医师的信息少。然而，在细胞学上区分 CIN2 和 CIN3 的重复性很差。ASCUS/LSIL 分类研究（ALTS）的结果显示将活检确认的 CIN2 和 CIN3 的细胞学改变合并为 HSIL 可以提高诊断的可重复性（M.Schiffman，个人通信）。对于二级分类的另外一个关注是是否应该将划分低级别病变和高级别病变的界线置于 CIN2 和 CIN3 之间，因为未经治疗的 CIN2 的自然病程更接近 CIN1 而不是 CIN3。一些欧洲国家从治疗效果考虑将 CIN1 和 CIN2 归入同一组。然而，作为一种筛查方法，子宫颈细胞学检查必须强调其敏感性。由于对"细胞学上 CIN2"的诊断上存在着差异，加上其生物行为的不恒定性，将低级别病变和高级别病变的界限划分在 CIN1 和 CIN2 之间仍然是合理的。ALTS 的数据结果也证实了阳性 / 阴性结果的二级分级能使诊断重复率达到最高（M. Schiffman，个人通信）。

即使对鳞状上皮内病变仅采用二级分类系统，在对子宫颈细胞学涂片中 LSIL 和 HSIL 的判读中不同的病理学医师之间的不符合率仍可达 10% ~ 15%。子宫颈细胞学的判读也可能与组织学诊断不相符。有 15% ~ 25% 的女性在细胞学判读为 LSIL，而在进一步检查时发现有组织学上的 HSIL（CIN2/3）。美国病理医师学会（CAP）的参考数据显示，2006 年 LSIL 发生率的中位数在所有类型涂片中为 2.5%，而在液基涂片中为 2.9%。HSIL 发生率的中位数在所有类型涂片中是 0.5%。截至到 2013 年这些概率变化很小。

Bethesda 子宫颈细胞学报告系统已经被广泛地采用。目前在美国公认的处理指南是采用二级分类系统，即 LSIL 或 HSIL，决定对异常子宫颈细胞学检查结果的临床随访方案。由于认识到大多数的 LSIL（子宫颈上皮内瘤变 I 级）仅代表 HPV 自限性感染，近年来对低级别病变的处理，特别是对年轻的女性病人，已经有了一些调整。目前宫颈癌筛查的重点主要在于检查和治疗已经被活检证实了的高级别病变。

因此，最新的 2014 Bethesda 方案依然延用二级命名系统，即 LSIL 或 HSIL。

5.3 低级别鳞状上皮内病变［（LSIL）图 5-1 至图 5-13］

与 HPV 感染有关的鳞状上皮变化包括"轻度异型增生"和"CIN1"。数项研究表明区分"挖空细胞化"和轻度异型增生或 CIN1 的形态学标准在不同研究者之间存在差异，并且缺乏临床意义。此外，这两种病变感染的 HPV 类型相似，其生物学行为和临床处理也相近，所以将它们统称为 LSIL。

5.3.1 标准

细胞单个，成团簇或成片排列。

细胞学变化通常只发生在具有"成熟"胞质的中层或表层鳞状上皮细胞。

细胞大，胞质多而成熟，边界清楚。

核增大，面积大于正常中层细胞的 3 倍，核质比轻度增加（图 5-1）。

核一般深染，但也可能正常染色。

核大小不一。

核染色质均匀分布，可以呈粗颗粒状，煤污样或浓缩不透明（图 5-2）。

核膜轮廓可以从光滑到非常不规则并有凹迹（图 5-2）。

双核和多核常见（图 5-3）。

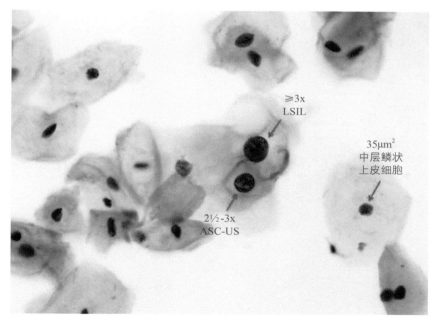

图 5-1 核面积（ThinPrep 液基涂片）。中层鳞状上皮细胞的核面积大约是 35μm²。以此可作为参考值来测量异常鳞状上皮细胞，如 ASC-US（约 100μm²）和 LSIL（150 ~ 175μm²）

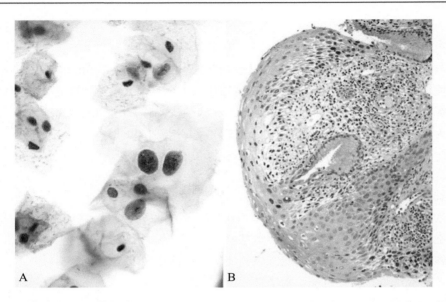

图 5-2 低级别鳞状上皮内病变（LSIL）（A.ThinPrep 液基涂片 和 B. 子宫颈组织切片，H&E 染色）。核增大和深染的程度足以判读为 LSIL（A & B）。与 HPV 相关的胞质改变不是判读 LSIL 的必要条件

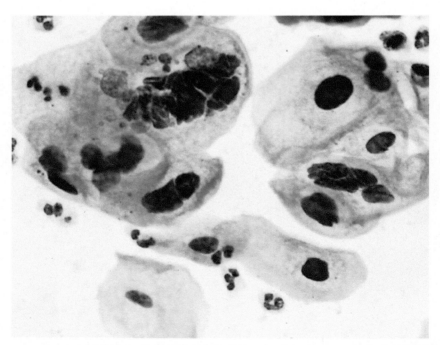

图 5-3 LSIL（ThinPrep 液基涂片）。32 岁妇女，月经周期第 15 天，常规子宫颈细胞学筛查。总体上细胞增大，"煤污样"核染色质，胞质边界清楚，多核

一般无核仁，即使有也不明显。

挖空细胞化或核周空晕是由一个宽阔而边界清楚的核周透亮区和一圈浓厚边缘的胞质组成，为病毒引起细胞学病变的一个特征，但不是判读 LSIL 所必需的（图5-4和图 5-6）。

细胞可以呈现角质化增加，表现为稠厚的嗜酸性胞质伴有很少或完全无挖空细胞化。

有挖空细胞化或呈深橘黄色的细胞，必须要同时具有核的异常才能判读 LSIL（图5-4 至图 5-6）；只有核周空晕或透亮而无核的异常时，不足以判读为 LSIL（图 5-7，图 2-36）。

对于涂片方法相关的 LSIL 的判读标准，传统涂片和液基涂片之间的区别非常小。

在液基涂片上，核深染的程度可能轻一些，但细胞的整体形态学和传统涂片是一样的。

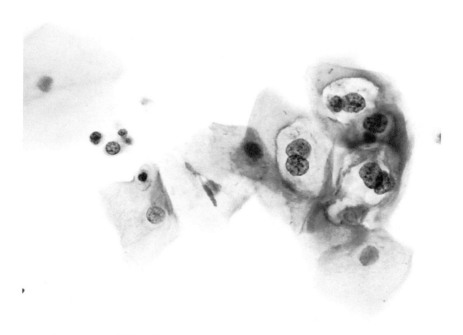

图 5-4　LSIL（ThinPrep 液基涂片）。32 岁妇女，常规筛查。要判读 LSIL，核异常是要必须具备的。HPV 所致的细胞学病变表现为核周空晕，通常伴有核异常，但它不是判读 LSIL 所必需的

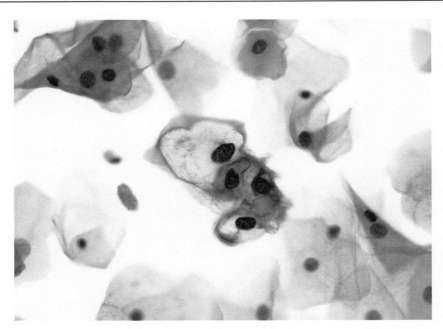

图 5-5　LSIL（液基制片法，可靠涂片）。细胞具有判读 LSIL 的"挖空细胞化"特征，有边界清楚的核周空晕，浓聚的外周细胞质，核的异常包括核增大和核膜不规则。在液基涂片中，核深染可能不明显

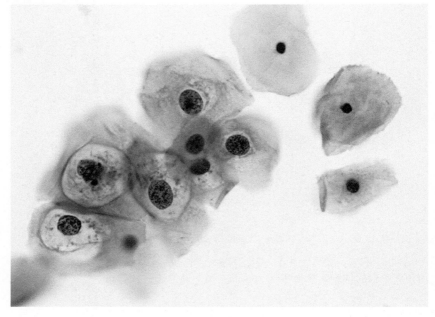

图 5-6　LSIL（ThinPrep 液基涂片）。28 岁妇女，先前有 ASC-US 和 hrHPV 检测阳性。LSIL 的细胞学特点是成熟鳞状细胞具有增大的细胞核和变化不一的染色质和核膜。有 HPV 所致的细胞学病变，如"挖空细胞化"或核周空晕，但并不是判读 LSIL 所必需的特征

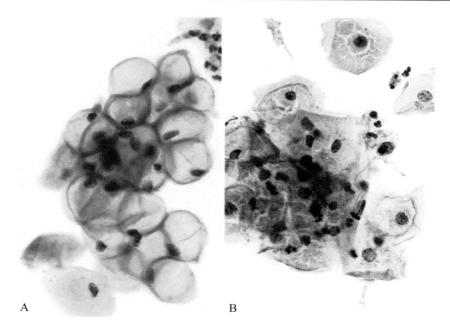

图 5-7 假挖空细胞化（ThinPrep 液基涂片）。鳞状上皮细胞内的糖原使其形态呈"假挖空细胞化"（A）。糖原形成的空晕通常伴有黄色的折射光（B）。缺少判读 LSIL 所必需的核异常。随诊结果为 NILM

5.4 LSIL 中的疑难判读模式

对于细胞呈现非特异性形态变化的妇女，LSIL 的判读应该严格地按照标准，以避免不必要的随访。总的来说，在不同阅片者之间细胞学判读 LSIL 的可重复性要远远大于组织学诊断的 LSIL（CIN1）。应该特别注意一些判读中的误区及灰区。

5.4.1 角化的鳞状细胞（图 5-8）

角化不全，表现为圆形或椭圆形小而固缩的细胞核及核质比低的小型鳞状细胞，其本身并不与 HPV 感染相关（见第 2 章）。然而，角化不全可能会出现在与 HPV 感染相关病变的背景中，因此它的发现应该引起注意去仔细寻找典型的与 HPV 感染相关的细胞学病变（图 2-15，图 2-16）。对于有核异常且核质比低的角化细胞应该将其归类为"非典型鳞状细胞意义不明确"（ASC-US）见图 4-15 和图 4-16，或根据核异常的程度，归类为更高的 HSIL（图 5-8，图 5-9）。

5.4.2 交界性改变（图 5-9 至图 5-11）

细胞核具有交界性核改变，但缺少明确 LSIL 特征的标本，应归类为"非典型鳞状细胞意义不明确"[（ASC-US）图 5-9 至图 5-11]。

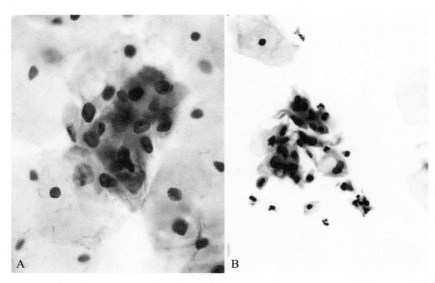

图 5-8　ASC-US 或 LSIL（A. 传统涂片；B. ThinPrep 液基涂片）。非典型鳞状细胞伴深橘黄色胞质（"非典型角化不全"）。这些细胞具有一些鳞状上皮内病变的特点；然而，这种角化性病变可能很难分级。hrHPV 检测结果有助于决定随访方案

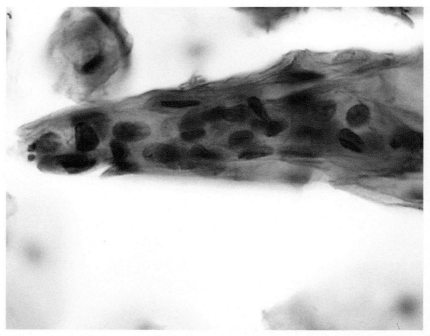

图 5-9　ASC-US 或 LSIL（ThinPrep 液基涂片）。32 岁妇女。成群的鳞状细胞呈麦穗样聚集，这样成群细胞的分级应依据核异常的程度。此病人 2 个月前的传统涂片判读为 LSIL，此次液基涂片判读为 ASC-US。hrHPV 检测阳性

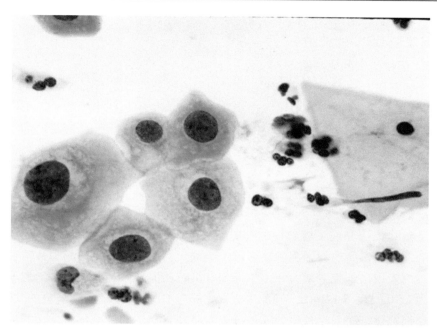

图 5-10 ASC-US 或 LSIL（传统涂片）。核的特点介于 ASC-US 和 LSIL 之间。包括 Bethesda 2001 BIRST 在内的不同研究表明：对于这类病例，不同阅片者之间的判读重复性很差

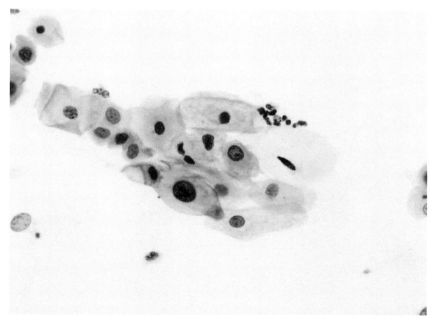

图 5-11 ASC-US 或 LSIL（ThinPrep 液基涂片）。32 岁妇女。有异常核增大，但不伴有 HPV 所致的细胞学病变。LSIL 的标志是核增大，通常至正常中层细胞核面积的 4 ~ 6 倍。核质比低，有不同程度的核深染，特别是在液基涂片上

5.5 貌似 LSIL 的细胞

5.5.1 假挖空细胞化 （图 5-7）

对于细胞质有核周透亮但不伴有异常细胞核特征的病变不应该考虑是 LSIL （图 5-7A）。在滴虫感染或者其他反应性病变中经常会见到一些模糊的核周小空晕（图 2-36，图 2-52）。糖原引起的胞质空泡样变经常会呈现黄色折光的"裂缝"样外观（图 5-7B）。

5.5.2 疱疹病毒所致的细胞学病变 （图 5-12）

典型的疱疹病毒所致的细胞学病变表现为多核细胞呈现核相互挤压变形，核染色质位于边缘，透亮或毛玻璃样的细胞核。这些特征通常不会和 LSIL 相混淆。但是早期的疱疹病毒所致的细胞学病变可能会缺乏具有诊断意义的细胞核特征。如果这样的病例表现出细胞核增大和由于退变核染色质而导致的核深染，它们就很容易被误判为 LSIL （图 5-12B）。但是这些细胞缺乏 HPV 所致细胞学病变的其他特征，比如挖空细胞化，而且涂片里的其他细胞会呈现更典型的具有诊断意义的疱疹病毒所致的改变。有时候疱疹病毒所致的改变也会貌似于 HSIL （图 5-12A）。

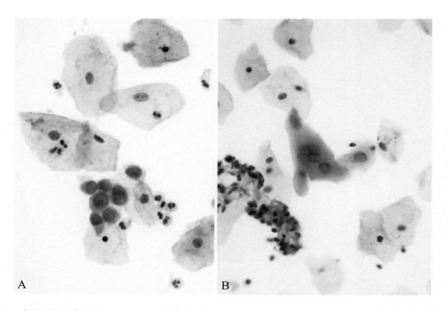

图 5-12　疱疹病毒感染（ThinPrep 液基涂片）。25 岁妇女，常规筛查。子宫颈管腺细胞（A）和中层细胞，（B）显示疱疹病毒所致的细胞学病变及透亮的染色质。当与疱疹病毒感染有关的核变化不明显时，这些细胞可被误判为 ASC-US，LSIL （B）及偶然的 HSIL （A）。注意涂片中的其他处通常会发现疱疹病毒所致的细胞学病变

5.5.3 放射治疗反应（图5-13）

离子辐射经常会导致细胞出现大小与 LSIL 细胞核类似的细胞核变大，但是这些细胞依然核质比低。这些细胞的胞质通常呈现很有特征性的嗜双色及空泡样，但是缺乏典型挖空细胞的核周透亮和胞质周边浓厚的特征（图5-13A，图2-43）。鳞状细胞癌病人接受放射治疗后肿瘤细胞也可显示放射性改变（图5-13B），而这些变化应该与良性细胞的放射性改变有区别。

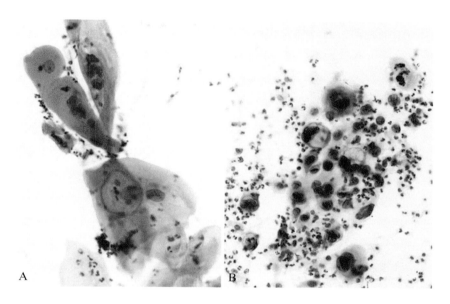

图5-13 放射治疗反应或鳞状细胞癌（传统涂片）。A. 61岁妇女，先前诊断过鳞状细胞癌并接受放射治疗。成熟的鳞状细胞表现为大细胞，核质比低，胞质内有空泡及中性粒细胞。轻度的细胞核增大不应该被误判为 LSIL。B. 鳞状细胞癌患者接受放射治疗后肿瘤细胞也显示放射治疗反应。这些变化应该与良性细胞的放射治疗变化相鉴别（A）

5.6 LSIL 的处理

ASC-US/LSIL 分类研究（ALTS）的数据表明，85% 的 LSIL 有高危型 HPV 感染，因而得出结论：对于细胞学中 LSIL，HPV 检测不是一个有效的分类方法，尤其是在 HPV 感染高发的年轻女性。相反，在绝经后妇女中，返回式 HPV 病毒测试对于判读 LSIL 具有更高的特异性。

随着对30岁以上的妇女进行 HPV 联合检测（co-testing）的出现，许多被判读为 LSIL 的女性会同时接受 HPV 检测。因此，2012 年的美国阴道镜和子宫颈病理学学会（ASCCP）的处理指南中建议对细胞学判读为 LSIL 的25岁以下的女性进行12

个月后的细胞学随访。25 岁以上的女性如果 HPV 阴性，可以在 3 年后接受 HPV 联合检测，但是如果 HPV 阳性，建议阴道镜检查。对于 HPV 状态未知的女性，应该在 12 个月后重复细胞学检查。

5.7 高级别鳞状上皮内病变（HSIL）见图 5-14 至图 5-48。

5.7.1 标准

HSIL 的细胞比 LSIL 的细胞小而且胞质成熟度低（图 5-14）。

细胞可单个，成片，或成合胞体样聚集（图 5-15，图 5-16）。

异型增生细胞的合胞体样聚集可能产生核深染拥挤的不成熟细胞团（HCG）。对此应该认真评价其核异常程度（图 5-15 至图 5-17）。

虽然细胞大小不一，总体上看，一般 HSIL 的细胞比 LSIL 的细胞要小。高级别的病变往往含有相当数量的小基底型细胞（图 5-28，图 5-40，图 5-45）。

核增大的程度与 LSIL 相比显得很不一致。有些 HSIL 细胞表现出与 LSIL 同样程度的核增大，但由于其胞质面积减小，从而导致核质比显著增高（图 5-18，图 5-19）。还有一些细胞的核质比非常高，但核的实际大小比 LSIL 小得多，有时甚至和正常中层细胞核一样小（图 5-21）。

HSIL 的核质比高于 LSIL。

核通常深染，但也可正常，甚至淡染（图 5-22）。

染色质可纤细或呈粗颗粒状，分布均匀。

核膜轮廓很不规则，并经常有明显凹迹（图 5-20，图 5-23，图 5-24）。

一般没有核仁，但偶尔可见到，特别是当 HSIL 累及子宫颈管腺体间隙或伴有反应性或修复性改变的背景时（图 5-25）。

胞质呈多种不同形态，可以表现为"不成熟"，纤细花边样（图 5-19）或呈浓厚的化生性着色（图 5-20）；胞质偶尔"成熟"或浓染角化特征（角化性 HSIL），见图 5-26 和图 5-43。

与涂片方法相关的标准

液基涂片：

弥散分布的单个异常细胞比成片及合胞体的聚集团多见。这些单个细胞可见于细胞群之间的空隙中（图 5-27，图 5-28）。

异常细胞相对较少。

细胞可能会很小，容易被误认为是组织细胞或者子宫内膜细胞。

细胞核染色可以正常，甚至是淡染，但具有 HSIL 的其他细胞学特征 [（高核质比和不规则核膜）图 5-22，图 5-23]。

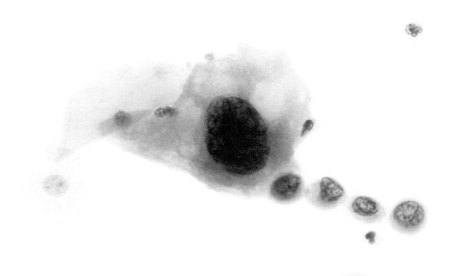

图 5-14 高级别鳞状上皮内病变（HSIL），ThinPrep 液基涂片。多个异型增生细胞，包括 1 个大的 LSIL 细胞和相邻的 4 个小的、高核质比的具有 HSIL 细胞核特征的细胞

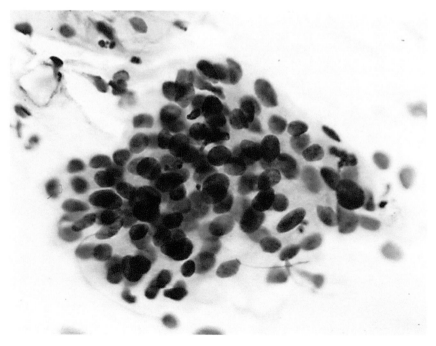

图 5-15 高级别鳞状上皮内病变（HSIL），传统涂片。异型增生细胞呈合胞体团簇或核深染拥挤的细胞团

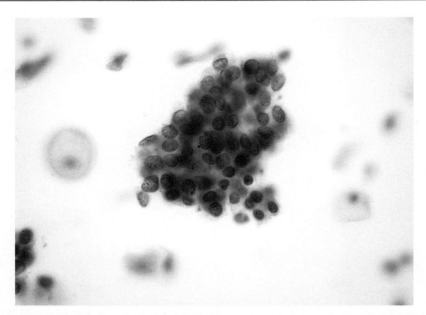

图 5-16　HSIL- 合胞体细胞团（SurePath 液基涂片）。和传统涂片一样，应该仔细检查核深染拥挤的细胞团。如怀疑鳞状细胞异常，应该在背景中全面寻找单个异型增生细胞。随诊结果为 HSIL（CIN3），累及子宫颈管腺体

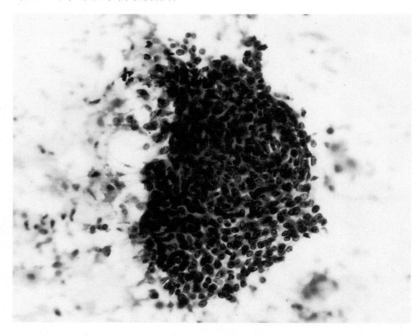

图 5-17　HSIL（传统涂片）。58 岁绝经后妇女，激素替代治疗。低倍镜下见到的核深染拥挤的细胞团，应在高倍镜下进一步仔细观察。细胞团边缘的细胞平铺和中心的旋涡样排列提示为 HSIL，而不是腺细胞异常。随诊结果为 HSIL（CIN 3）累及子宫颈管黏膜腺体

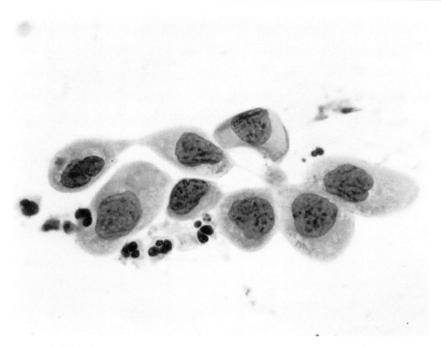

图 5-18 HSIL（传统涂片）。核的改变符合 HSIL，但核质比为 HSIL 的低限

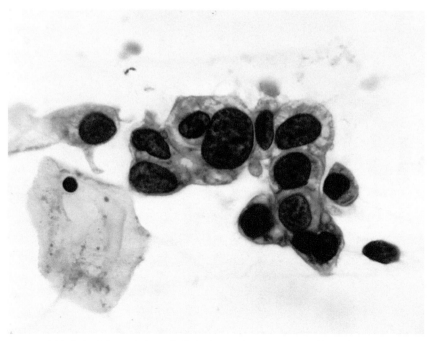

图 5-19 HSIL（传统涂片）。注意细胞核大小和形状的变化及淡染的胞质

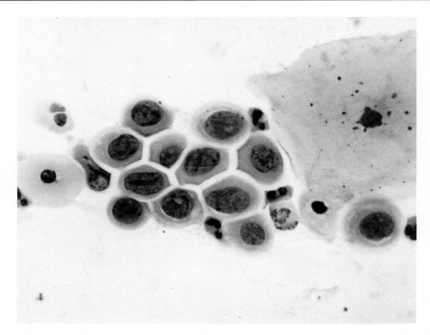

图 5-20　HSIL（传统涂片）。具有化生性或浓厚胞质的 HSIL，与图 5-16 的合胞体样细胞团形成对比

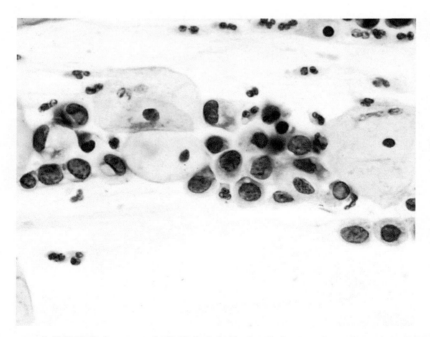

图 5-21　HSIL（传统涂片）。HSIL 细胞的大小和核质比变化不一致。如果只在低倍镜下观察，一群这样的细胞可能被误认为是鳞状化生的细胞。随访结果为 HSIL（CIN 3）

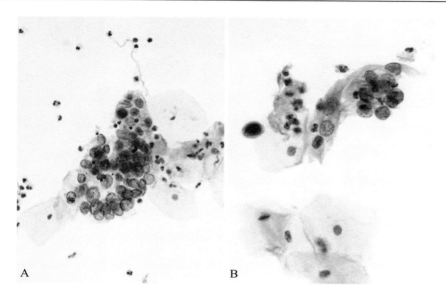

图 5-22　HSIL（A, bThinPrep 液基涂片）。明显核淡染的 HSIL。仔细寻找可能会在同一张玻片的其他部分发现更典型的 HSIL 细胞。A. 注意合胞体样排列，有核沟。B. 异常裸核和一个核深染及核质比高的单个 HSIL 细胞

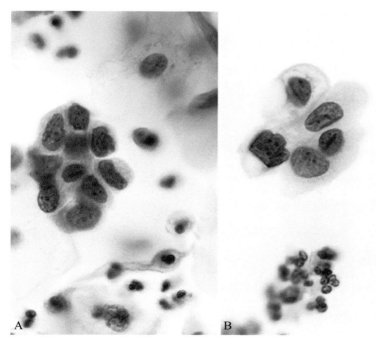

图 5-23　HSIL（A, B. SurePath 液基涂片）。核膜不规则及染色质分布异常。液基涂片中的核可能不如传统涂片中的那样深染

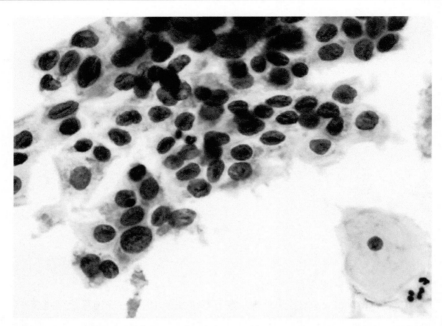

图 5-24　HSIL（ThinPrep 液基涂片）。细胞大小不等，核呈卵圆形且有明显的核沟。在这个病例中，核不是特别深染，且细胞质边界不清

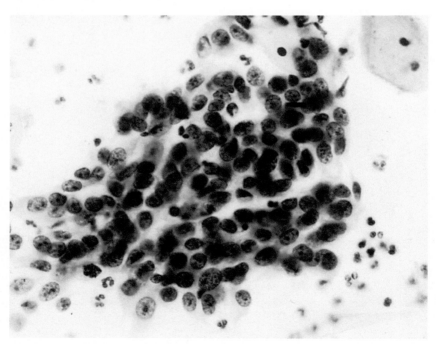

图 5-25　HSIL（传统涂片）。42 岁妇女。尽管不经常存在，核仁有时可以在 HSIL 中见到，特别是在病变累及子宫颈管腺体时。染色质显示不是粗颗粒状

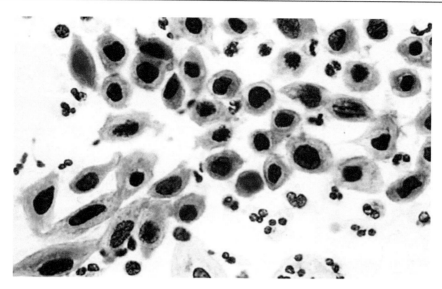

图 5-26 HSIL-"角化性病变"（传统涂片）。用判断 SIL 的分级标准，如核质比及核异常程度来分析角化性病变可能会比较困难。此图中细胞的异常程度足以判读为 HSIL（与图 5-8 和图 5-9 对照）

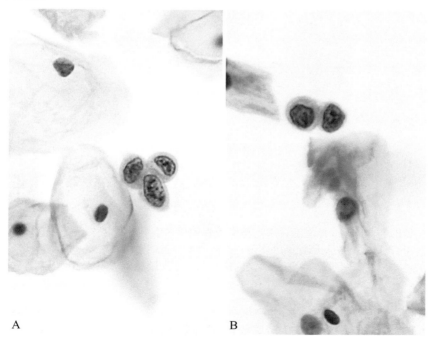

A   B

图 5-27 HSIL（A，B. ThinPrep 液基涂片）。29 岁妇女，临床高危险。筛查液基涂片时，应仔细观察单个散在细胞，因为异常的单个散在细胞不如成群的 HSIL 的细胞显眼，并且可能散在于成群的良性细胞间或涂片的空白区。如果符合 HSIL 的标准，这些细胞应该判读为 HSIL 而不是 ASC-H。两幅图（A 和 B）均显示有这样的细胞。随访结果为 HSIL（CIN 3）

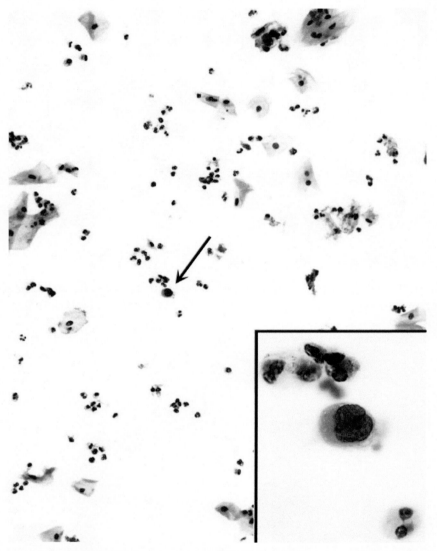

图 5-28　HSIL（ThinPrep 液基涂片）。单个散在的异常细胞（箭头）在液基涂片上更常见。这些小细胞可能出现在细胞团之间的空隙，因此很容易在筛查中被忽视。图中箭头所指的异常细胞在插图中被放大，呈现出大而且深染的细胞核，不规则的核膜和核质比增高等异常特征

5.8 HSIL 中的疑难判读模式

5.8.1 合胞体样细胞聚集 / 核深染拥挤的细胞团 [（HCG）图 5-15 至图 5-17，图 5-29]

在传统涂片上，HSIL 的细胞聚集多表现为合胞体样聚集，没有明显细胞之间的胞质边界，而且在细胞团内核失去极向。在使用新式取样器（宫颈刷）收集标本和

液基方法涂片时，通常在细胞密集的团簇中，由于三维排列的细胞胞质少及核染色质异常，而显示出细胞核深染。应该仔细观察这些细胞团中存在的异常特征，以证实 HSIL 的判读。

HSIL 的细胞形态特征包括明显的细胞核大小不一、粗颗粒状染色质、核膜不规则及核质比增高。这些细胞团中出现核分裂也提示上皮细胞异常改变。尽管这些细胞团中心通常由于细胞拥挤和深染而很难评估，仔细检查细胞团的外围，通常能够根据细胞特征做出更好的评估。

合胞体细胞团的鉴别诊断包括多种良性改变，如不成熟鳞状上皮化生、萎缩和良性的子宫颈管腺上皮细胞和子宫内膜细胞。如果是鳞状细胞异常，但不足以判读为 HSIL，判读 ASC-H 应该是恰当的。但是如果异常的细胞具有腺上皮特征，鉴别要点应包括子宫颈原位腺癌、子宫颈腺癌及子宫内膜腺癌。细胞团边缘平滑，中心的细胞呈旋涡状，并且缺乏腺上皮的结构特征（羽毛状、花蕊状和假复层条带状）更倾向为 HSIL，而不是腺上皮异常（表 6-1，HSIL 和 AIS 的鉴别诊断），见图 5-15 至图 5-17，图 5-29，图 5-30。

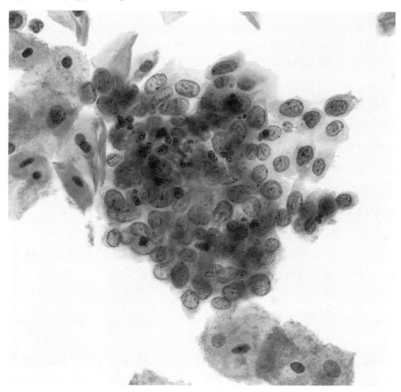

图 5-29　HSIL（ThinPrep 液基涂片）。32 岁妇女，先前细胞涂片异常且 hrHPV 检测阳性。合胞体样细胞团中为深染及重叠细胞核。在液基涂片中细胞核不明显深染。随访活检结果为 HSIL（CIN 3）

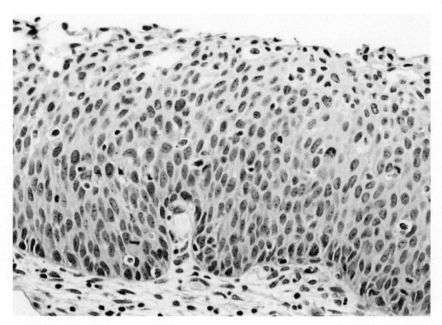

图 5-30　HSIL（CIN 3）（子宫颈组织切片，H&E 染色）。HSIL（CIN 3）的组织学反映了细胞学中所见的 HSIL 细胞团。从鳞状上皮的基底层到表层为异常不成熟细胞，几乎没有成熟迹象，细胞核的大小及形态不一致

5.8.2 SIL 累及子宫颈管腺体（图 5-31 至图 5-34）

当 SIL，特别是 HSIL 累及子宫颈管腺体时，细胞团可能会被误判读为起源于腺上皮。有些线索能够提示病变实际上起源于鳞状细胞。这些线索包括细胞团中心的细胞呈梭形或旋涡样排列（图 5-14），其周边的细胞核平铺，细胞团的边缘光滑圆整（图 5-17，图 5-31 至图 5-34）。然而，不同于前面提及的 HSIL 中的合胞体细胞团，子宫颈管腺中的 HSIL 可表现为周边细胞呈栅栏状排列及细胞核假复层改变，而这些特征通常符合子宫颈管腺上皮病变。

在液基涂片中，位于细胞团中心的细胞失去极向及拥挤成团的特点可在 HSIL 累及腺体中观察到，而 AIS 无此特点。与传统涂片相比，液基涂片上的腺体中的 HSIL 的核仁虽然可见，但不如原位腺癌的明显。然而必须始终牢记 HSIL 变和 AIS 可同时存在于一个标本中（图 5-33，图 5-34）。

5.8.3 HSIL：貌似为子宫内膜细胞和修复细胞的模式（图 5-35 至图 5-37）

子宫颈标本中的 HSIL 偶尔可见貌似为子宫内膜间质细胞或腺细胞或鳞状上皮修复细胞。貌似子宫内膜细胞样的 HSIL 通常更难于识别，因为这类标本中同时存在血性或陈旧性血性背景，类似于月经期涂片的背景特征或伴有炎症反应改变。这

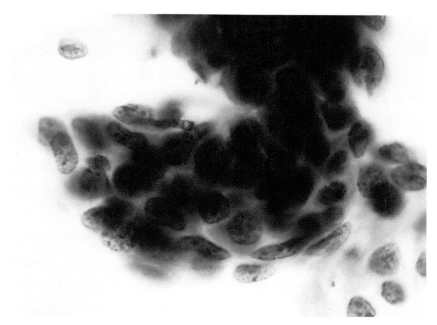

图 5-31 HSIL 累及子宫颈腺体（SurePath 液基涂片）。细胞团边缘的细胞平铺，此特点提示 HSIL，而不是腺体细胞异常

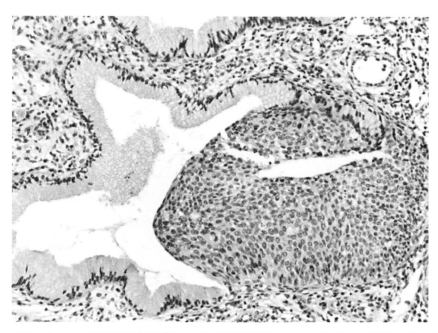

图 5-32 HSIL（CIN 3）累及子宫颈腺体（子宫颈组织切片，H&E 染色）。鳞状上皮异型增生，特别是高级别病变常累及子宫颈腺体取代了正常的子宫颈腺体细胞

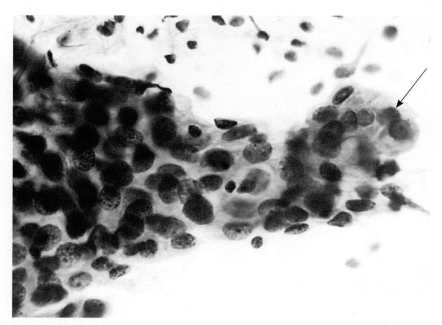

图 5-33　HSIL（传统涂片）。30 岁妇女。先前细胞学判读为非典型腺细胞。当 HSIL 累及子宫颈腺体时，可表现原位腺癌（AIS）的一些特点。注意细胞团右上角的有残存黏液的正常柱状细胞。随访结果为子宫颈上皮内瘤变累及子宫颈腺体

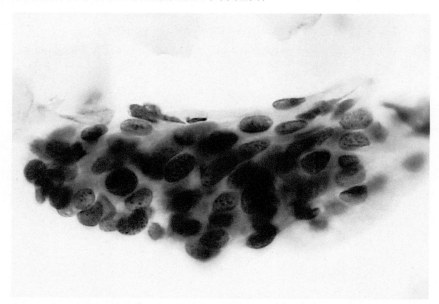

图 5-34　HSIL（SurePath 液基涂片）。44 岁妇女。HSIL 细胞呈合胞体样排列成团，具有累及子宫颈腺体的特点。这种"核深染拥挤的细胞团"，在低倍镜下可能增多了鉴别诊断的范围；需要仔细观察其结构模式和细胞形态细节，才能做出正确判读。随访的结果为 HSIL（CIN 3）累及子宫颈管腺体

种模式的病变中的细胞比较小， 通常有核退变及核固缩，胞质较少及末端变细（图 5-35，图 5-36）。这些特征貌似脱落的子宫内膜细胞而导致误判读。在修复样模式 HSIL 中细胞有更丰富的胞质和长形"太妃奶糖样"的胞质附属成分。胞核增大，核 仁明显。后几项特征类似于典型的修复样改变（见第 2 章和图 5-66，图 5-37）。大 多数上述模式的病变在同一张涂片中会有典型的 HSIL 细胞。因此，如果怀疑 HSIL 时应该仔细寻找异常细胞。当这些模式的病变单独呈现时可能造成判读困难，所以 通常在随访病人，复查既往的涂片后，才会发现癌前病变。

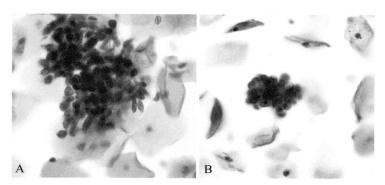

图 5-35 HSIL（A，B. SurePath 液基涂片）。罕见的 HSIL（A）由类似于子宫内膜间质细胞 的异型增生的梭形细胞组成的松散细胞团，边缘细胞的细胞质逐渐变细，细胞核有高级别鳞状 上皮病变中具备的非典型染色质和不规则核膜。对照脱落的子宫内膜的细胞学特征（B）

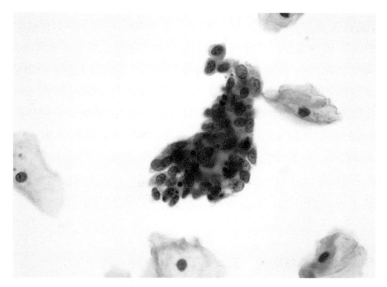

图 5-36 HSIL（SurePath 液基涂片）。HSIL 可以貌似脱落的子宫内膜细胞构成三维结构的 细胞团。此标本中的细胞核比典型的 HSIL 细胞核要小；但显示出非典型的染色质和不规则 的核膜。细胞团中可见凋亡及碎屑，此特征通常见于脱落的子宫内膜

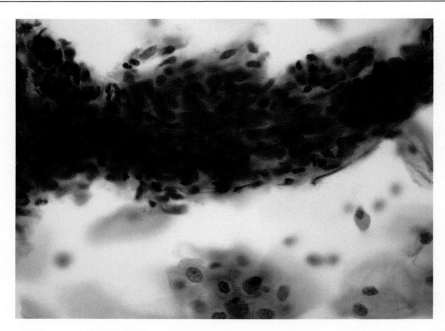

图 5-37　HSIL（SurePath 液基涂片）。有些 HSIL 病例的标本，细胞的胞质丰富，并伴有胞质内附加成分形成，这些特征可能出现在修复时，注意在细胞团内也混有炎性细胞及其他类似修复性改变的特征。应该谨慎地判读此类标本，并且仔细寻找更典型的 HSIL 细胞

5.8.4 单个和稀少的小型 HSIL 细胞（图 5-27，图 5-28）

HSIL 的细胞通常在涂片中是单个分布，与 LSIL 相比较少出现成片和成团的细胞。当标本中仅有极少量的小型核质比高的 HSIL 细胞，对此类细胞的识别（筛查 / 定位）和准确分类可能会有问题。当涂片中只有很少散在的肿瘤细胞或大肿瘤细胞团少见时，出现假阴性的概率就比较高。与传统涂片比，液基涂片虽然更容易观察细胞，但具有诊断性的细胞通常更少。应该重点关注那些单个核质比高的小细胞，这些细胞有时候可以在"细胞空隙"找到。在 HSIL 中，仔细观察这些细胞会显示核膜和染色质异常。如果仅发现少量异常细胞但不足以判读 HSIL 时，应报告为 ASC-H（图 4-20 至图 4-26）。

单个高核质比细胞的鉴别诊断包括不成熟的鳞状化生细胞、与宫内节育器相关的细胞改变（图 2-47，图 6-5）及单个的子宫颈管或者子宫内膜源性腺细胞（图 5-50）。

5.8.5 HSIL：异常裸核细胞（图 5-22B，图 5-38，图 5-39）

细胞学异常的裸核细胞应该与那些细胞溶解改变（图 2-62）、在萎缩或他莫昔芬治疗后出现的蓝色小细胞相鉴别（图 3-7）。如果在标本中发现异常裸核细胞应立即仔细寻找更典型的 HSIL 细胞。

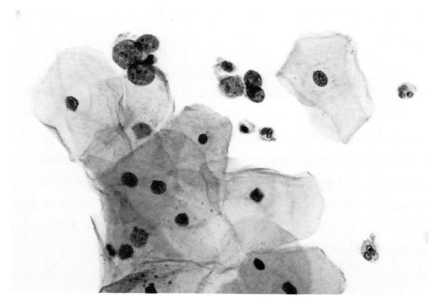

图 5-38　HSIL（ThinPrep 液基涂片）。明显大于正常中层细胞核的异常裸核细胞。见到此类细胞时，应在同一张涂片的其他处仔细寻找典型及符合标准的 HSIL 细胞。这些裸核应该与子宫内膜细胞或萎缩性改变标本的液基涂片中常见成簇的萎缩性裸核细胞相鉴别

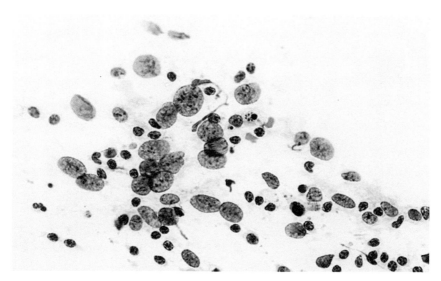

图 5-39　HSIL- 裸核细胞型（传统涂片）。38 岁妇女。有 LSIL 的病史。这些异常的裸核通常是有用的诊断线索，在同一涂片中可能会发现其他异常细胞。这些裸核应该与因细胞溶解产生的中层细胞的裸核（图 2-62）和"蓝色小细胞"（图 3-7）相鉴别

5.8.6 黏液中的 HSIL 细胞串（图 5-40，图 5-41）

在传统涂片上黏液丝中的 HSIL 细胞类似于组织细胞和浅表的子宫内膜间质细胞或微腺性增生中退变的子宫颈管腺细胞（图 5-40，图 5-41）。低倍镜下见到黏液丝中有小细胞排列时，应在高倍镜下进一步评估。在液基涂片中因为黏液已经被分解而使细胞随机分布，所以以极少能观察到此种排列方式。

5.8.7 角化性 HSIL（图 5-26，图 5-42 至图 5-44）

虽然 HSIL 的特征是核质比高的细胞，但是有些高级别病变由胞质丰富及异常角化的细胞组成（图 5-26，图 5-42 至图 5-44）。这些脱落的细胞呈单个或三维细胞团，核大及深染，致密或不透明染色质常会掩盖其他的核特征。此外，这些细胞常有多形性，表现为核大小及细胞形状的显著差异，包括细长形、梭形、有尾状或蝌蚪样细胞。与侵袭性鳞状细胞癌相比，这些病变没有核仁和肿瘤素质。这种病变以前曾被称为"不典型湿疣""角化型异型增生"和"多形性异型增生"。但是，这些病变绝大多数都是 HSIL，因此这些术语不应该再用。 角化性病变可能无法和侵袭性癌鉴别，特别在异常细胞数目较少时。在这种情况下，报告中应加注释以提示鉴别诊断包括侵袭性鳞状细胞癌，或判读为"HSIL，可疑有侵袭"（图 5-44）。

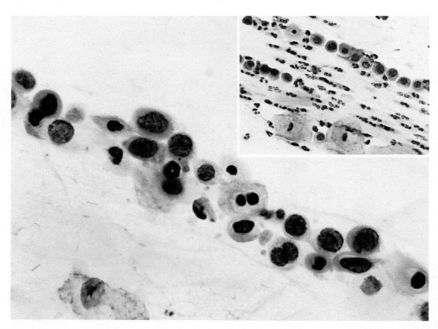

图 5-40　HSIL（传统涂片）。低倍镜下（右上图）高级别鳞状上皮内病变细胞在黏液中排列成串的模式可能貌似组织细胞和子宫颈管细胞 / 化生细胞。高倍镜下很容易辨认出是 HSIL（图 5-35，图 4-33，图 4-34）

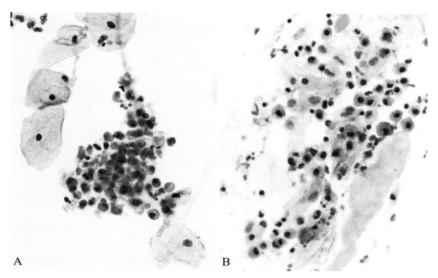

图 5-41 无上皮内病变或恶性病变；子宫颈微腺体增生（A）ThinPrep 液基涂片，（B）传统涂片。34 岁妇女，月经周期 19 天。退变的子宫颈管腺细胞与黏稠的黏液混在一起排列成串，这种排列方式与微腺体增生有关（B）。在液基涂片中不大明显（A）。阅片中这种改变一般见于口服避孕药妇女月经周期的后半期，在低倍镜下貌似 HSIL。细胞学随访结果为无上皮内病变或恶性病变

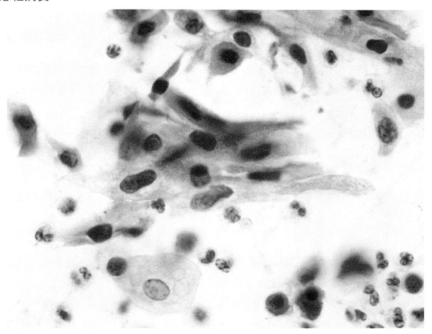

图 5-42 HSIL（传统涂片）。非典型角化细胞的分级是依据核异常程度、核质比及在一定程度上异常细胞的多形性。图中央为 LSIL 细胞，外周为 HSIL 细胞。高级别病变细胞表现为核质比增高及更明显的细胞质形状变异（图 5-8，图 5-26）

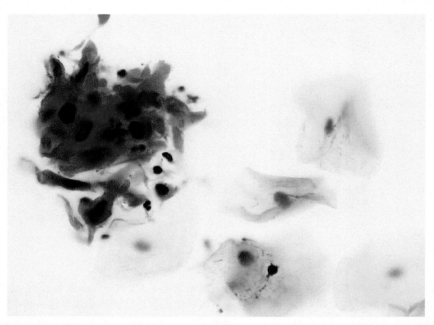

图 5-43　HSIL（ThinPrep 液基涂片）。这些细胞具有明显核的多形性及角化的细胞质。明显的细胞形状变异及高核质比符合 HSIL 的特征

5.8.8 萎缩性改变中的 HSIL（图 5-45，图 5-46）

因为缺乏成熟的鳞状上皮细胞再加上小的萎缩性细胞与异型增生细胞很相似，从而使在萎缩性背景中的 HSIL 细胞经常很难发现。萎缩性改变中的 HSIL 细胞通常很小，通常为基底旁层细胞或不成熟的鳞状化生细胞的大小。总之，萎缩细胞通常保持低的核质比并且没有 HSIL 中所出现的核膜不规则（图 5-45）。萎缩细胞的核可以由于退变而深染，但核染色质常呈"煤污样"而不粗糙。在单一高倍聚焦平面之内观察有萎缩性改变的标本中的密集细胞团有助于辨别其是否为 HSIL：如果在单一高倍聚焦平面内观察到细胞核重叠，此细胞团最可能是合胞体样细胞聚集的HSIL；如果细胞核不重叠，很可能是正常的基底旁层细胞。

5.8.9 LSIL 具有提示可能同时伴有 HSIL 的特征（图 5-42，图 5-47，图 5-48）

有些标本的细胞学特征可能介于低级别和高级别鳞状上皮内病变之间。在这类病例中常见为具有浓厚嗜酸性胞质的角化细胞，因而核质比看起来比典型的LSIL 高，但又缺乏典型 HSIL 的特征（图 5-42）。另一种模式表现为绝大多数细胞为 LSIL，但有些细胞有不成熟的胞质且核质比高于典型的 LSIL（图 5-47）。在这类病例的标本中，仔细观察其形态学特征，通常会支持其归类为 LSIL 或 HSIL。应当注意的是，

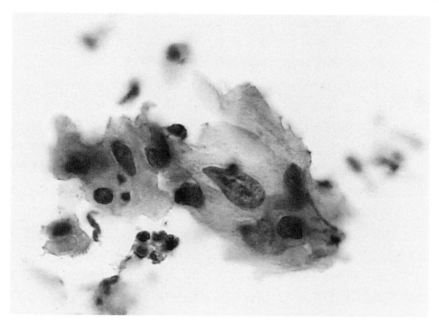

图5-44　HSIL（ThinPrep 液基涂片）。42 岁妇女。角化的异型增生细胞有核仁和成角或"胡萝卜"形的细胞核，可疑有侵袭。可判读为 "HSIL，不能除外侵袭"。随访结果为 HSIL[（CIN 3）角化性]

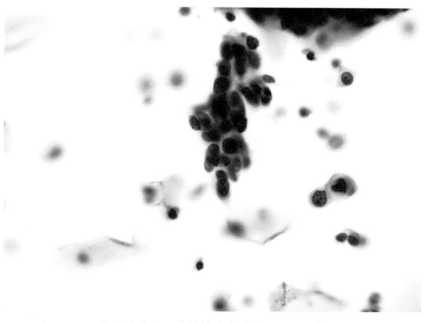

图 5-45　HSIL（SurePath 液基涂片）。萎缩性改变中的 HSIL 细胞与良性萎缩性鳞状细胞可能很难鉴别。HSIL 细胞显示合胞体样排列，通过在不同的平面聚焦来观察这些细胞团可以更好地与背景中的基底旁细胞鉴别

对于那些满足 HSIL 细胞形态学判读标准的病例中，在将其判读为 HSIL 时没有必要一定要同时存在 LSIL。同时也必须认识到，在绝大多数细胞为 LSIL 的标本中即便出现是一小群确切的 HSIL 细胞，也应该判读为 HSIL（图 5-48）。

最近有人建议对于这些形态学特征介于 LSIL 和 HSIL 之间的病变应该另设一个诊断术语，例如 LSIL 不除外 HSIL（LSIL-H）。不足为奇，阴道镜和活检随访表明这些病变中发展为 HSIL（CIN2+）的概率要高于常规细胞学确定的 LSIL。在新版 TBS 的编写过程中，经过广泛征求意见，对于这个论题的最后共识是 TBS 命名系统还是应该限于最初提出的 LSIL 和 HSIL 两级分类法。添加术语，如 LSIL-H，事实上会导致三级命名系统从而否定了二级命名系统所带来的成效。最新处理指南使用的是 LSIL 和 HSIL 二级命名系统，没有中间类别，而且鼓励组织学也采用 LSIL/HSIL 报告。由于不明确的细胞学术 语其可重复性很差或滥用，都可能容易给临床医师造成困惑，并且导致临床处理不当。

在偶然无法分类为低级别还是高级别的 SIL 标本，适当的处理方法是加个注释说明判读的不确定性（图 5-32，图 5-47）。在某些情况下，在判读 LSIL 的基础上可以加上 ASC-H 的判读，即表明存在 LSIL，但是也有一些细胞提示存在 HSIL 的可能。一般情况下，对这样的判读的随访指导方案都是阴道镜下活检。但在有些情况下（例

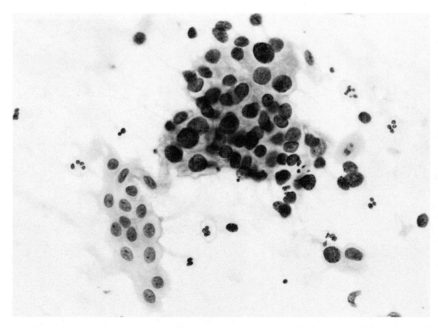

图 5-46　HSIL（传统涂片）。在萎缩性改变伴有 HSIL 时通常会出现成团的基底旁层细胞。HSIL 细胞常呈片状排列，核明显大小不一，失去极性及重叠。诊断萎缩背景中的 HSIL，可能具有挑战性

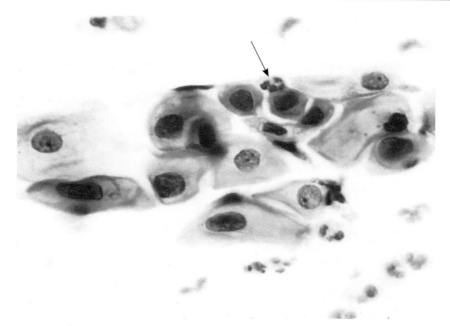

图 5-47 LSIL 中有一些细胞提示可能同时伴有 HSIL（传统涂片）。28 岁妇女，常规筛查。大多数细胞符合 LSIL；但在图的上方中部（箭头）有 3 个不典型的化生细胞提示可能是高级别病变。这类病例可以判读为 LSIL，再补充一条意见说明可能同时伴有 HSIL 或者判读为 LSIL 再补充一条 ASC-H 的判读。在主要为 LSIL 的病变中若存在少量可明确诊断为 HSIL 的细胞应诊判读 HSIL。这个病例随访结果为 HSIL（CIN2）

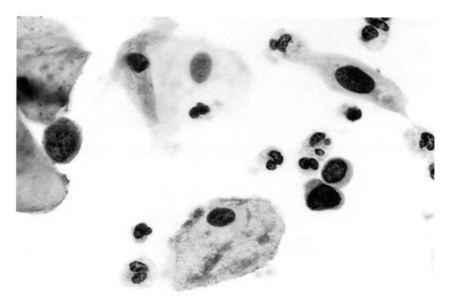

图 5-48 HSIL（ThinPrep 液基涂片）。这个病例中存在诊断为 HSIL 的细胞。即使涂片的其他部分大多数为 LSIL，这些细胞最终仍应判读为 HSIL

如年轻女性），当对判读为 LSIL 或 ASC-H 的病人的随访指导方案有差异时，增加 ASC-H 的判读应该能够使病人得到阴道镜检查。

必须强调的是在任何实验室，居中（模棱两可）的判读都应该在所有病例中占极少数，因为在经过仔细而全面地对细胞形态学做出评估后，绝大多数标本可以归类为 LSIL 或 HSIL（图 5-48）。

5.9 貌似 HSIL 的细胞

5.9.1 孤立的细胞

在子宫颈细胞学中有许多种貌似 HSIL 的孤立细胞，主要包括：

5.9.2 孤立的上皮细胞（图 5-49 至 5-52）

可能貌似 HSIL 的孤立的上皮细胞包括储备细胞、基底旁层细胞及不成熟鳞状化生细胞（图 5-49）。这些细胞彼此非常相似，可以通过低核质比，无核膜不规则，和（或）缺乏核深染与 HSIL 相鉴别。取自子宫颈管黏液中脱落的子宫颈管腺细胞因其"浑圆"的外形和高核质比可能貌似 HSIL（图 5-50）。正确判读细胞源自子宫颈管的良性细胞的关键在于细胞中可见小核仁，均匀分布细颗粒样染色质，光滑的核轮廓，颗粒状细胞质可能显示一定程度的伸长。宫内节育器刺激引起的反应性高位子宫颈管细胞也可貌似 HSIL，参见第 2 章的相关讨论（图 2-47）。脱落的子宫内膜细胞偶尔会貌似 HSIL，尤其是以单个细胞模式出现时。细胞很小、核呈退行性变及在涂片的其他处存在更典型的三维子宫内膜细胞团是准确判读的关键（图 5-51A,B）。

在重度萎缩改变的标本中偶尔可见到孤立的高度非典型鳞状细胞（图 5-52）。这些细胞可能会有很大的核，特征性的煤污样或退行性样变的染色质和很高的核质比。因为担心这样的细胞有成为 HSIL 的可能，对低风险或无风险因素的病人，通常采取保守的措施，比如将其归类为 ASC-US 及 hrHPV 检测随访可能是适宜的。而对于那些有萎缩性改变的病例，如果其中的异常细胞达到 HSIL 标准，应该判读为 HSIL（图 5-45）。

5.9.3 炎症细胞如：组织细胞或淋巴细胞（图 2-41，图 2-42，图 3-6，图 3-8）

组织细胞核小，呈椭圆形或咖啡豆状，偶尔有明显纵向核沟（图 3-6）。小淋巴细胞核小而圆，染色质致密及粗颗粒状，胞质很少（图 2-41，图 2-42，图 3-8）。大的反应性淋巴细胞，甚至更罕见的淋巴瘤细胞，可能会被误认为异常上皮细胞。反应性淋巴细胞常形成松散的细胞群并伴有易染体巨噬细胞（图 2-41）。这些细胞没有 HSIL 所呈现的核膜凹迹和不规则。

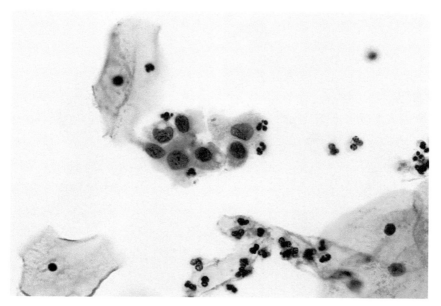

图 5-49　不成熟鳞状化生细胞（ThinPrep 液基涂片）。不成熟化生细胞可能貌似异型增生细胞。这些小型鳞状细胞的退变和反应性改变可能误判为异型增生或癌。支持判读为良性的细胞学特征包括核大小均一、核膜光滑和细而分布均匀的染色质

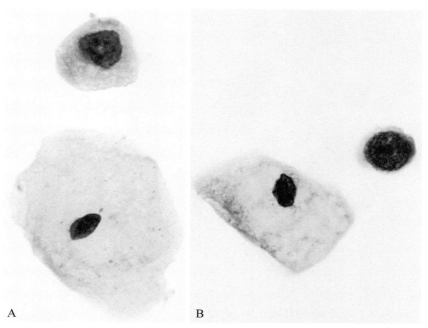

A　　　　　　　　　　　B

图 5-50　HSIL 与良性子宫颈管腺细胞比较（ThinPrep 液基涂片）。单个细胞随机分布在液基涂片中。单个良性子宫颈管腺细胞的胞质容易溶解；（B）因而可能貌似单个 HSIL 细胞。HSIL（A）通常的细胞学特征包括核膜不规则、无核仁及核深染有助于正确判读

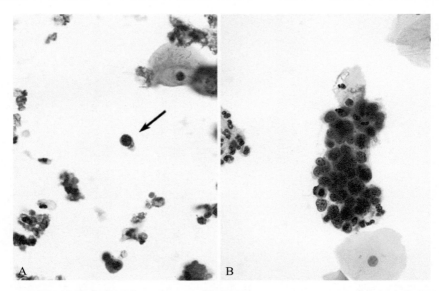

图 5-51　NILM，子宫内膜细胞（ThinPrep 液基涂片）。单个子宫内膜细胞（A 箭头）可能被误诊为 HSIL。核小而圆且核膜光滑的特点有助于归类为良性。与同一涂片中更典型的子宫内膜细胞团比较（B）也有助于判读

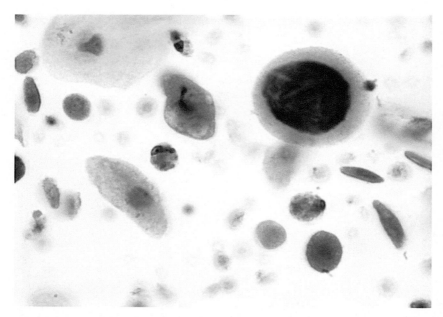

图 5-52　ASC-US（SurePath 液基涂片）。在有萎缩性改变的标本中可能有大而奇异的细胞。因为这些细胞的核质比增高，提高了考虑 HSIL 的可能性，但是退变的核及萎缩性改变的背景更符合良性病变。对于这个病例，判读为 ASC-US 比 ASC-H 更恰当。随访 hrHPV 检测的结果为阴性，阴道镜活检及随后的细胞涂片复查均无异常

5.9.4 蜕膜间质细胞（图2-28，图5-53）

蜕膜细胞可能貌似LSIL或HSIL。这些细胞最通常是孤立的、核质比低的大细胞，类似于LSIL细胞的外形。与LSIL不同的是这些细胞有更多颗粒状，较淡染的胞质，明显嗜碱性的核仁，缺少任何HPV细胞病变的迹象（图2-28）。偶然蜕膜细胞较小且核质比高，貌似HSIL。具有妊娠史，缺乏HSIL特征和HPV细胞病变的迹象都有助于做出恰当的分类（图5-53）。

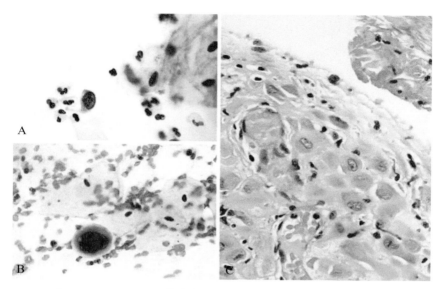

图5-53　NILM（A，B. ThinPrep液基涂片；C.子宫颈组织切片，H&E染色）。年轻妇女，妊娠中期。单个细胞（A，B）有核质比增加和核深染，应考虑到HSIL可能。但是，"煤污样"染色质和有核仁的特征提示为间质细胞蜕膜样改变。随访宫颈活检（C）也可以看到类似的细胞

5.9.5 核深染拥挤的细胞团（HCGs）

许多良性或肿瘤性病变可表现为核深染拥挤的细胞团，貌似于典型的合胞体样排列的HSIL。拥挤的细胞团可能由来自鳞状上皮、子宫颈管腺上皮，或子宫内膜上皮细胞的组织片段组成。细胞团中心部由于核深染重叠而无法看清，可能会引起是否存在肿瘤性病变的担心。在检查这些细胞团时，重要的是仔细观察团簇边缘的细胞，其核特征比较容易识别。

与HSIL相反，HCGs中的萎缩或不成熟鳞状化生细胞的核质比正常，核轮廓光滑，极少有大小和形状的多形性，聚焦在一个平面上很少有核重叠（图2-23）。移行细胞化生（一种在萎缩的鳞状上皮内常见的良性化生）的拥挤的细胞团也可能貌似为HSIL。移行细胞化生的细胞核有特征性的纵向核沟及光滑的核轮廓（图5-54）。

子宫颈或子宫内膜细胞组成的 HCGs 可以看起来很像鳞状上皮或腺上皮的高级别癌前病变。良性子宫颈腺上皮的细胞质呈柱状，核偏位，细胞质呈颗粒状或有细小的空泡（图 2-4）。由有输卵管上皮化生的子宫颈腺上皮组成的细胞团会使判读更具挑战性，因为细胞核的假复层导致比正常子宫颈腺细胞团更显著的核拥挤特征（图 6-2）。脱落的子宫内膜细胞团会显示特征性的退行性变化，包括核混浊、核固缩和有凋亡小体（图 3-4）。刮宫的子宫内膜细胞团有典型的器官样形态结构及伴有子宫内膜间质细胞（图 2-7，图 2-8，图 3-5，表 5-1）。

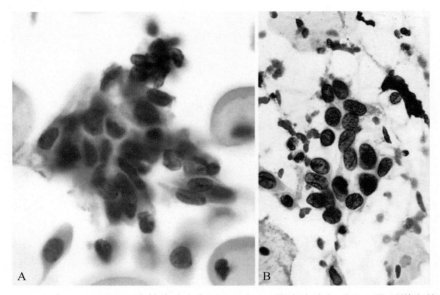

图 5-54 NILM（A，ThinPrep 液基涂片）与 HSIL（B，传统涂片）对比。异型增生的和良性的鳞状细胞均可有纵向核沟。（A）图中的良性鳞状细胞来源于移行上皮细胞化生，有明显的核沟但并无任何其他异型增生的特征。（B）图中的 HSIL 细胞除了有核沟以外，还表现出其他异型增生的特征，包括明显的核大小不一和核膜凹迹

5.10 可疑有侵袭的 HSIL（图 5-44，图 5-55）

在极少数 HSIL 中很难排除侵袭性癌。这种情况见于多形性明显的 HSIL 细胞伴有胞质角化，但不伴有侵袭的特征性背景（坏死或肿瘤素质；图 5-44）。与此相反，涂片中可能有提示肿瘤素质的特点（背景中的出血、坏死或颗粒状蛋白质性碎片），但可能未发现明显的恶性细胞。有时 HSIL 虽无侵袭但已累及腺体伴有灶性上皮细胞坏死和小核仁。在这些病例中，除了坏死外，相关的细胞团周围的背景很干净，未混有典型的侵袭性肿瘤素质中见到的陈旧性出血及炎性改变（图 5-55 和图 5-56）。

表 5-1　HSIL/ASC-H 与其貌似细胞的形态特征鉴别 / 诊断

		单个细胞或细胞团中的个体细胞	细胞团或成片细胞
HSIL/ASC-H		核质比变化不一致，可能以很高	明显核大小不一
		核膜凹迹及显著不规则	合胞体样排列
		通常核深染，但可常染或浅染	偶有核分裂
		染色质粗糙，均匀分布	失去核极性
		无核仁	细胞团外周细胞平行排列
鳞状细胞			
	鳞状化生细胞	核质比较低	核的大小极少不一致
		核膜光滑或有单个核沟	多角形细胞，胞质边缘清晰
		反应性改变时可能有核仁	修复时可有正常核分裂
			通常保持核极性
	萎缩	核质比变化不一致	核的大小极少不一致
		核染色质退行性变，核膜光滑	无核分裂
		变化范围包括明显良性改变到有问题的病变	
腺细胞			
良性子宫颈腺细胞		核质比低	核平行排列
		核靠近基底	核仁可显著
		核膜光滑	
		染色质正常	保持核极性
		胞质有空泡	
脱落的子宫内膜细胞		核小，核质比高	核多形性极低
		可有小核仁	合胞体样排列，胞质极少
		很少有单个细胞	

（续　表）

	单个细胞或细胞团中的个体细胞	细胞团或成片细胞
直接取样的子宫内膜细胞	核较中层细胞核轻度增大	核多形性极低
	核质比较低	保持核极性
	核膜光滑	在增殖期可见核分裂
		可形成与间质细胞相连的小腺管
输卵管化生细胞	顶端有终板和纤毛	可形成拥挤团，大多保持极性
	核大小与鳞状化生细胞的核相近	核平行排列
	核靠近基底	
	核膜光滑	
	核质比高于正常子宫颈管腺细胞	
IUD 改变	核质比不一致，通常较低但可以相当高	小细胞团
	核退行性变，深染的煤污样染色质	可能来源于子宫颈管或子宫内膜
	胞质常有空泡	
原位腺癌（AIS）	核深染，染色质细或变粗	核平行排列
	核膜可能不规则或有凹陷	核靠近基底或呈栅栏样排列
	核质比增高	
其他细胞类型		
淋巴细胞	成熟细胞的核小，生发中心细胞的核大	未见黏聚成团，但可见于松散细胞群
	大细胞中染色质粗或空旷	可伴有吞噬易染小体的巨噬细胞
组织细胞	核小到中等大小，椭圆的肾形或蚕豆样，有纵行核沟	未见黏聚成团,但可见于松散细胞群中
	核染色质正常	可能与月经期大量脱落的子宫内膜细胞相关
	胞质泡沫状至空泡样	

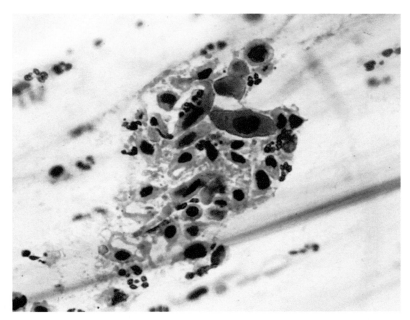

图 5-55 HSIL 疑有侵袭特征（传统涂片）。71 岁绝经后妇女。被高级别鳞状上皮内病变充填的子宫颈管腺体可能产生局灶性坏死，与侵袭性病变中的肿瘤素质相似。随访结果为 HSIL（CIN 3）累及腺体伴有局部上皮坏死，但无侵袭

5.11 HSIL 的处理

大多数细胞学检查结果为 HSIL 的病人在阴道镜活检时确诊为 HSIL（CIN2）。因此，2012 年美国阴道镜和子宫颈病理学学会（ASCCP）在处理指南中一致建议，对于 25 岁和 25 岁以上的细胞学确诊为 HSIL 的病人，如果在阴道镜检查时发现有病灶应该立即切除。对细胞学判读为 HSIL 并已经被活检确认的病人，如果在阴道镜检查时未发现病变，应复查细胞学和组织学标本，并且通过追加切片和 p16 免疫组化染色可能会显示出病变。

5.12 鳞状细胞癌

5.12.1 定义

根据 2014 世界卫生组织命名法的定义，鳞状细胞癌是"由不同分化程度的鳞状上皮细胞组成的具有侵袭性的肿瘤"。

Bethesda 系统没有将鳞状细胞癌进一步分类。但出于描述的目的，下面分别讨论角化型癌和非角化型癌。

5.12.2 角化型鳞状细胞癌（图 5-56 至图 5-59）

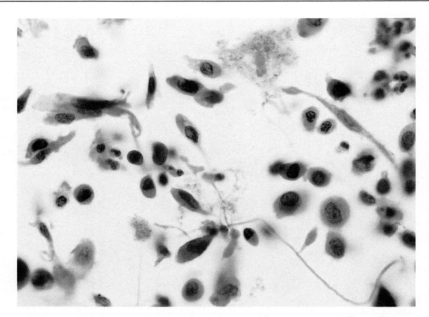

图 5-56　鳞状细胞癌，角化型（SurePath 液基涂片）。恶性肿瘤细胞的大小和形状差异明显，并出现一些有角化性改变的"蝌蚪细胞"。角化性细胞的胞核可呈空泡状，有不规则的核膜和明显的核仁及核固缩。胞质浓缩可能呈深橘红色或蓝紫色。子宫颈活检显示侵袭性鳞状细胞癌

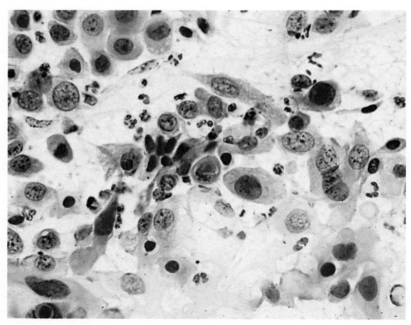

图 5-57　鳞状细胞癌，角化型（传统涂片）。细胞大小和形状有明显的多形性，胞质角化，背景中有肿瘤素质

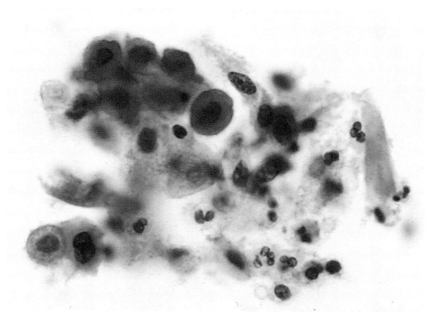

图 5-58　鳞状细胞癌，角化型（ThinPrep 液基涂片）。68 岁妇女。在液基涂片，肿瘤素质较不明显，常集中在细胞团的周围，这被称为"黏附性肿瘤素质"。随访结果为鳞状细胞癌

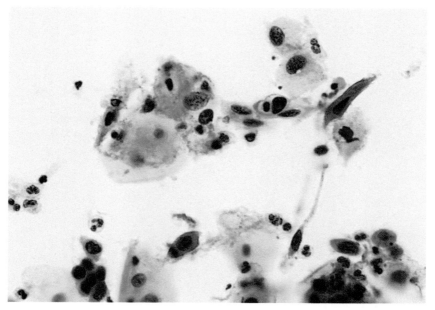

图 5-59　鳞状细胞癌，角化型（ThinPrep 液基涂片）。57 岁妇女。注意背景中的肿瘤素质，异常的角化细胞和梭形细胞。随访结果为侵袭性鳞状细胞癌

5.12.2.1 标准

细胞常单个散在，聚集的细胞团较少见。

细胞大小和形状差异大，有尾状和梭形细胞常有深橘黄色胞质。

核变化范围很大，核膜不规则，常可见多个浓染不透明核。

在可识别染色质形式时，呈粗颗粒状，不规则地分布，并有透亮的染色质。

可见大核仁，但比非角化鳞状细胞癌少见。

角化性改变（"过度角化"或"角化不全"）可见，但若缺乏核异型，不足以判读为癌。

可见肿瘤素质，但通常比在非角化鳞状细胞癌少见。

5.12.3 非角化型鳞状细胞癌（图 5-60 至图 5-63）

5.12.3.1 标准

细胞可为单个或为界限不清的合胞体聚集团（图 5-60）。

细胞可能比许多 HSIL 的细胞小一些，但有 HSIL 的大多数特点。

核染色质呈粗块状，分布很不均匀，有透亮染色质。

可能有明显的核仁（图 5-61）。

肿瘤素质常见，包括坏死性碎屑和陈旧性出血成分。

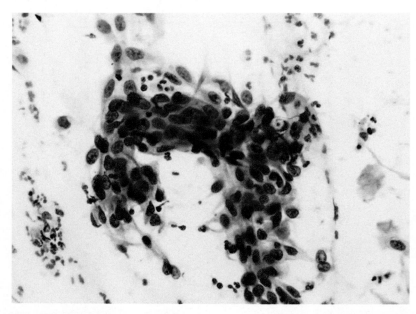

图 5-60　鳞状细胞癌，非角化型（传统涂片）。这些异型增生的细胞显示有高级别鳞状上皮内病变的细胞核的特点。尽管此视野中无明显的核仁和肿瘤素质，但细胞形状的多形性提示可能有侵袭。随访子宫颈活检结果为侵袭性鳞状细胞癌

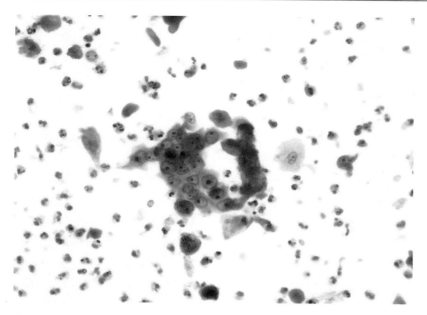

图 5-61 鳞状细胞癌，非角化型（SurePath 液基涂片）。59 岁妇女绝经后出血。核异型包括明显核仁和核染色质分布不均匀。也可见单个异常细胞。背景中有肿瘤素质。随访结果为子宫颈非角化型鳞状细胞癌

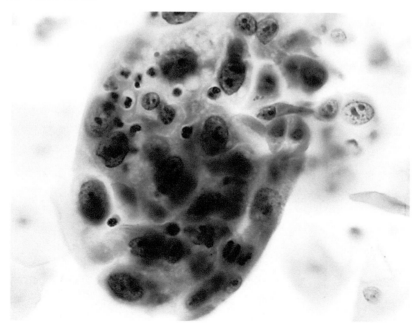

图 5-62 鳞状细胞癌（SurePath 液基涂片）。在液基涂片上恶性细胞团显得更圆，因而可能给鉴别其为鳞状细胞病变还是腺上皮病变带来困难。应该在涂片背景中仔细寻找单个肿瘤细胞观察分析

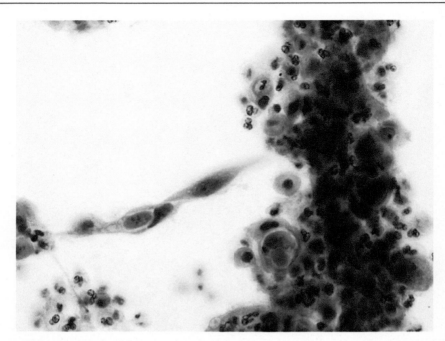

图 5-63　鳞状细胞癌，非角化型（ThinPrep 液基涂片）。63 岁妇女绝经后出血。在炎性背景中出现单个和成团的异型细胞。随访结果为子宫颈非角化型鳞状细胞癌

与涂片方法相关的标准

液基涂片：

肿瘤细胞数量降低是其常见的特点。

在液基涂片中，当单个细胞和成团的细胞呈圆形时，可能会使鳞状细胞肿瘤带有腺性特点，因而误判读为腺癌（图 5-62，图 5-63）。

肿瘤素质通常可见，但与传统涂片相比较轻微；坏死性物质常集中在细胞团的周边，称之为"黏附性肿瘤素质"；而对比之下，传统涂片中的肿瘤素质一般分布在背景中（图 5-58）。

5.12.4 注释

侵袭性鳞状细胞癌是子宫颈最常见的恶性肿瘤。在 2014 世界卫生组织肿瘤分类中将鳞状细胞癌分为角化型，非角化型、乳头状、基底细胞样、疣状、湿疣状、鳞状上皮移行细胞及淋巴上皮瘤样等类型的癌。这些分类是根据组织学结构特点，但是在细胞学上通常不易明确区分。而且，这些不同亚型的癌预后相似，主要与疾病的临床分期有关。因此，在细胞病理学报告中没有必要区分这些亚型。

过去所谓的"小细胞癌"是由一组异源性肿瘤组成的，包括低分化鳞状细胞癌和有神经内分泌特征的肿瘤（常为小细胞或"燕麦细胞"）。现在的分类将"小细胞癌"限用于高级别神经内分泌分化的非鳞状细胞肿瘤。这类肿瘤与其在肺里的同名肿瘤相似，在2014世界卫生组织肿瘤分类中被列为与鳞状细胞癌不同的类别（见第7章）。

5.12.5 鳞状细胞癌中的疑难判读模式及误区

5.12.5.1 细胞数量低和被血液遮蔽的标本（图 5-64，图 5-65）

鳞状细胞癌的血性标本往往可能使细胞数量稀少，成为标本不满意的因素。重要的是必须仔细筛查这些不满意的标本，以确保不漏诊重要病变。血性 ThinPrep 液基标本可能在制片前堵塞过滤膜而导致涂片中央大范围空旷，基本上无细胞。对血性 ThinPrep 液基标本可以用冰醋酸处理，通常结果会得到满意的标本（图 5-64，图 5-65）。

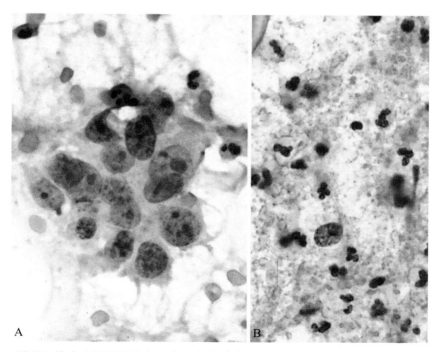

图 5-64　鳞状细胞癌（传统涂片）。背景中有肿瘤素质，恶性细胞具有明显的核仁（A）。右图为另一病例，这个视野中有明显的肿瘤素质，仅见一个裸核细胞（B）

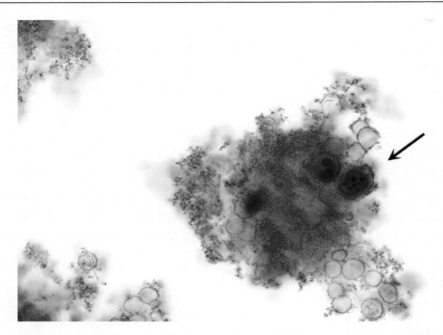

图 5-65　鳞状细胞癌（ThinPrep 液基涂片）。血性标本通常见于鳞状细胞癌。因为血液可能会堵塞 ThinPrep 液基制片仪的过滤膜而导致涂片上细胞稀少，甚至造成标本不满意。对于血性不满意标本仍然应该仔细检查，寻找混入血中极少的异常细胞（箭头所指）。重新制片时需要用冰醋酸处理这些样本，可以增加涂片上的细胞数量

5.12.5.2 非典型修复（图 5-66）

核仁是细胞代谢活跃的象征，一般出现在鳞状细胞癌和良性的修复性或反应性上皮细胞的细胞核中。与修复性上皮细胞不同，癌细胞不易黏聚，常单个散在，有更明显的核异常，不规则的染色质分布及透亮的染色质，异常核分裂和肿瘤素质。某些极特殊病例中的修复细胞（所谓的非典型修复）其形态特征与侵袭性癌可能极其相似（图 5-66）。因此需要非常仔细地检查有非典型修复的病例，综合临床病理特征，并将其确定为异常病变以确保正当的随访。

5.12.5.3 貌似肿瘤素质的物质（图 5-67，图 5-68）

侵袭性癌通常伴有肿瘤和原发部位组织的坏死以及炎性反应。因此坏死碎片、炎性细胞和血细胞经常出现在侵袭性肿瘤细胞涂片的背景中（所谓的肿瘤素质）。在传统涂片中，肿瘤素质成分是均匀分布在背景中。在液基涂片中，肿瘤素质往往聚集成球或黏附在细胞表面（所谓"黏附性"素质）。

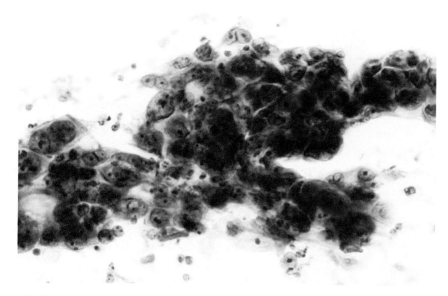

图 5-66　非典型修复（传统涂片）。48 岁妇女，先前筛查正常。几乎所有的细胞核都有明显的核仁。细胞紧密黏聚，无不规则的染色质分布。非典型修复是需要与宫颈癌鉴别诊断的细胞形态学改变之一

有多种非肿瘤病变涂片背景中可见到貌似肿瘤素质的物质。有萎缩性改变涂片背景中通常有散在分布的无固定形颗粒状碎片，并且可能伴有明显的炎性反应（图 5-67，图 2-24）。子宫颈炎性息肉中，经常有表面溃疡的区域，可以显示坏死和炎性碎片，可能很难与肿瘤素质相鉴别。在液基涂片中，润滑剂材料可以貌似肿瘤素质中的颗粒状物质"黏附"在细胞表面（图 5-68，图 1-25）。

5.12.6 鳞状细胞癌与腺癌的鉴别（图 5-69）

非角化型鳞状细胞癌偶然可以显示的特征造成与腺癌（特别是子宫颈来源的）的鉴别困难（图 5-61，图 5-62）。分化较差的肿瘤可以主要表现为核深染拥挤的细胞团而缺乏器样结构特征，丰富浓厚的细胞质，或明显角化的迹象。在这种情况下用液基涂片剩余标本制成细胞块可能会有助于诊断。用拥挤的细胞团的组织学切片可以更好地观察其细胞质特征，这是鉴别诊断的关键（图 5-69）。

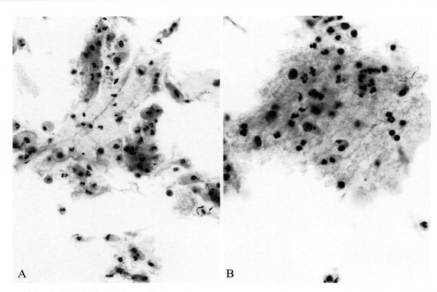

图 5-67　貌似肿瘤的素质（ThinPrep 液基涂片）。A. 66 岁绝经后妇女。常规子宫颈细胞学筛查。B. 39 岁妇女，月经周期 12 天。萎缩性改变的背景（A）和炎性碎屑可能貌似为（B）肿瘤素质。但是缺乏深染而拥挤的细胞团和非典型多形性角化性细胞，应该有助于正确判读

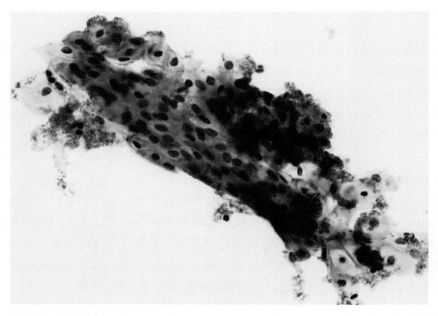

图 5-68　貌似肿瘤的素质（ThinPrep 液基涂片）。63 岁绝经后妇女。润滑剂可用于子宫颈涂片取样，在涂片中表现为颗粒状碎屑，可能貌似肿瘤素质

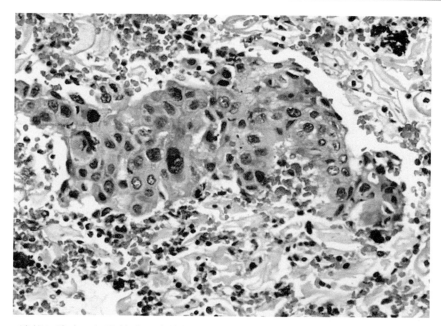

图 5-69　鳞状细胞癌，细胞块（细胞块切片，H&E 染色）。57 岁妇女，绝经后不规则出血。在 ThinPrep 液基制片剩余标本制成的细胞块切片上，可见有深粉红色胞质及异常核的异常细胞团。随访子宫颈活检显示为侵袭性鳞状细胞癌

5.13 范例报告

例 1

标本质量：

评估满意；有子宫颈管 / 移行区成分

判读：

上皮细胞异常：鳞状细胞，低级别鳞状上皮内病变（LSIL）。

说明：按照临床要求，进一步随访。

[Massad LS, et al. 2012 updated consensus guidelines for the management of abnormal cervical cancer screening tests and cancer precursors. Obstet Gynecol, 2013（121）:829–846.]

例 2

总体分类：

上皮细胞异常：鳞状细胞。

标本质量：

评估满意。

判读：高级别鳞状上皮内病变（HSIL）。

说明：按临床指征，建议阴道镜检查（包括子宫颈管检查）。

[Massad LS, et al. 2012 updated consensus guidelines for the management of abnormal cervical cancer screening tests and cancer precursors. Obstet Gynecol, 2013（121）:829–846.]

例3

绝经后妇女的涂片报告

标本质量：

满意标本；未见子宫颈管/移行区成分。

判读：上皮细胞异常，鳞状细胞，萎缩性改变背景中显示低级别鳞状上皮内病变。

说明：建议阴道镜检查/活检，hrHPV检测或6个月和12个月后重复细胞学检查。

[Massad LS, et al. 2012 updated consensus guidelines for the management of abnormal cervical cancer screening tests and cancer precursors. Obstet Gynecol, 2013（121）:829–846.]

例4

标本评估满意；有子宫颈管/移行区成分。

判读：

上皮细胞异常：鳞状细胞，非典型鳞状细胞，不除外高级别鳞状上皮内病变（ASC-H）。背景中存在低级别鳞状上皮内病变（LSIL）。

说明：主要为低级别鳞状上皮内病变（LSIL），伴有极少量的异常细胞提示为高级别鳞状上皮内病变（HSIL）。建议阴道镜检查/活检。

（成金蓉　王涤平　刘卫国　译　余小蒙　校）

主要参考文献

1. Bosch FX, Lorincz A, Munoz N, et al. The causal relation between human papillomavirus and cervical cancer. J Clin Pathol, 2002(55):244-265.
2. Munoz N, Bosch FX, de Sanjose S, et al. Epidemiologic classification of human papillomavirus types associated with cervical cancer. N Engl J Med, 2003(348):518-527.
3. Castle PE, Gage JC, Wheeler CM, et al. The clinical meaning of a cervical intraepithelial neoplasia grade 1 biopsy. Obstet Gynecol, 2011(118):1222-1229.
4. Ho GY, Bierman R, Beardsley L, et al. Natural history of cervicovaginal papillomavirus infection in young women. N Engl J Med, 1998(338):423-428.
5. Ylitalo N, Josefsson A, Melbye M, et al. A prospective study showing long-term infection with human papillomavirus 16 before the development of cervical carcinoma in situ. Cancer Res, 2000(60):6027-6032.
6. Schlecht NF, Kulaga S, Robitaille J, et al. Persistent human papillomavirus infection as a predictor of cervical intraepithelial neoplasia. JAMA, 2001(286):3106-3114.
7. Ellerbrock TV, Chiasson MA, Bush TJ, et al. Incidence of cervical squamous intraepithelial lesions in HIV-

infected women. JAMA, 2000(283):1031-1037.

8. Darragh TM, Colgan TJ, Cox JT, et al. For The Members of LAST Project Work Groups. The lower anogenital squamous terminology standardization project for HPV-associated lesions: background and consensus recommendations from the College of American Pathologists and the American Society for Colposcopy and Cervical Pathology. Arch Pathol Lab Med, 2012(136):1266-1297.

9. Kurman RJ, Carcangiu ML, Herrington CS, et al. WHO classification of tumours of female reproductive organs. 4th ed. Lyon: IARC, 2014.

10. Ismail SM, Colelough AB, Dinnen JS, et al. Observer variation in histopathological diagnosis and grading of cervical intraepithelial neoplasia. Br Med J, 1989(298):707-710.

11. Robertson AJ, Anderson JM, Beck JS, et al. Observer variability in histopathological reporting of cervical biopsy specimens. J Clin Pathol, 1989(42):231-238.

12. Schneider V. Symposium part 2: should the Bethesda system terminology be used in diagnostic surgical pathology? Counterpoint. Int J Gynecol Pathol, 2002(22):13-17.

13. Syrjänen K, Kataja V, Yliskoski M, et al. Natural history of cervical human papillomavirus lesions does not substantiate the biologic relevance of the Bethesda system. Obstet Gynecol, 1992(79):675-682.

14. Mitchell MF, Tortolero-Luna G, Wright T, et al. Cervical human papillomavirus infection and intraepithelial neoplasia: a review. J Natl Cancer Inst Monogr, 1996(21):17-25.

15. Woodhouse SL, Stastny JF, Styer PE, et al. Interobserver variability in subclassification of squamous intraepithelial lesions: results of the College of American Pathologists Interlaboratory Comparison Program in cervicovaginal cytology. Arch Pathol Lab Med, 1999(123):1079-1084.

16. Cox JT, Solomon D, Schiffman M. Prospective follow-up suggests similar risk of subsequent CIN 2 or 3 among women with CIN 1 or negative colposcopy and directed biopsy. Am J Obstet Gynecol, 2003(188):1406-1412.

17. Eversole GM, Moriarty AT, Schwartz MR, et al. Practices of participants in the College of American Pathologists Interlaboratory Comparison Program in cervicovaginal cytology, 2006. Arch Pathol Lab Med, 2010(134):331-335.

18. Massad LS, Einstein MH, Huh WK, et al. For The 2012 ASCCP Consensus Guidelines Conference. 2012 updated consensus guidelines for the management of abnormal cervical cancer screening tests and cancer precursors. Obstet Gynecol, 2013(121):829-846.

19. Committee on Adolescent Health Care. ACOG committee opinion no. 436: evaluation and management of abnormal cervical cytology and histology in adolescents. Obstet Gynecol, 2009(113):1422-1425.

20. Kadish AS, Burk RD, Kress V, et al. Human papillomavirus of different types in precancerous lesions of the uterine cervix: histologic, immunocytochemical and ultrastructural studies. Hum Pathol, 1986(17):384-392.

21. Willett GD, Kurman RJ, Reid R, et al. Correlation of the histological appearance of intraepithelial neoplasia of the cervix with human papillomavirus types. Int J Gynecol Pathol, 1989(8):18-25.

22. Wright TC, Ferenczy AF, Kurman RJ. Precancerous lesions of the cervix // Kurman RJ, editor. Blaustein's pathology of the female genital tract. 5th ed. New York: Springer, 2002: 253-354.

23. Stoler MH, Schiffman M. Atypical Squamous Cells of Undetermined Significance-Low-Grade Squamous Intraepithelial Lesion Triage Study (ALTS) Group. Interobserver reproducibility of cervical cytologic and histologic interpretations: realistic estimates from the ASCUS-LSIL Triage Study. JAMA, 2001(285):1500-1505.

24. The ALTS Group. Human papillomavirus testing for triage of women with cytologic evidence of low-grade squamous intraepithelial lesions: baseline data from a randomized trial. J Natl Cancer Inst, 2000(92):397-402.

25. Hoda RS, Loukeris K, Abdul-Karim FW. Gynecologic cytology on conventional and liquidbased preparations: a comprehensive review of similarities and differences. Diagn Cytopathol, 2013(41):257-278.

26. Demay RM. Hyperchromatic crowded groups: pitfalls in pap smear diagnosis. Am J Clin Pathol, 2000,114(Suppl):S36-43.

27. Selvaggi SM. Cytologic features of squamous cell carcinoma in situ involving endocervical glands in endocervical cytobrush specimens. Acta Cytol, 1994(38):687-92.

28. Selvaggi SM. Cytologic features of high-grade squamous intraepithelial lesions involving endocervical glands on ThinPrep cytology. Diagn Cytopathol, 2002(26):181-185.

29. Zafar N, Balazs L, Benstein BD. Synchronous high-grade squamous intraepithelial lesion and adenocarcinoma in situ of cervix in a young woman presenting with hyperchromatic crowded groups in the cervical cytology specimen: report of a case. Diagn Cytopathol, 2008(36):823-826.

30. Frable WJ. Litigation cells: definition and observations on a cell type in cervical/vaginal smears not addressed by the Bethesda System. Diagn Cytopathol, 1994(11):213-215.

31. Bosch MM, Rietveld-Scheffers PE, Boon ME. Characteristics of false-negative smears tested in the normal screening situation. Acta Cytol, 1992(36):711-716.

32. Yang YJ, Trapkin LK, Demoski RK, et al. The small blue cell dilemma associated with tamoxifen therapy. Arch Pathol Lab Med, 2001(125):1047-1050.

33. Barron S, Li Z, Austin RM, et al. Low-grade squamous intraepithelial lesion/cannot exclude high-grade squamous intraepithelial lesion (LSIL-H) is a unique category of cytologic abnormality associated with distinctive HPV and histopathologic CIN 2+ detection rates. Am J Clin Pathol, 2014(141):239-346.

34. Elsheikh TM, Kirkpatrick JL, Wu HH. The significance of "low-grade squamous intraepithelial lesion, cannot exclude high-grade squamous intraepithelial lesion" as a distinct squamous abnormality category in Papanicolaou tests. Cancer, 2006(108):277-281.

35. Ince U, Aydin O, Peker O. Clinical importance of "low-grade squamous intraepithelial lesion, cannot exclude high-grade squamous intraepithelial lesion (LSIL-H)" terminology for cervical smears 5-year analysis of the positive predictive value of LSIL-H compared with ASC-H, LSIL, and HSIL in the detection of high-grade cervical lesions with a review of the literature. Gynecol Oncol, 2011(121):152-156.

36. Zhou H, Schwartz MR, Coffey D, et al. Should LSIL-H be a distinct cytology category?: a study on the frequency and distribution of 40 human papillomavirus genotypes in 808 women. Cancer Cytopathol, 2012(120):373-379.

37. Nasser SM, Cibas ES, Crum CP, et al. The significance of the Papanicolaou smear diagnosis of low-grade squamous intraepithelial lesion cannot exclude high-grade squamous intraepithelial lesion. Cancer, 2003(99): 272-276.

38. Thrall MJ, Galfione SK, Smith DA. The impact of LSIL-H terminology on patient follow-up patterns: a comparison with LSIL and ASC-H. Diagn Cytopathol, 2013(41):960-964.

39. Walavalkar V, Tommet D, Fischer AH, et al. Evidence for increasing usage of low-grade squamous intraepithelial lesion, cannot exclude high-grade squamous intraepithelial lesion (LSIL-H) Pap test interpretations. Cancer Cytopathol, 2014(122): 123-127.

40. Adams KC, Absher KJ, Brill YM, et al. Reproducibility of subclassification of squamous intraepithelial lesions: conventional versus ThinPrep Paps. J Lower Genital Tract Disease, 2003(7):203-208.

41. Covell JL, Frierson Jr HF. Intraepithelial neoplasia mimicking microinvasive squamous-cell carcinoma in endocervical brushings. Diagn Cytopathol, 1992(8):18-22.

42. Jones BA, Novis DA. Cervical biopsy-cytology correlation. A College of American Pathologists Q-Probes study of 22, 439 correlations in 348 laboratories. Arch Pathol Lab Med, 1996(120):523-531.

43. Clark SB, Dawson AE. Invasive squamous-cell carcinoma in ThinPrep specimens: diagnostic clues in the cellular pattern. Diagn Cytopathol, 2002(26):1-4.

44. Inhorn SL, Wilbur D, Zahniser D, et al. Validation of the ThinPrep Papanicolaou test for cervical cancer diagnosis. J Lower Genital Tract Disease, 1998(2):208-212.

45. Renshaw AA, Young NA, Colgan TJ, et al. Comparison of performance of conventional and ThinPrep gyneco-logic preparations in the College of American Pathologists gynecologic cytology program. Arch Pathol Lab Med, 2004(128):17-22.

46. Rowe LR, Bentz JS. A simple method to determine the need for glacial acetic acid treatment of bloody ThinPrep Pap tests before slide processing. Diagn Cytopathol, 2004(31):321-325.

47. Renshaw AA, Davey DD, Birdsong GG, et al. Precision in gynecologic cytologic interpretation: a study from the College of American Pathologists Interlaboratory Comparison Program in cervicovaginal cytology. Arch Pathol Lab Med, 2003(12):1413-1420.

48. Sakamoto H, Takenaka M, Ushimaru K, et al. Use of Liquid-Based Cytology (LBC) and cell blocks from cell remnants for cytologic, immunohistochemical, and immunocytochemical diagnosis of malignancy. Open J Pathol, 2012(3):58-65.

第6章　上皮细胞异常：腺上皮细胞

（David C. Wilbur, David C. Chhieng, Barbara Guidos, Dina R. Mody 著）

6.1 上皮细胞异常

腺细胞

• 非典型

- 子宫颈管腺细胞（非特异，否则在注释中说明）

　　- 子宫内膜腺细胞（非特异，否则在注释中说明）

　　- 腺细胞（非特异，否则在注释中说明）

• 非典型

- 子宫颈管腺细胞，倾向于肿瘤

- 腺细胞，倾向于肿瘤

• 子宫颈管原位腺癌（AIS）

• 腺癌

　– 子宫颈管腺癌

　– 子宫内膜腺癌

　– 子宫外腺癌

　– 没有特别指明类型的腺癌

6.2 背景

　　人们通过对子宫颈腺体癌变过程的深入了解和细胞学形态学标准的进一步优化，提高了子宫颈腺上皮癌变判读的敏感性和准确性，促进了检验科室与临床医师之间的沟通，有利于为病人提供更合适的治疗方案。众所周知，子宫颈细胞学主要是针对鳞状上皮内病变和鳞状细胞癌的一项筛查方式，其检测腺上皮病变的相对敏感度受到取样和判读双重因素的制约。

　　子宫颈管原位腺癌（AIS）是与子宫颈高级别鳞状上皮内病变（HSIL）相对应的腺上皮病变，并且是侵袭性子宫颈管腺癌的前期病变。现已证实，大多数侵袭性子宫颈管腺癌和子宫颈管原位腺癌（AIS）与相似类型的人类乳头瘤病毒（HPV）相关。与子宫颈鳞状细胞癌相比，子宫颈腺癌与 HPV18 的相关性更大。用精确定义的标准，子宫颈细胞学检出宫颈管原位腺癌的细胞学判读与组织学诊断结果是比较一致的。然而，不论是组织学或细胞学，现在已确定没有与低级别鳞状上皮内病变（LSIL）相对应的低级别子宫颈管腺上皮病变。在活检诊断为腺体非典型增生的病例中，HPV DNA 的阳性检出率明显偏低，这表明大多数的这类病变可能与子宫颈腺癌的发生无关，而是一种反应性病变。因此，在 Bethesda 系统中未纳入如"子宫颈管腺体非典型增生"和"低级别腺上皮内病变"这样的术语。"非典型子宫颈管上皮细胞，子宫内膜细胞或子宫腺细胞"的定义不是肿瘤的前期病变，只是危险性升高了。

在"非典型性"这一分类中，还要注意以下改变。

· 在本版中取消了所谓"意义不明确的非典型腺上皮细胞"这一术语，以免与鳞状上皮细胞异常的术语（ASC-US）相混淆。

因为临床上对诊断为不同非典型腺上皮细胞的患者会采取不同的检查和治疗方案，所以，应该尽量找出非典型腺上皮细胞的来源（子宫颈管或子宫内膜）。当无法判定其来源时，就使用广义的"非典型腺上皮细胞"（AGC）。

· "非典型子宫颈管腺细胞"和"非典型腺细胞"，应进一步确定是否为"倾向于肿瘤"。"倾向于反应"这一术语，因为有误导倾向而被取消。无特殊确定，可使用"非特异"（NOS）。

· "非典型子宫内膜腺细胞"不再被细分为"倾向于肿瘤"或"倾向于反应"，因为将此类改变再进一步细分缺乏可靠性。

6.3 非典型子宫颈管腺细胞

6.3.1 定义

非典型子宫颈管腺细胞是指细胞核变化程度明显超出反应性和修复性改变，但又缺乏明确的子宫颈管原位腺癌和侵袭性腺癌的特点。

"非典型腺细胞"，应尽可能找出其来源（子宫颈管或子宫内膜）。当无法判定其来源时，使用广义的"非典型腺细胞"（AGC）。"非典型子宫颈管腺细胞"应进一步确定是否为"倾向于肿瘤"。

6.3.2 非典型子宫颈管腺细胞：非特异（NOS）

6.3.2.1 标准

非典型子宫颈管腺细胞呈片状或带状排列，细胞排列轻度拥挤、核重叠或呈假复层化（图 6-1，图 6-2，图 6-4）。

核增大，为正常子宫颈管细胞核的 3 ~ 5 倍（图 6-4）。

细胞核的大小和形状轻度不一致（图 6-3，图 6-5）。

细胞核轻度深染（图 6-7）。

染色质轻度不规则。

偶尔见核仁（图 6-6）。

核分裂罕见。

细胞质可能相当丰富，但核质比（N/C）增高。

常见细胞界限清晰。

与涂片方法相关的标准

液基涂片：

细胞团更圆，显示三维结构，细胞重叠，难以分辨细胞团中心的单个细胞。

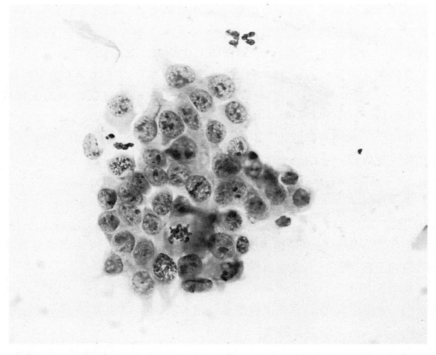

图 6-1　非典型子宫颈管腺细胞，很可能来自子宫颈管上皮细胞的修复过程（传统涂片）。39岁妇女，常规筛查。此图显示细胞呈片，细胞核增大，核质比（N/C）增高，核仁明显，有时可见多核仁和核分裂。随访 3 年，无上皮内病变或恶性病变

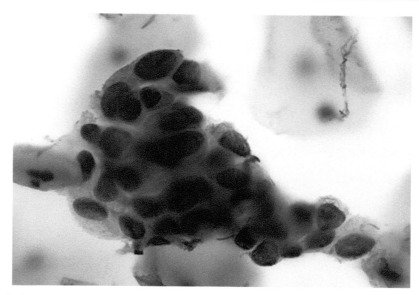

图 6-2　非典型子宫颈管腺细胞，非特异（ThinPrep 液基涂片）。细胞团显示轻度细胞拥挤，轻度核拥挤，核呈圆形至椭圆形，染色质呈"退变"染色反应。随访组织活检为输卵管型上皮化生。此图显示终板及纤毛不明显。输卵管型上皮化生的一个重要特点为染色质分布均匀，呈细颗粒状

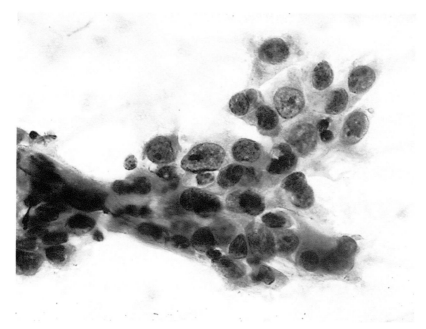

图 6-3　非典型子宫颈管腺细胞，可能与放射治疗有关（传统涂片）。54 岁妇女，因宫颈癌接受了 4 个月的放射治疗。腺细胞呈片状，核增大，核大小明显不一致，核仁明显，细胞界限清晰。随诊结果为无上皮内病变或恶性病变

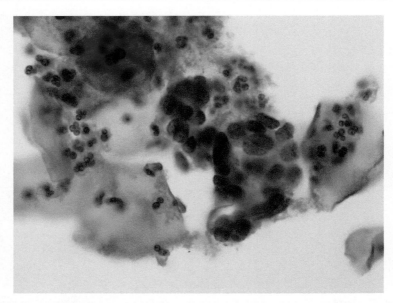

图 6-4　非典型子宫颈管腺细胞，非特异（ThinPrep 液基制片）。子宫颈管细胞呈团，显示细胞拥挤，核增大、重叠，细胞核的形状轻度不一致。此图在 11 时钟区域可见一不明显的"菊形团"状排列。随访组织活检为子宫颈原位腺癌和高级别鳞状上皮内病变（HSIL）。此图含有 3 ～ 4 个非典型子宫颈管腺细胞小团，显示子宫颈管原位腺癌。此图中没有显示 HSIL 的细胞病变（HSIL 的细胞病变显示在此涂片的其他区域）

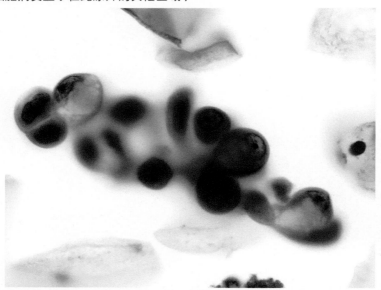

图 6-5　反应性腺细胞变化，与宫内节育器有关（SurePath 液基涂片）。45 岁妇女，放置宫内节育器。此图显示一细胞团，似子宫颈管细胞，核增大，可见核仁，胞质空泡化，符合放置宫内节育器之改变。如果缺乏临床病史，这些改变可能会被认为是非典型子宫颈管腺细胞，非特异

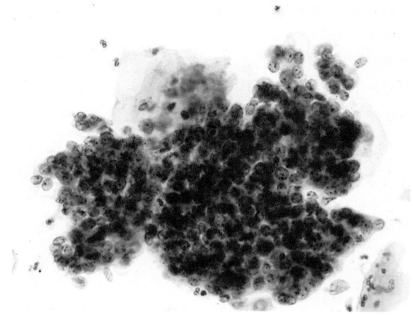

图 6-6 非典型子宫颈管腺细胞，非特异（传统涂片）。此图显示核拥挤、重叠，核增大，可见核小体及小核仁。随访组织活检为子宫颈高级别鳞状上皮内病变（HSIL）累及子宫颈腺体

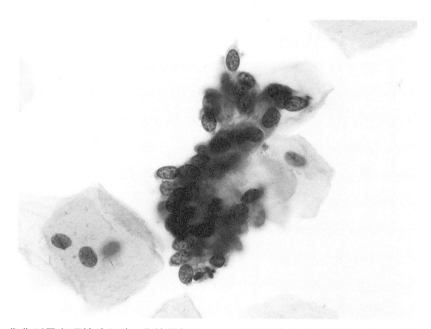

图 6-7 非典型子宫颈管腺细胞，非特异（ThinPrep 液基涂片）。此图显示一子宫颈管腺细胞团，核深染，细胞团边缘局部似羽毛状，核轻度重叠。筛查判读为非典型子宫颈管腺细胞（非特异），随访检查为正常反应。回顾性重复阅片片，视为染色过深而导致核深染，引起过度判读

6.3.3 非典型子宫颈管腺细胞，倾向于肿瘤（图 6-8 至图 6-10）

6.3.3.1 定义

细胞形态学变化，无论在量和质上均不足以判读为子宫颈管原位腺癌或侵袭性腺癌。

6.3.3.2 标准

病变细胞排列呈片状、条带状，核拥挤、重叠，可见假复层柱状结构（图 6-8 至图 6-9）。

偶见细胞团呈现"菊形团状"（腺体结构）或者边缘似羽毛状（图 6-10）。

核增大，常可见核拉长轻度核深染。

染色质呈粗颗粒状，分布不均匀。

偶见核分裂以及细胞凋亡碎片。

核质比增高。

细胞境界不规则。

与涂片方法相关的标准

液基涂片：

细胞团可呈三维结构，非常密集多层的细胞结构遮盖住细胞团片中央部分细胞核的细节。

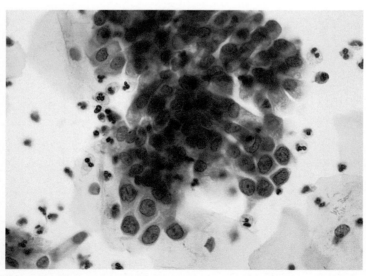

图 6-8　正常子宫颈管细胞显示"颈管刷反应"（SurePath 液基制片）。此图显示一子宫颈管细胞团，细胞大小相同，分布均匀，染色质细颗粒状，细胞界限清晰，显示良性反应性改变。此涂片的其他区域显示许多类似细胞团。子宫颈管刷取样时用力过大是引起此改变的原因

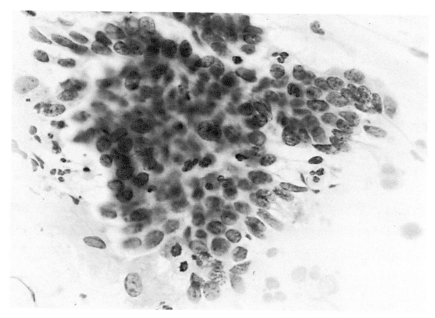

图 6-9 非典型子宫颈管腺细胞，倾向于肿瘤（传统涂片）。29 岁妇女，常规筛查。细胞排列呈拥挤片状，核质比增高，可见核分裂。注意细胞团边缘似羽毛状。随访为子宫颈管原位腺癌

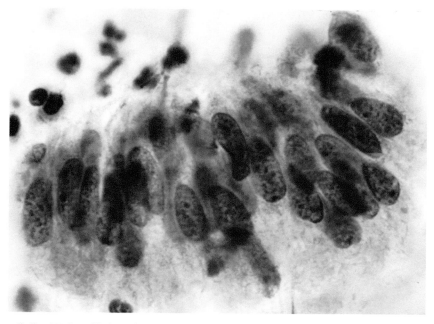

图 6-10 非典型子宫颈管腺细胞，倾向于肿瘤（传统涂片）。子宫颈管假复层柱状上皮细胞团片呈条带状，细胞核增大，拉长，颗粒状染色质分布均匀

6.3.4 注释

在各种子宫颈管和子宫内膜良性病变过程中，子宫颈管腺体和子宫内膜腺体可能会出现各种各样的细胞改变。这些反应性改变是非特异的，但其细胞形态特征可貌似子宫颈腺上皮肿瘤。反应性子宫颈管细胞的特征是细胞呈蜂窝状或片状排列，胞质丰富，细胞边界清晰，很少核重叠。细胞有一定的多形性，大小不一及核增大；但是，核仍呈圆形或卵圆形，核膜光滑，染色质呈细颗粒状且分布均匀。在炎症和修复病例的涂片中更易见到明显的核仁以及多核。细胞质内黏液可能减少，并使得细胞团中核染色显的过深。这些反应性变化应归类于"无上皮内病变或恶性病变"，而不是"非典型子宫颈管腺细胞"（图 2-4，图 2-32，图 2-33）。

"非典型子宫颈管腺细胞"这一诊断所适用的病例仅达到部分子宫颈管原位腺癌或侵袭性腺癌的部分诊断标准。这些特征包括核增大、排列拥挤、大小不一，染色过深，染色质分布不均匀和核分裂。一些非肿瘤性病变也可有非典型细胞改变，导致判读困难。这些非肿瘤性的改变包括子宫下段的取样、输卵管型上皮化生、修复、子宫颈管息肉、微小腺体增殖、Aria-Stella 反应和电离放射效应等。

子宫颈管刷取样时用力过大，可刷下大片完整深染的正常子宫颈管细胞，制片后，造成所谓"子宫颈管刷效应"的人工假象（图 6-11）。这些深染的细胞团，由

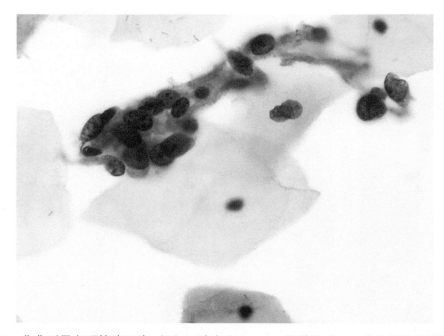

图 6-11　非典型子宫颈管腺细胞，倾向于肿瘤（ThinPrep 液基涂片）。非典型子宫颈管细胞核呈圆形或卵圆形，核增大、拥挤，不规则排列，偶见核仁。此图显示一"菊形团状"排列的细胞团。随诊结果为子宫颈管原位腺癌

于不能看清位于中间的细胞，常会引起检查者的关注。在做出"非典型细胞"判读前，应根据肿瘤腺体或鳞状上皮内病变的细胞核和细胞团结构特点，做出慎重评价。

输卵管型化生细胞通常被归为"无上皮内病变或恶性病变"（NILM）。然而，在判读子宫颈腺体病变时，这也是个常见的陷阱。因此，只有所见变化的非典型程度大到可以怀疑肿瘤时，才能判读为"非典型子宫颈管腺细胞"。输卵管型化生细胞的核常增大，染色过深及假复层化，酷似子宫颈管原位腺癌（AIS）的细胞改变（图6-12至图6-14）。然而，输卵管型化生细胞的核呈圆形或卵圆形，染色质颗粒更细且分布均匀。与典型的子宫颈管原位腺癌细胞相比较，输卵管型化生细胞也可出现似羽毛状边缘，"菊形团"状排列和核分裂，但并不常见。在高倍镜下，判读输卵管型化生细胞的一个最有用的准则是细胞团边缘有明显的终板和纤毛。尽管异常细胞可罕见纤毛的存在（已经在腺瘤章节描述），但在绝大多数情况下，终板和纤毛意味着良性病变。此外，输卵管型化生细胞可见混合有杯状细胞和纤细的"钉状"细胞（图6-14，图2-19至图2-21，表6-1）。然而，需要注意的是，输卵管型化生在子宫颈管偏上部和子宫下段是很常见的，可与子宫颈肿瘤共存。因此，如果有非典型细胞存在，共存的输卵管型化生细胞不能排除非典型细胞或肿瘤的判读。

6.3.5 貌似非典型腺细胞的细胞（图6-12至图6-14）

6.3.5.1 高级别鳞状上皮内病变（图5-15至图5-17，图5-25，图5-29，图5-31，图5-33，图5-34）

当高级别鳞状上皮内病变（HSIL）累及子宫颈腺体时，细胞团形态可貌似腺上皮病变（图6-6）。细胞团中细胞排列拥挤，核质比高，核深染及染色质呈粗颗粒状。除经典形态描述外，当HSIL累及子宫颈管腺体时，可见核仁。细胞质常没有特殊变化。细胞团的周边细胞呈扁平化，在细胞团内丧失极性，以及背景有单独散在的异常鳞状细胞都是HSIL的特性（图5-15至图5-17，图5-25，图5-29，图5-31，图5-33和图5-34）。当HSIL累及子宫颈管腺体时，鳞状细胞排列缺乏子宫颈管原位腺癌的组织学特性：比如羽毛状、"菊形团"状排列和假复层栅栏柱状的细胞。同时，如子宫颈腺体在细胞团内仍然保持细胞的极性，则倾向于子宫颈腺体病变而不是HSIL，后者没有这些特征（表6-1，图6-23，图6-24，图6-26）。

表 6-1 子宫颈管原位腺癌 / 非典型腺细胞和貌似病变

细胞的特征	子宫颈管原位腺癌	高级别鳞状上皮内病变	修复性改变	输卵管型化生	直接采样的子宫内膜 / 子宫内膜异位症
细胞的数量	多	通常多	偶见组织碎片	偶见	细胞团少 / 可变化的
核深染拥挤的细胞团	多	可见 多	无	罕见	有 / 可很多
片状或条带状排列	多，羽毛状 / 三维结构	可见细胞合胞体	扁平片状	无 / 罕见	有，三维结构
核拥挤，重叠	有	有	无	有，不多	有
垂直的核极向	有	无	无	有	可有
染色深	有	有	无	轻度	轻度
细胞核的形状	卵圆形，核拉长	圆 / 不规则形	圆形	卵圆形 / 雪茄形	卵圆形 / 雪茄形
边缘似羽毛状	有	无 / 焦点状	无	偶见	无 / 偶见
条带状	有	无	无	有	有
菊形团状	有	无	无	无	可见 / 腺开口状 / 管状
终板和纤毛	无	无	无	有 / 诊断特异性	罕见 / 可见
梭形间质	无	无	无	无	有
核分裂 / 细胞凋亡	有	可有	偶见	偶见	可有
p16 特征	弥漫性阳性反应	弥漫性阳性反应	阴性	小片状染色	小片状 / 焦点状 / 偶见腺细胞染色

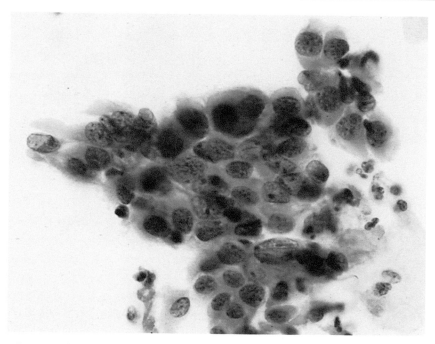

图 6-12 非典型子宫颈管腺细胞，很可能为输卵管型化生（传统涂片）。38 岁妇女，常规筛查。成片的细胞，核增大，大小不一，有些核拥挤、重叠。注意细胞团上部边缘有纤毛。随访活检证实为输卵管型化生

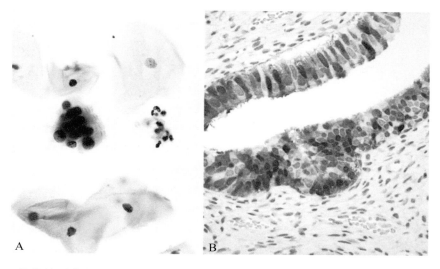

图 6-13 输卵管型化生。A. 输卵管型化生呈条带状，细胞团中可见假复层柱状上皮细胞核（ThinPrep 液基涂片）。注意细胞边缘有明显的终板和纤毛。B. p16 免疫组织化学染色（活检 H&E），部分输卵管型化生细胞呈阳性反应，而子宫颈管原位腺癌细胞则呈弥漫性阳性反应（图 6-20）

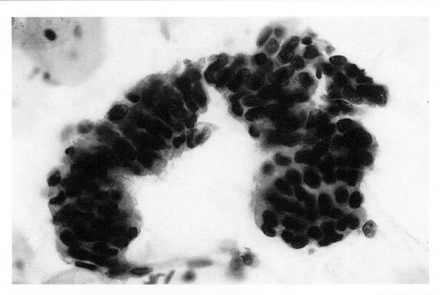

图 6-14　非典型子宫颈管腺细胞，很可能为输卵管型化生（传统涂片）。输卵管型化生细胞团可能会误认为是子宫颈管原位腺癌细胞。须注意到黏液杯状细胞覆盖部分输卵管型化生细胞的核，呈现细胞类型的多样性（杯状细胞，纤毛细胞和钉状细胞），部分输卵管型化生细胞的核淡染或出现"退变"染色反应，以及缺乏子宫颈管原位腺癌细胞的单一性改变（与图 6-21 比较）

6.4 非典型子宫内膜腺细胞（图 6-15 至图 6-18）

6.4.1 定义

　　良性与非典型子宫内膜腺细胞形态学的区别主要是基于核增大的程度。非典型的子宫内膜细胞，通常不进一步使用"倾向于肿瘤"的分类，因为这是很难掌握且重复性较差。但是，如果有临床提供的所见／病史，在注释中可补充（如宫内节育器的存在，息肉等）。

6.4.2 标准

非典型子宫内膜腺细胞的细胞团小，每团常为 5 ～ 10 个细胞（图 6-15，图 6-18）。

核与正常子宫内膜细胞相比，轻度增大。

核染色稍深。

染色质分布不均一。

偶见小核仁（图 6-16）。

胞质少，偶见空泡（图 6-17）。

细胞境界不规则。

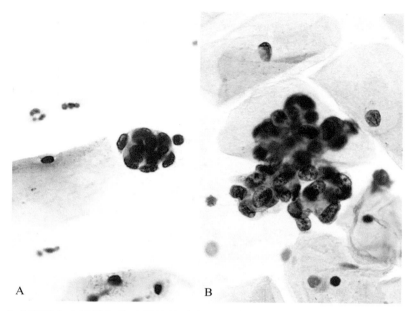

图 6-15 非典型子宫内膜腺细胞（传统涂片）。82 岁妇女，绝经后出血。小细胞排列呈三维结构，核轻度深染，可见小核仁，偶见胞质空泡。A. 小细胞团显示细胞拥挤；B. 一细胞团显示细胞相对松散。随诊结果为子宫内膜增殖

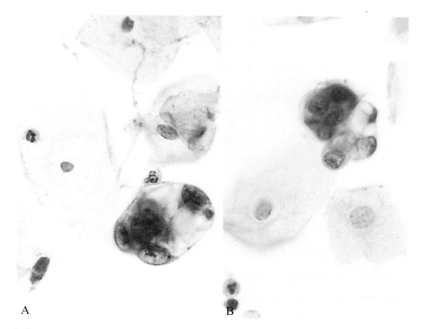

图 6-16 非典型子宫内膜腺细胞（ThinPrep 液基涂片）。小细胞团显示核轻度增大，可见小核仁以及胞浆空泡。A. 63 岁妇女，随诊结果为子宫内膜腺癌Ⅰ级；B. 55 岁妇女，随诊结果为子宫内膜增殖

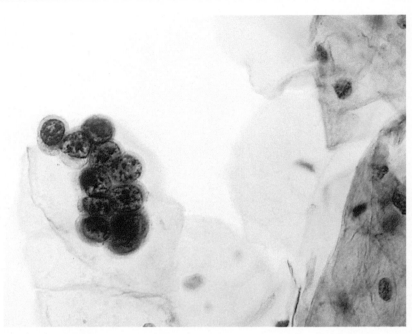

图 6-17   非典型子宫内膜腺细胞（ThinPrep 液基涂片）。63 岁妇女，绝经后出血。小细胞排列拥挤，核轻度增大，呈圆形或卵圆形，可见小核仁以及胞质细空泡。随诊结果为子宫内膜腺癌 Ⅰ 级

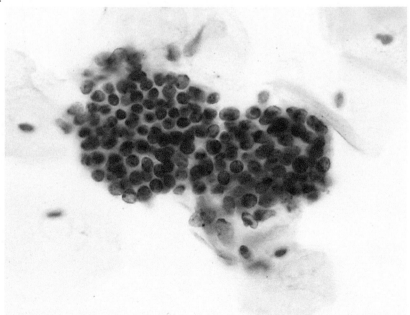

图 6-18   非典型子宫内膜腺细胞（ThinPrep 液基涂片）。53 岁妇女，接受激素替代治疗。细胞团呈三维结构，核拥挤，圆形或卵圆形。随诊结果为子宫内膜增殖

与涂片方法相关的标准

液基涂片：

核深染可能更明显。

核仁可能更明显。

6.4.3 注释

非典型子宫内膜细胞，常见于子宫内膜息肉、慢性子宫内膜炎、放置宫内节育器（IUD）、子宫内膜增殖或子宫内膜癌（图 6-16）。在液基涂片中，应谨慎地判读非典型子宫内膜细胞，因为脱落或月经期的子宫内膜细胞的核大小及形状的多形性与传统涂片相比更显著（图 3-2，图 3-4）。这些变化可能是由于制片的改进，清除了月经期标本的血液、炎症和碎片，提高了脱落变质的子宫内膜细胞的可视度。因此，不应过分判读为"非典型"。在这种情况下，临床资料可能有助于正确地判读。在"双轮廓细胞球"中，背景含有子宫内膜间质细胞可有助于鉴别。

子宫颈切除术后的子宫内膜/颈管腺细胞（图 6-19，图 2-7 至图 2-9，图 3-5），在不了解病史的情况下，会被误认为非典型腺细胞。有助于鉴别的形态特征包括管状腺体以及共存的双极子宫内膜间质细胞。在没有间质细胞的情况下，低倍镜下显示腺体簇没有羽毛状周边也是一个形态特征。

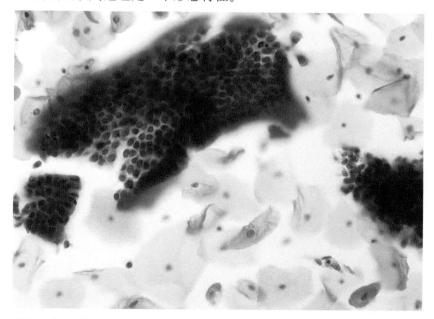

图 6-19　子宫颈切除术后直接采样的管状子宫内膜腺体与相邻的子宫内膜间质（SurePath 液基涂片）。子宫内膜管状腺体是子宫内膜直接取样的证据之一。子宫内膜间质由梭形细胞组成，并可以在液基涂片中与腺体分离

　　剩余的液基细胞学样本可制成细胞块来帮助鉴别非典型腺细胞的来源，包括月经期脱落的细胞，直接取样的子宫内膜或输卵管化生细胞。苏木精和伊红（H&E）染色的切片和免疫细胞化学染色，如p16，可以帮助鉴别紧密细胞团的来源（图6-20）。

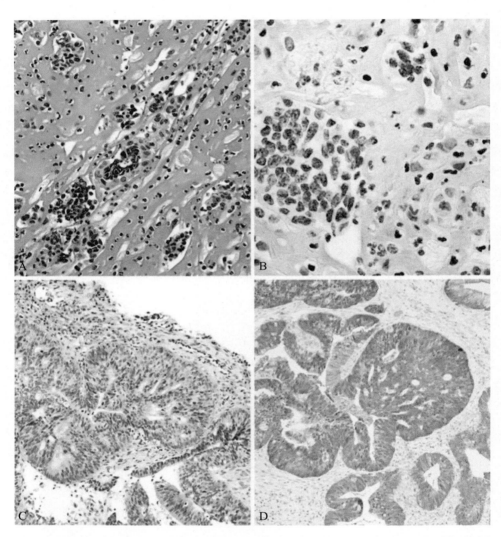

图6-20　良性的子宫内膜组织和子宫颈管原位腺癌比较，显示不同的p16免疫组化染色特性。A.脱落的子宫内膜细胞（细胞块 H&E），B.脱落的子宫内膜细胞（细胞块 p16免疫组化染色），C.子宫颈管原位腺癌（活检 H&E）以及 D.子宫颈管原位腺癌（活检 p16免疫组化染色）。子宫颈管原位腺癌显示 p16弥漫阳性，脱落的子宫内膜细胞显示 p16基本上染色阴性。用细胞学标本剩余的材料制成的细胞块可用于免疫组化染色（比较图 6-13的良性输卵管化生 p16免疫组化染色模式）

6.5 非典型腺细胞的处理

基于 2001 年 Bethesda 诊断系统，美国阴道镜及子宫颈病理学学会（ASCCP）2012 年共识规范了对患腺细胞异常妇女的初期检查及后继处理的指南。

除了非典型子宫内膜腺细胞外，所有类别非典型腺细胞的初始处理，都是用阴道镜子宫颈取样。35 岁以上的妇女，如有患子宫内膜癌风险，应进行子宫内膜取样。那些有非典型子宫内膜腺细胞的病人，应进行子宫内膜和子宫颈取样，如果有子宫内膜病变，就延后阴道镜检查。有非典型腺细胞的病人，其处理方式取决于初始采样的细胞学检查结果。重复细胞学检查不能作为复查手段，因为非典型腺细胞的病人可能有潜在的鳞状上皮和腺上皮的癌前病变和侵袭性病变。如果初始检查未发现侵袭性病变，而细胞学检查发现有非典型腺细胞或非典型颈管腺细胞，倾向于肿瘤或子宫颈原位腺癌，这些妇女则应该进行诊断性活检手术。

2012 年 ASCCP 指南不建议对有非典型子宫内膜腺细胞的妇女做 hrHPV 检查。美国近年来 2 项大型研究显示，25% 的非典型腺细胞病人是 hrHPV 试验阳性。最常见的 hrHPV 基因型是 18/45，其次是 16。总体而言，HPV 基因型 16 和（或）18 占所有 HPV 阳性的非典型腺细胞病例的 20% ～ 53%。很少有研究涉及非典型腺细胞子类别中 hrHPV 的阳性率。总体而言，约 50%HPV 阳性的非典型腺细胞病人都有严重的上皮内病变（如 HSIL，AIS 或子宫颈腺癌）。相反，不到 5%HPV 阴性的非典型腺细胞病人有与 HPV 关联的癌前病变 / 癌症相关疾病。终上所述，hrHPV 阳性的非典型腺细胞病人更可能有子宫颈病变，如原位腺癌、子宫颈腺癌、鳞状上皮内病变或鳞状细胞癌。hrHPV 阴性的非典型腺细胞病人则更可能有子宫内膜癌、子宫外癌症或良性反应性改变，如子宫颈或子宫内膜息肉。

6.6 非典型腺细胞报告的阳性率和结果

由美国病理学家学会（CAP）出版的细胞学实验室评审报告显示，在传统涂片和液基制片的标本中，非典型腺细胞的报告阳性率的中间值为 0.1% ～ 0.2%，最低为 0，最高为 0.8%。随访结果显示，10% ～ 40% 的非典型腺细胞病人都有高级别上皮内病变，并且子宫颈鳞状上皮病变（HSIL/CIN2 ～ 3）常多于腺上皮病变。此外，HSIL 经常与 AIS 共存。

6.7 子宫颈管原位腺癌 [（AIS）图 6-21 至图 6-32]

6.7.1 定义

高级别子宫颈管腺上皮病变的特征为核增大、染色过深、染色质异常、核复层化和核分裂增多，但无侵袭性。

6.7.2 标准

细胞排列呈片状、簇状、假复层细胞条带状和菊形团状，核拥挤、重叠，失去明确的蜂窝状结构。可见单个异常细胞，但不常见（图6-21，图6-23至图6-25，图6-29，图6-30）。

一些细胞显示出明确的柱状形态。

细胞团有呈栅栏状排列的细胞核及带状胞质从细胞团周边伸出（"羽毛状"）。

细胞核增大，大小不一，呈卵圆形或变长。

核染深，染色质呈粗颗粒状且均匀分布。

核仁通常小或不明显。

核分裂和凋亡小体常见。

核质比增高，胞质量及胞质内黏液减少。

背景干净（无肿瘤性坏死，虽然可以存在炎性细胞碎片）。

如果同时伴有鳞状上皮病变，可见到异常鳞状上皮细胞。

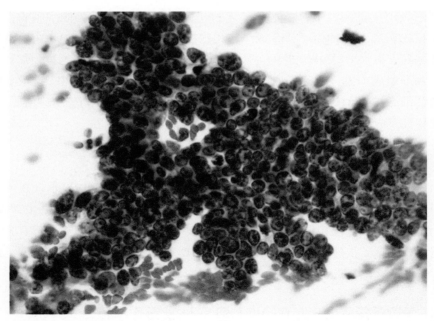

图6-21　子宫颈管原位腺癌（传统涂片）。细胞拥挤成片，核增大，染色过深，核质比增高，细胞团周边呈羽毛状。注意与输卵管型化生细胞的多种核变化相比，子宫颈管原位腺癌显示出细胞核的单一性和染色过深（与图6-12和图6-14比较）

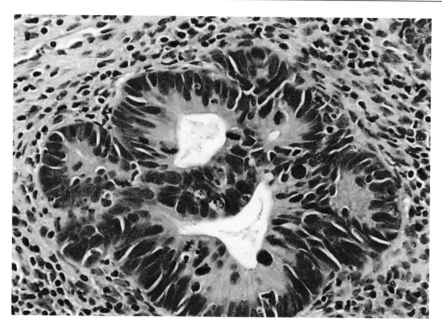

图 6-22　子宫颈管原位腺癌（组织学切片，H&E）

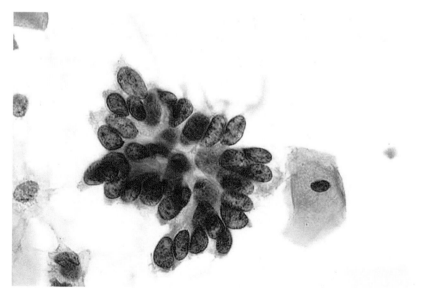

图 6-23　子宫颈管原位腺癌(传统涂片)。典型的卵圆形核，拥挤重叠，深染，染色质呈粗颗粒状，均匀分布。细胞团呈现明显的腺体状排列（菊形团）

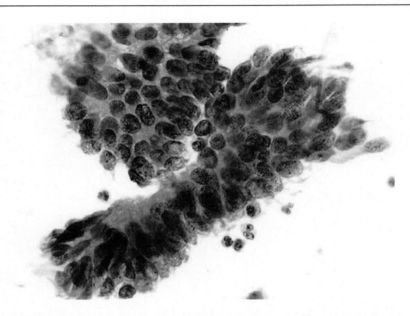

图 6-24　子宫颈管原位腺癌（传统涂片）。假复层排列的细胞团排列拥挤，核增大，周边呈羽毛状

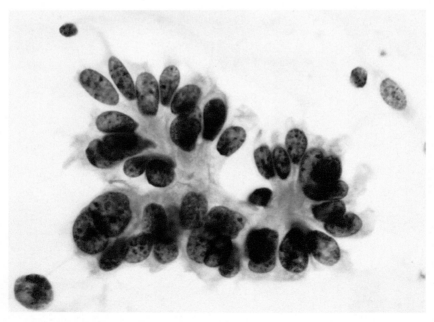

图 6-25　子宫颈管原位腺癌(传统涂片)。细胞团呈"菊形团"状排列，核卵圆形或拉长，核深染，染色质呈颗粒状，均匀分布

与涂片方法相关的标准

液基涂片：

较易发现单个完整细胞。

核深染排列拥挤的细胞团，体积较小，细胞深染，较致密，更常见三维结构，伴有较光滑而明确的边缘。

假复层细胞条带，常呈现短"鸟尾"状排列[（特别是在液基涂片）图6-26，图6-27]。

细胞团的周边部呈羽毛状、菊形团状和细胞条带等更精细的结构。

核染色质可能粗糙或细颗粒状。

核仁可能更常见（图6-28）。

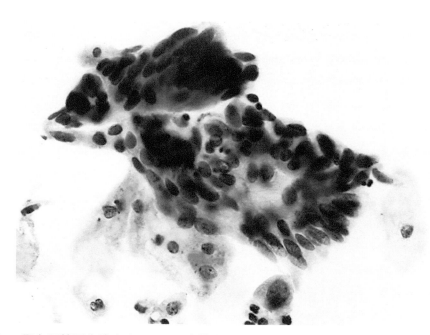

图 6-26 子宫颈管原位腺癌（SurePath 液基涂片），64 岁妇女，曾有细胞学异常病史。在液基涂片中，细胞团更易呈三维结构，其边缘更明确，较光滑，羽毛状表现更精细。随诊结果为子宫颈管原位腺癌伴有小侵袭灶

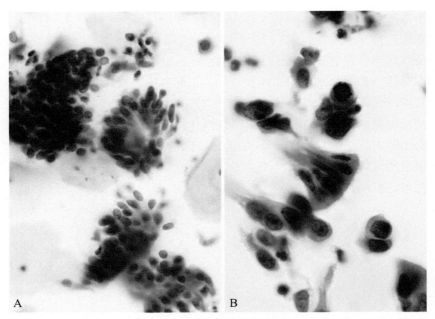

图 6-27　子宫颈管原位腺癌（SurePath 液基涂片），25 岁妇女，常规筛查。液基涂片中，假复层条带状排列的细胞经常呈短"鸟尾样"结构（图 B）。羽毛样形态虽然不如在传统涂片中明显，但也可在液基涂片上见到（图 A）。随诊结果为子宫颈管原位腺癌

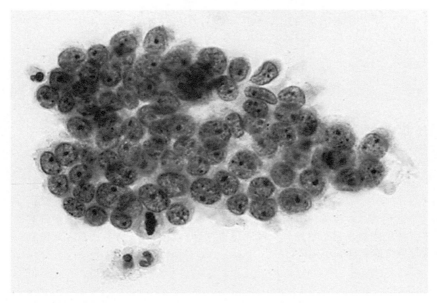

图 6-28　子宫颈管原位腺癌（ThinPrep 液基涂片），子宫颈管原位腺癌偶可见核仁，必须与侵袭性子宫颈管腺癌相鉴别（图 6-40）

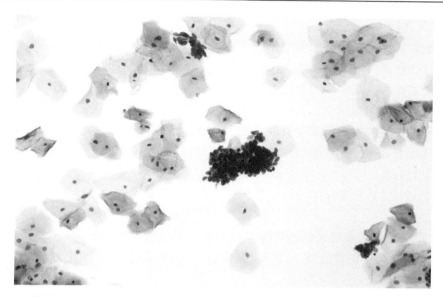

图 6-29　低倍镜下子宫颈管原位腺癌（ThinPrep 液基涂片）。图的中央可见拥挤的细胞团，核染色深，核拥挤，细胞团周边呈羽毛状。图像的上方可见一小细胞条，核拥挤、重叠和深染。低倍镜下，拥挤细胞团往往是腺体病变的早期线索

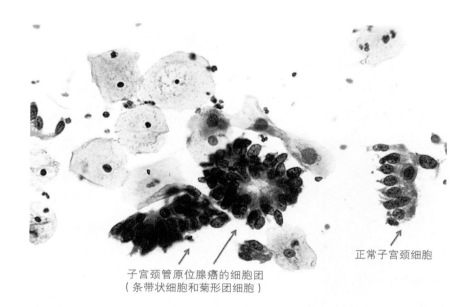

子宫颈管原位腺癌的细胞团
（条带状细胞和菊形团细胞）

正常子宫颈细胞

图 6-30　良性和肿瘤性颈管腺细胞（ThinPrep 液基涂片）。在图的右侧显示正常子宫颈细胞，细胞核质比低，无核重叠。图像的左侧是子宫颈管原位腺癌的细胞团，呈条带和菊形团，细胞核质比高，核深染、拥挤重叠，边缘似羽毛状

6.7.3 注释

在细胞学上判读子宫颈管原位腺癌可能是很困难的，只有在有足够的证据时才能作出这一判读。对有疑问的病例，应判读为"非典型子宫颈管/腺细胞，倾向于肿瘤"。

在液基涂片，高密度细胞团难以判读，细胞核则更难看清。仔细推敲，特别是仔细观察细胞团周边细胞，是判定这些细胞是否为腺上皮的关键。以上所描述的子宫颈管原位腺癌的判读标准是针对常见的子宫颈管原位腺癌类型的。子宫颈管原位腺癌的其他变异型，如黏液型、肠型（图6-31）、子宫内膜型（图6-32）及透明细胞型，具有彼此不同的形态学特征。尽管少见，子宫内膜型宫颈管原位腺癌常被误判，因其病变细胞比其它变异型的肿瘤细胞更小，所以常被误判为良性子宫内膜细胞。

6.7.4 子宫颈管原位腺癌的处理

2012年，美国阴道镜及子宫颈病理学学会（ASCCP）提出了针对子宫颈管腺细胞异常的诊疗原则。

对细胞学诊断为子宫颈管原位腺癌的病人，应首先进行阴道镜检查和子宫颈活检。不建议做HPV检测，因为HPV阴性结果不能排除患病或取样误差的可能性。因此，HPV检测阴性结果不能改变最初的处理原则。如果患者超过35岁或者有子宫内膜

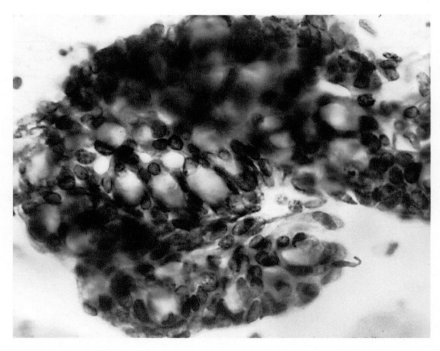

图6-31　子宫颈管原位腺癌，肠型（传统涂片）。细胞显示核拥挤、重叠和拉长。注意有大量杯状细胞

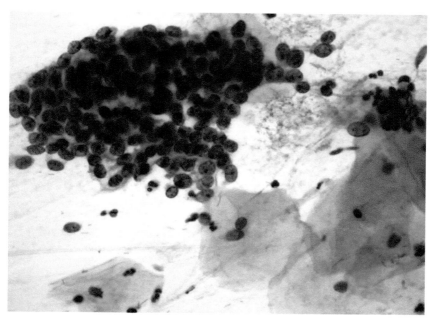

图 6-32　子宫颈管原位腺癌，子宫内膜型（传统涂片）。子宫内膜型的子宫颈管原位腺癌具有通常类型子宫颈管原位腺癌的特征，但胞核较小（与图中的中层细胞核对比）。由于其胞核较小，子宫内膜型的子宫颈管原位腺癌会被误诊为是直接采样的良性子宫内膜。注意，细胞团的整体结构和间质细胞缺失有助于鉴别诊断

病变的症状（如阴道出血或慢性不排卵的症状），应再增加子宫内膜取样。如果在初步检查中没有发现明确的侵袭性病变，建议做诊断性宫颈切除。如果阴道镜下活检确定为子宫颈管原位腺癌，首选的治疗方法是全子宫切除术。如果需要保留生育能力，则可选择局部切除手术（如冷刀或 LEEP 切除），并评估切缘。如果切缘仍有子宫颈管原位腺癌，建议再切除。因为有些子宫颈管原位腺癌可能是多灶性病变，阴性的切缘也不能保证病变完全切除干净，因此后续随访很重要。建议在手术后 6 个月复查时，进行阴道镜检查及宫颈管采样。如果没有做子宫全切，患子宫颈管原位腺癌的女性需长期随访。妊娠和年轻病人（年龄 21 ～ 24 岁）等特殊情况也应遵循子宫颈管原位腺癌诊疗原则。

6.8 子宫颈鳞状上皮内病变和腺上皮病变同时存在（图 6-33，图 6-34）

在判读子宫颈管原位腺癌时，应想到子宫颈腺体和鳞状上皮病变共存的可能性（图 6-33，图 6-34）。在一些研究中，多达一半的子宫颈管原位腺癌病变有共存的子宫颈鳞状上皮内病变，通常是高级别病变。细胞质特征和细胞排列常可鉴别这两种病变。

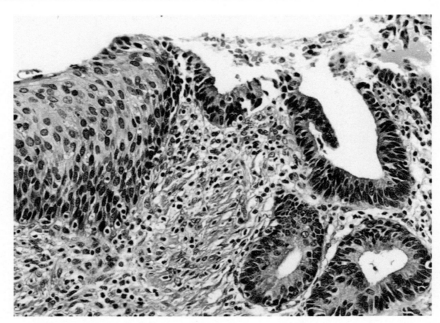

图 6-33　AIS 和 HSIL 同时存在（组织学切片，H&E）。在图的左侧，可见 HSIL。图的右侧可见 AIS（2001 年美国临床病理学协会，经许可后引用）

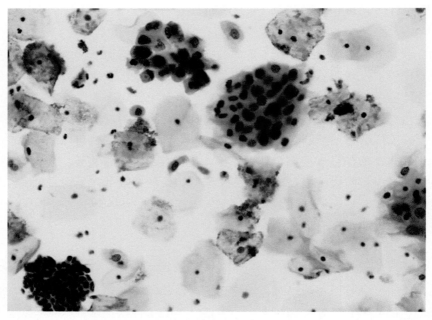

图 6-34　AIS 和 HSIL 同时存在（ThinPrep 液基涂片）。在图的 11 ~ 12 时方位可见 HSIL，在图的 3 时方位可见 LSIL，7 ~ 8 时方位可见子宫内膜型 AIS，3 种病变都在一个中等视野内。注意 AIS 细胞团的特征在于外围细胞羽化和较小的细胞核。随访显示 HSIL 和 AIS 同时存在

6.9 腺癌

6.9.1 子宫颈管腺癌（图 6-35 至图 6-45）

细胞学判读标准与子宫颈管原位腺癌相同，但有侵袭特征（图 6-35）。

6.9.1.1 标准

大量异常细胞，典型的细胞呈柱状。

细胞以单个散在，两维片状或三维团簇结构，合体聚集现象常见（图 6-37）。

核增大、多形性、染色质分布不均，染色质空亮，核膜不规则（图 6-36）。

核仁大。

胞质通常有细小空泡。

常见肿瘤素质。

可见异常鳞状细胞，表明同时存在鳞状上皮病变或腺癌伴有部分鳞状上皮分化。

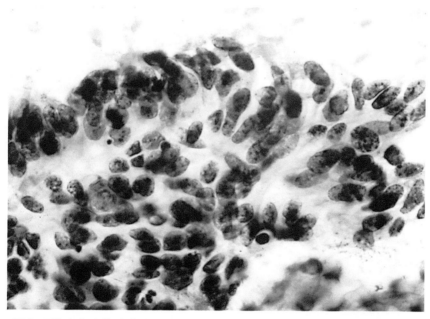

图 6-35 子宫颈管腺癌（传统涂片）。32 岁妇女，子宫颈和盆腔检查异常。细胞学形态与子宫颈管原位腺癌相同。随访结果为侵袭性子宫颈管腺癌

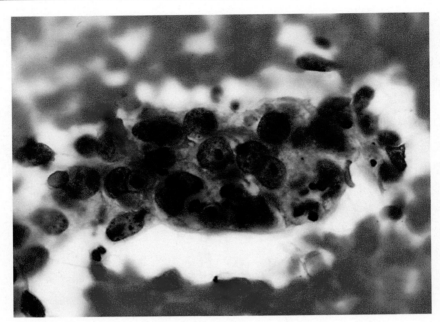

图 6-36　子宫颈管腺癌(传统涂片)。核增大,多形性,染色质分布不均,核仁明显,可见大核仁。细胞质呈细空泡状。注意背景中有明显出血

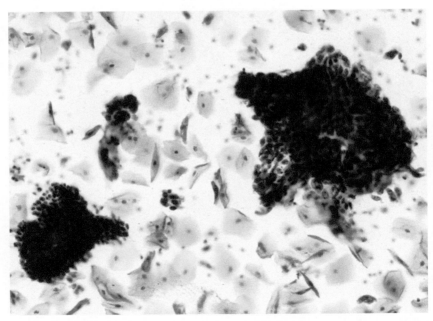

图 6-37　子宫颈管腺癌(SurePath 液基涂片)。大细胞团增厚呈三维结构,这使得对结构的分析更困难,也看不清细胞核的形态

与涂片方法相关的标准

液基涂片：

细胞团往往排列更紧密，呈球形和三维团簇；细胞团中央部分的核可以被完全地遮蔽。

单个散在的异常细胞更为常见。

染色质常见细空泡化，分布不均和染色质空亮（图 6-39）。

核仁更明显（图 6-38）。

肿瘤素质不明显。肿瘤素质是指黏附于单个散在异常细胞或细胞团簇表面的蛋白质和炎症细胞碎片，这些形态特征被称为"黏附素质"（图 6-40）。SurePath 液基涂片中可见更精细的"棉花糖"样的素质（图 6-41）。

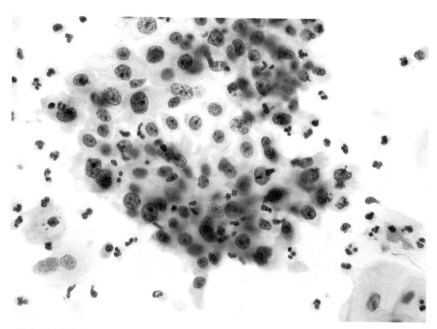

图 6-38　子宫颈管腺癌（SurePath 液基涂片）。细胞团显示腺体结构和细胞核增大，染色质分布不均，核仁明显，可见大核仁。此细胞团显示明确的细胞质边界，类似修复变化，这往往也是鉴别诊断中的一个难题

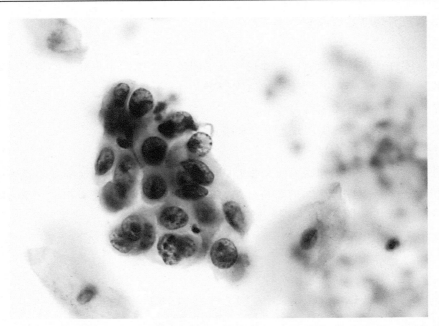

图 6-39　子宫颈管腺癌（ThinPrep 液基涂片）。46 岁妇女。细胞核呈泡状且染色质分布不均，染色质空亮，可见大核仁。随访结果为侵袭性子宫颈管腺癌

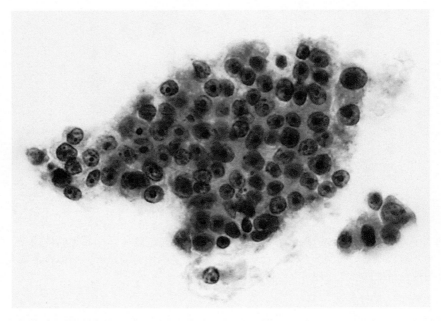

图 6-40　子宫颈管腺癌（ThinPrep 液基涂片）。39 岁妇女，月经周期的第 12 天。在液基薄层涂片中，坏死性肿瘤素质可能不明显，常黏附于异常细胞外围。随访结果为侵袭性子宫颈管腺癌

6.9.1.2 注释

如果有肿瘤素质、核空亮、染色质分布不均或大核仁时，应考虑子宫颈侵袭性腺癌的可能性。但是在分化好的肿瘤中，肿瘤素质和大核仁形成的机会很小。不同组织学类型的侵袭性子宫颈管腺癌的细胞学特征已有描述。熟悉并区分绒毛状子宫颈管腺癌很重要，因为与其他类型相比，此型常见于年轻女性，且仅有浅表侵袭。因此，仍然渴望生育的此型腺癌患者，如其临床分期不高，应采取保守治疗。此型腺癌是一种高分化癌，常显示假复层上皮细胞条带，排列成大分支状组织碎片或球状（图 6-42）。

在细胞学标本中，鉴别黏液癌 [微偏腺癌或高分化黏液腺癌（恶性腺瘤）] 比较困难。此腺癌呈胃型分化，通常与 HPV 无关。因此，hrHPV 检测和 p16 免疫组化染色阴性。此恶性腺瘤的细胞核异型性不明显，低核质比，细胞质含有丰富的黏液或杯状细胞分化。有时，胞质带淡黄色，类似于胃小凹上皮细胞。大片异常细胞，核拥挤，肿瘤素质，背景黏液，以及偶见的高度异型细胞，都有助于作出正确的判读（图 6-43 至图 6-45）。

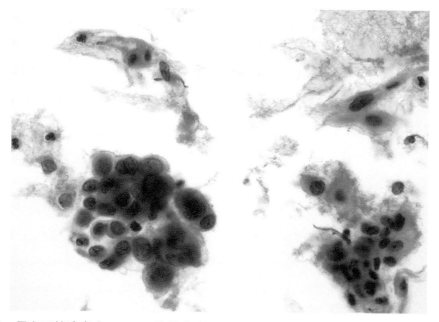

图 6-41 子宫颈管腺癌（ThinPrep 液基涂片）。注意恶性细胞周围突出的束状或泡沫状的肿瘤素和存在于背景中的凝结物。由于材料的迅速固定，这种类型的肿瘤素在液基涂片中经常看到

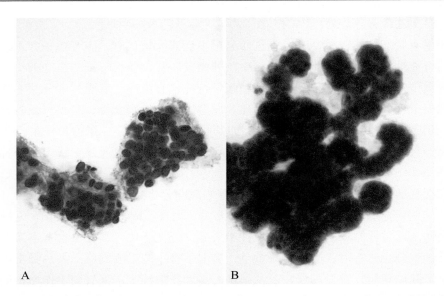

图 6-42　子宫颈管腺癌，绒毛腺型（ThinPrep 液基涂片）。绒毛状子宫颈管腺癌是一种罕见的肿瘤，显示大细胞团，细胞核拥挤，正常蜂巢状排列消失，显示乳头状细胞团的形态特征。绒毛状子宫颈管腺癌的细胞学异型性往往很小（A）。因此，强调低倍镜视野观察这种肿瘤的异常乳头状细胞团的形态特征是很重要的（B）

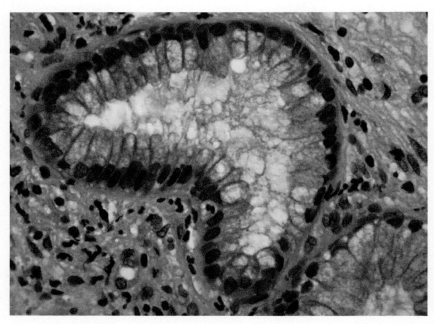

图 6-43　黏液癌，胃型（恶性腺瘤）（活检 H&E）。注意温和的核形态，与正常子宫颈黏液上皮细胞相似

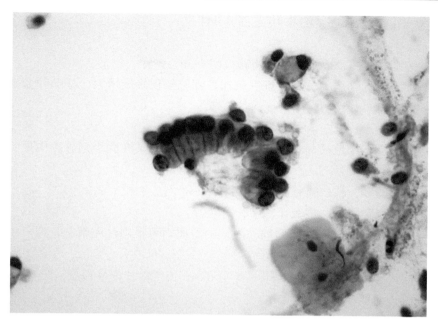

图 6-44 黏液癌，胃型（恶性腺瘤）（SurePath 液基涂片）。显示细胞质含丰富的黏液，偶尔出现杯状细胞。注意异型性不明显的核形态与组织切片上类似（图 6-43）

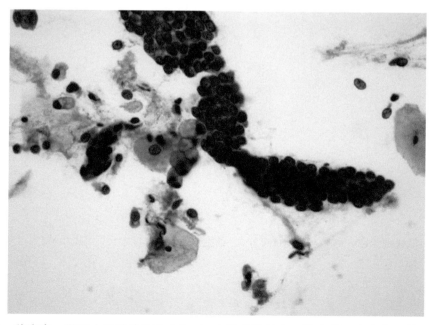

图 6-45 黏液癌，胃型（恶性腺瘤）（SurePath 液基涂片）。注意位于中心位置的杯状细胞具有典型的棕 / 黄色的黏蛋白，与幽门腺一致

6.9.2 子宫内膜腺癌（图 6-46 至图 6-54）

6.9.2.1 标准

典型的细胞为单个或紧密的小团簇（图 6-46）。

高分化腺癌的细胞与非肿瘤细胞相比，细胞核仅轻度增大，并随肿瘤的恶性度升高而增大（图 6-49）。

核大小不一，核极向消失。

核中度深染，染色质分布不均，染色质空亮，尤其在高级别腺癌中更明显（图 6-48）。

核仁小至明显，核仁随肿瘤的级别升高而增大。

典型的细胞胞质少，嗜碱性，常有空泡。

单个散在的肿瘤细胞或肿瘤细胞团簇的胞质内可见中性粒细胞，似一小袋"中性粒细胞"（图 6-54）。

细颗粒状或"水样"肿瘤素质可有可无，在传统涂片中最常见（图 6-47）。

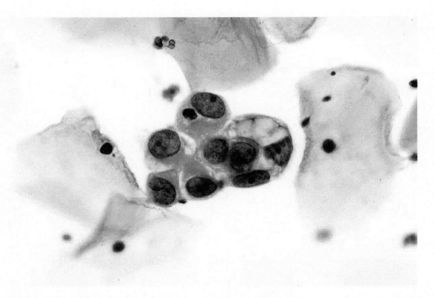

图 6-46　低级别子宫内膜腺癌（传统涂片）。细胞团小，核轻度增大，可见小核仁，空泡状胞质

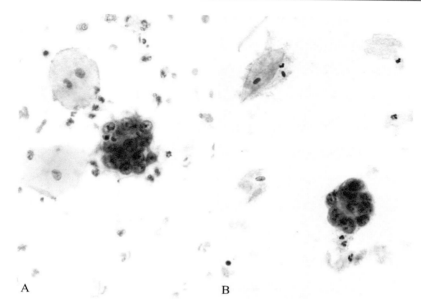

图 6-47　高级别子宫内膜腺癌。A. 61 岁妇女，绝经后出血（传统涂片）。B. 57 岁妇女，绝经后出血（ThinPrep 液基涂片）。高级别子宫内膜腺癌的特征是子宫内膜腺细胞团内细胞拥挤，细胞核增大和深染。背景中显示除了沉积的无细胞素质之外，还有黏附性颗粒状素质。核仁突出，染色质粗糙和分布不规则。随恶性程度的增加，细胞学标本中出现更多的脱落细胞。这 2 个病例的组织学随访都是子宫内膜腺癌 FIGO 3 级

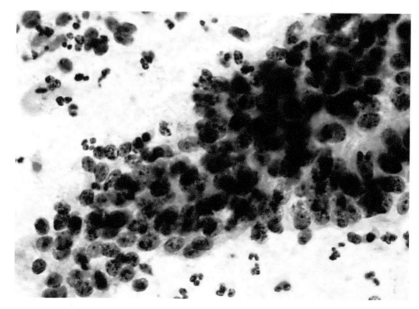

图 6-48　高级别子宫内膜腺癌（传统涂片）。58 岁妇女，绝经后出血。在高级别腺癌中，核增大，中度深染，染色质分布不均。注意背景中细颗粒状素质。随访结果为高级别子宫内膜腺癌

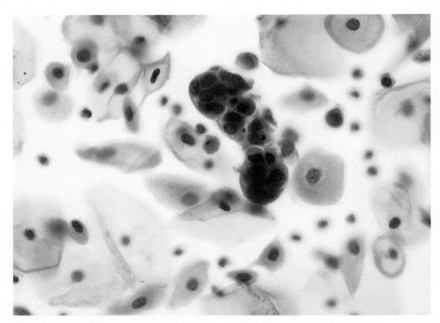

图 6-49　子宫内膜腺癌（SurePath 液基涂片）。成熟的正常细胞的背景中，一簇细胞团显示细胞拥挤，细胞增大，核深染。子宫内膜活检显示子宫内膜腺癌 FIGO 2 级

与涂片方法相关的标准

液基涂片：

三维细胞簇团或乳头状结构是最常见的（图 6-50）。

核较大，染色质呈细颗粒状。

肿瘤素质可能不明显，可见细颗粒状碎屑或凝固性碎屑黏附于异常细胞团簇周边（图 6-53）。

传统涂片：

背景中可见明显的肿瘤素质颗粒碎屑（"水样"肿瘤素质），见图 6-52。

6.9.2.2 注释

　　子宫内膜腺癌细胞学的变化随肿瘤的级别不同而改变。I 级肿瘤只有很少量的异常脱落细胞，且细胞学改变很小，常被判读为非典型子宫内膜细胞（图 6-15 至图 6-18）。在子宫颈涂片中，仅依靠少量保存好的异常细胞和细微的细胞改变来判读子宫内膜腺癌，尤其是高分化腺癌，是不容易的。与子宫颈管腺癌直接取样不同，子宫内膜腺癌的诊断是根据标本中收集到的脱落细胞。因此，与子宫颈管腺癌相比，

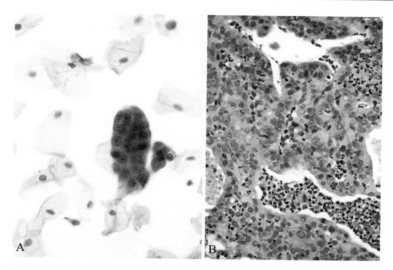

图 6-50　子宫内膜腺癌。67 岁妇女，绝经后出血。A. 三维细胞团呈乳头状结构（SurePath 液基涂片）。B. 随访结果为子宫内膜腺癌 1 ～ 2 级（组织学 H&E）

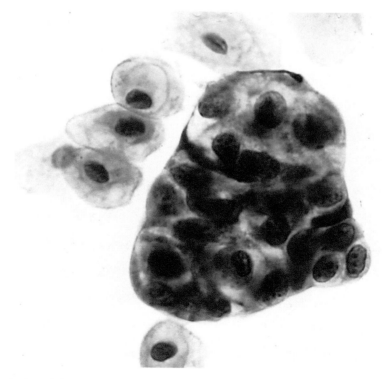

图 6-51　子宫内膜腺癌（ThinPrep 液基涂片）。64 岁妇女。乳头状浆液性腺癌，类似于卵巢的同类肿瘤。呈乳头状团簇，细胞增大，核仁明显。随访为乳头状浆液性子宫内膜腺癌

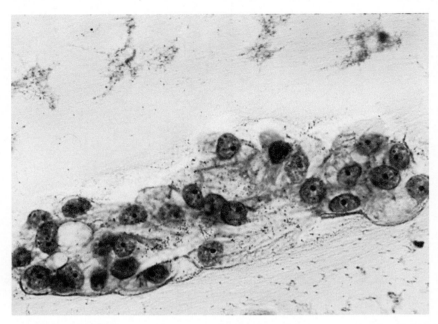

图 6-52　高级别子宫内膜腺癌（传统涂片）。肿瘤坏死呈水状，难以识别（经许可后引用）

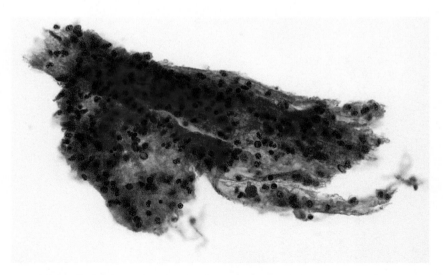

图 6-53　子宫内膜腺癌（ThinPrep 液基涂片）。无定形细颗粒状（"皱卫生纸样"）坏死性肿瘤素质。恶性及炎性细胞可能被包裹在坏死性肿瘤素质中。由于 ThinPrep 液基涂片制备时酒精固定后的收缩作用，这种肿瘤素质周围常有一空白区域围绕

子宫内膜腺癌在涂片中出现的异常细胞一般更少（图 6-46 和图 6-50）。另外，子宫内膜腺癌的恶性细胞通常较小，核也较小，核仁不太明显。如果肿瘤素质是"水样"或细颗粒状坏死物，就更难以识别。高级别浆液性子宫内膜腺癌的形态学类似于卵巢的同类肿瘤，呈乳头状片段，细胞大，核仁明显（图 6-54）。子宫内膜腺癌的 hrHPV 检测为阴性。

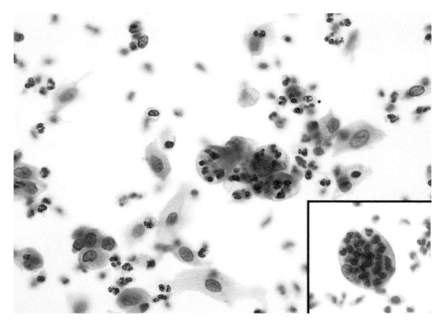

图 6-54 高级别子宫内膜腺癌（SurePath 液基涂片）。在子宫内膜腺癌的胞质空泡中常常充满中性粒细胞，即"中性粒细胞小袋"（插图 - 高倍率）

6.9.3 子宫外腺癌（图 6-55 至图 6-59）

在腺癌的细胞学涂片中，若背景干净（无坏死性肿瘤素质）或其形态学不同于子宫或子宫颈管腺癌时，应考虑到来源于子宫外的腺癌，包括女性其他生殖器官的肿瘤，如卵巢和输卵管。乳头状团簇和砂粒体的特异性不高，它们的存在提示肿瘤来源于苗勒管器官（图 6-55 至图 6-57）。这些恶性细胞是从子宫外远处脱落经较长距离而来，因此呈退化性改变。若有坏死性肿瘤素质且怀疑是转移癌时，最常见的是结肠癌或膀胱癌，通过转移或直接累及到子宫或阴道（图 6-58）。子宫颈细胞涂片上也可看到乳腺癌，当乳腺小叶癌存在于萎缩改变的背景之中时，作出明确的判读则特别困难。有关其他转移性恶性肿瘤请参见第 7 章。

表 6-2 总结了不同腺癌的细胞学特征。

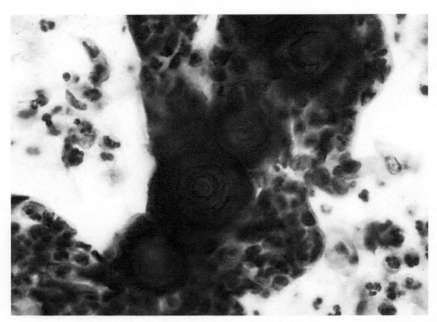

图 6-55　子宫外腺癌（传统涂片）。70 岁妇女，盆腔有大肿块及腹水。卵巢 / 输卵管 / 腹膜后浆液性癌常见乳头状结构及砂砾样钙化（砂砾体）。随访结果显示原发于卵巢

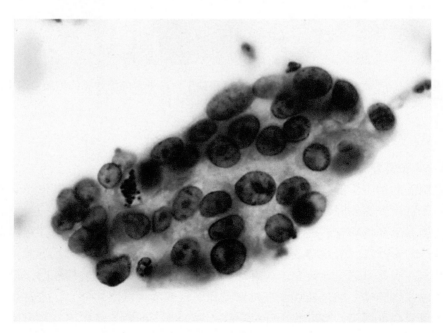

图 6-56　子宫外腺癌（传统涂片）。来源于卵巢癌的细胞团簇，核增大，大小不一，核圆形或卵圆形，可见明显的大核仁。背景常常很干净

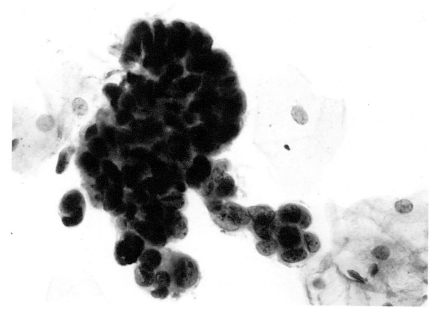

图 6-57 子宫外腺癌（ThinPrep 液基涂片）。66 岁妇女，有盆腔肿块及腹水。卵巢癌的乳头状簇团呈三维结构，很难评价其中的细胞。随访结果为卵巢癌伴腹腔内转移

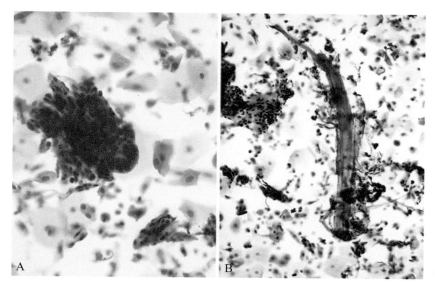

图 6-58 结肠癌（ThinPrep 液基涂片）。结肠腺癌通常直接侵入子宫颈。A. 其柱状腺细胞结构貌似子宫颈管腺癌；B. 背景有蔬菜类残渣（粪便物）是诊断结肠癌的一个依据

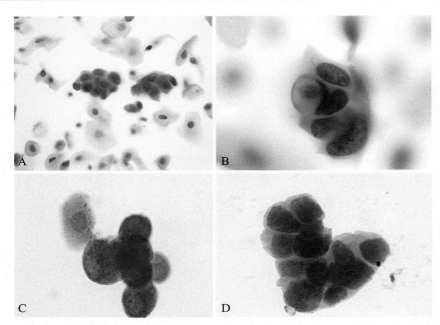

图 6-59 （A ~ D）乳腺小叶癌（SurePath 液基涂片）。乳腺小叶癌伴有萎缩性鳞状上皮细胞背景时，很难判读。（A）小群细胞团，（B）单个癌细胞含黏液空泡，与背景中的基底旁层细胞对比。用免疫组化染色来确定细胞种类，如（C）GCDFP-15 和（D）雌激素受体

表 6-2　子宫颈管腺癌，子宫内膜腺癌和子宫外腺癌的细胞学的特异性

细胞学形态	子宫颈管腺癌	子宫内膜腺癌	子宫外腺癌
细胞的数量	多	通常少	罕见，除非直接侵袭 / 转移
形态结构	带状、菊形团、片状、周边羽毛状，可见单个癌细胞	细胞团小，偶见乳头状结构，单个癌细胞	变化取决于来源和播散模式
肿瘤素质	可见，变化取决于制片方法	可变的，水样或细微或无	通常没有，除非直接侵袭 / 转移
细胞的形状	卵圆形，柱状，多形性	圆形，不规则形，通常小	可变化的
细胞核	卵圆形，核拉长形，多形，泡状	高级别腺癌的核圆形，染色质分布不均	可变化的
细胞质	黏蛋白阳性	退行性空泡状	可变化的
鳞状上皮内病变或鳞状细胞癌	可见 >50%	无	无
hrHPV	绝大多数阳性	阴性	阴性
p16	弥漫性阳性反应	小片状 / 灶状染色，除了高级别 / 浆液性癌	可变化的，取决于肿瘤类型

6.10 范例报告

例 1
标本质量：

评估满意；有子宫颈管 / 移行区成分。

总体分类：腺上皮细胞异常。

判读：

非典型子宫内膜细胞（非特异）。

例 2
标本评估满意；有子宫颈管 / 移行区成分。

腺上皮细胞异常。

判读：

非典型子宫颈管细胞（非特异）。

说明：可能来自输卵管型上皮化生；然而，子宫颈管肿瘤性病变不能排除。建议：如有临床指征，需进一步检查。

例 3
标本评估满意；有子宫颈管 / 移行区成分。

腺上皮细胞异常。

判读：

非典型腺细胞，倾向于肿瘤。

说明：建议阴道镜检查并行子宫颈管和子宫内膜取样（如果病人 >35 岁或有不正常出血）

参考文献

Massad LS, Einstein MH, Huh WK, et al. 2012 updated consensus guidelines for the management of abnormal cervical cancer screening tests and cancer precursors. J Low Genit Tract Dis, 2013（17）:S1–27.

例 4
标本评估满意。

腺上皮细胞异常。

判读：

子宫颈管原位腺癌。

例5

标本评估满意。

腺上皮细胞异常。

判读：

腺癌，倾向来源于子宫内膜。

（冯　殿　禹更生　译　杨　艳　校）

主要参考文献

1. Solomon D, Davey D, Kurman R, et al. The 2001 Bethesda System: terminology for reporting results of cervical cytology. JAMA, 2002(287):2114-2119.

2. Moriarty AT, Wilbur DC. Those gland problems in cervical cytology: faith or fact? Observations from the Bethesda 2001 terminology conference. Diagn Cytopathol, 2003(28):171-174.

3. Ronnett BM, Manos MM, Ransley JE, et al. Atypical glandular cells of undetermined signifi cance (AGUS): cytopathologic features, histopathologic results, and human papillomavirus DNA detection. Hum Pathol, 1999(30):816-825.

4. Pirog EC, Kleter B, Olgac S, et al. Prevalence of human papillomavirus DNA in different histologic subtypes of cervical adenocarcinoma. Am J Pathol, 2000(157):1055-1062.

5. Wilbur DC. Benign changes and mimics of malignant and premalignant epithelial lesions.// Wilbur DC, Henry MR, editors. Gynecologic cytopathology. Chicago: CAP Press, 2008:25-68.

6. Solomon D, Nayar R. The Bethesda System for reporting cervical/vaginal cytologic diagnoses. New York: Springer, 2003: 123-56.

7. Babkowski RC, Wilbur DC, Rutkowski MA, et al. The effects of endocervical canal topography, tubal metaplasia, and high canal sampling on the cytologic presentation of non-neoplastic endocervical cells. Am J Clin Pathol, 1996(105):403-410.

8. Novotny DB, Maygarden SJ, Johnson DE, et al. Tubal metaplasia—a frequent potential pitfall in the cytologic diagnosis of endocervical glandular dysplasia on cervical smears. Acta Cytol, 1992(36):1-10.

9. De Peralta-Venturino MN, Purslow MJ, Kini SR. Endometrial cells of the "lower uterine segment" (LUS) in cervical smears obtained by endocervical brushings: a source of potential diagnostic pitfall. Diagn Cytopathol, 1995(12):263-271.

10. Johnson JE, Rahemtulla A. Endocervical glandular neoplasia and its mimics in ThinPrep Pap tests: a descriptive study. Acta Cytol, 1999(43):369-375.

11. Mody DR. Glandular cell abnormalities. // Mody DR, editor. Diagnostic pathology cytopathology. Salt Lake City (Utah): Amirsys Publishing Inc., 2014: 2-28. Part 1, Section 4.

12. Selvaggi SM. Cytologic features of squamous cell carcinoma in situ involving endocervical glands in endocervical brush specimens. Acta Cytol, 1994(38):687-692.

13. Selvaggi SM. Cytologic features of high-grade squamous intraepithelial lesions involving endocervical glands on ThinPrep cytology. Diagn Cytopathol, 2002(26):181-185.

14. Guidos BJ, Selvaggi SM. Detection of endometrial adenocarcinoma with the ThinPrep Pap test. Diagn

Cytopathol, 2000(23):260-265.

15. Lanowska M, Mangler M, Grittner U, Akbar GR, et al. Isthmic- vaginal smear cytology in the follow-up after radical vaginal trachelectomy for early stage cervical cancer: is it safe? Cancer Cytopathol, 2014(122):349-358.

16. Ghorab Z, Ismiil N, Covens A, et al. Postradical vaginal trachelectomy follow-up by isthmic-vaginal smear cytology: a 13-year audit. Diagn Cytopathol, 2009(37):641-646.

17. Feratovic R, Lewin SN, Sonoda Y, et al. Cytologic findings after fertility-sparing radical trachelectomy. Cancer, 2008(114):1-6.

18. Ge Y, Mody DR, Smith D, et al. p16(INK4a) and ProEx C immunostains facilitate differential diagnosis of hyperchromatic crowded groups in liquid-based Papanicolaou tests with menstrual contamination. Acta Cytol, 2012(56):55-61.

19. Halloush RA, Akpolat I, Jim Zhai Q, et al. Comparison of ProEx C with p16INK4a and Ki-67 immunohisto-chemical staining of cell blocks prepared from residual liquid-based cervicovaginal material: a pilot study. Cancer, 2008(114):474-480.

20. Oberg TN, Kipp BR, Vrana JA, et al. Comparison of p16INK4a and ProEx C immunostaining on cervical ThinPrep cytology and biopsy specimens. Diagn Cytopathol, 2010(38):564-572.

21. Risse EK, Ouwerkerk-Noordam E, Boon ME. Endometrial cells in liquid-based cervical cytology: a diagnostic pitfall solved by preparing cytohistology from the residual thin layer sample. Acta Cytol, 2011(55):327-333.

22. Massad LS, Einstein MH, Huh WK, et al. 2012 ASCCP Consensus Guidelines Conference. 2012 updated consensus guidelines for the management of abnormal cervical cancer screening tests and cancer precursors. J Low Genit Tract Dis,2013(17):S1-27. doi: 10.1097/LGT.0b013e318287d329 . Erratum in: J Low Genit Tract Dis. 2013;17:367. PubMed PMID: 23519301.

23. Zhao C, Florea A, Austin RM. Clinical utility of adjunctive high-risk human papillomavirus DNA testing in women with Papanicolaou test findings of atypical glandular cells. Arch Pathol Lab Med, 2010(134):103-108.

24. Katki HA, Kinney WK, Fetterman B, et al. Cervical cancer risk for women undergoing concurrent testing for human papillomavirus and cervical cytology: a population-based study in routine clinical practice. Lancet Oncol, 2011(12):663-672.

25. Mulhem E, Amin M, Copeland J, et al. Type-specific human papillomavirus DNA detected in atypical glandular cell Pap tests. Acta Cytol, 2012(56):155-159.

26. Rabelo Santos SH, Derchain SF, Willa LL, et al. Human papillomavirus-specific genotypes in cervical lesions of women referred for smears with atypical glandular cells or adenocarcinoma in situ. Int J Gynecol Pathol, 2009(28):272-278.

27. Namugenyi SB, Balsan JM, Glick SN, et al. Prevalence and genotype distribution of human papillomavirus in cytology specimens containing atypical glandular cells: a casecontrol study. J Clin Virol, 2013(58):432-436.

28. Zeferino L, Rabelo-Santos SH, Villa LL, et al. Value of HPV-DNA test in women with cytological diagnosis of atypical glandular cells (AGC). Eur J Obstet Gynecol Reprod Biol, 2011(159):160-164.

29. Sharpless K, O' Sullivan D, Schnatz P. The utility of human papillomavirus testing in the management of atypical glandular cells on cytology. J Lower Genital Tract Dis, 2009(13):72-78.

30. CAP Accreditation Program. Cytopathology Checklist. College of American Pathologists, Northfield, IL. September 25, 2012. http://www.cap.org/apps/cap.portal.

31. Ayer B, Pacey F, Greenberg M,et al. The cytologic diagnosis of adenocarcinoma in situ of the cervix uteri and related lesions: I. Adenocarcinoma in situ. Acta Cytol, 1987(31):397-411.

32. Lee KR, Manna EA, Jones MA. Comparative cytologic features of adenocarcinoma in situ of the uterine cervix. Acta Cytol, 1991(35):117-125.

33. Wilbur DC, Dubeshter B, Angel C, et al. Use of thin-layer preparations for gynecologic smears with emphasis

on the cytomorphology of high-grade intraepithelial lesions and carcinoma. Diagn Cytopathol, 1996(14):201-211.

34. Ozkan F, Ramzy I, Mody D. Glandular lesions of the cervix on thin-layer Pap tests. Validity of cytologic criteria used in identifying signifi cant lesions. Acta Cytol, 2004(48):372-379.

35. Wilbur DC, Colgan TJ, Ferenczy AS, et al. Chapter 7.Landular tumours and precursors, part of tumours of the uterine cervix. //Kurman RJ, Carcangiu ML, Herrington CS, Young RH, editors. WHO classifi cation of tumours of female reproductive organs. 4th ed. Lyon: IARC, 2014: 183-94.

36. Lee KA, Genest DR, Minter LJ, et al. Adenocarcinoma in situ in cervical smears with a small cell (endometrioid) pattern: distinction from cells directly sampled from the upper endocervical canal or lower segment of the endometrium. Am J Clin Pathol, 1998(109):738-742.

37. Khalbuss WE, Pantanowitz L, Monaco SE. Cytomorphology of unusual primary tumors in the Pap test. Cytojournal. 2013;10:17. doi: 10.4103/1742-6413.117356 . Review, PubMed PMID: 24082913, PubMed Central PMCID:PMC3779403.

38. Kusanagi Y, Kojima A, Mikami Y, et al. Absence of high-risk human papillomavirus (HPV) detection in endocervical adenocarcinoma with gastric morphology and phenotype. Am J Pathol, 2010(177):2169-2175.

39. Hagiwara T, Kaku T, Kobayashi H, et al. Well-differentiated villoglandular adenocarcinoma of the uterine cervix: assessment of cytological features by histological subtypes. Acta Cytol, 2013(57):61-68.

40. Kurman RJ, editor. Blaustein's pathology of the female genital tract. 4th ed. New York: Springer, 1994.

第7章 其他恶性肿瘤

（Sana O. Tabbara 和 Walid E. Khalbuss 著）

7.1 背景

除鳞状细胞癌和腺癌之外，其他的恶性肿瘤很少累及子宫颈，但仍可能在子宫颈细胞学涂片中见到。这些不常见的肿瘤最大可能是原发在子宫体或附件的妇科肿瘤，因癌细胞脱落或扩散至子宫颈 / 阴道而直接取样出现在子宫颈涂片中。由于子宫颈淋巴循环的特点和血管稀疏的原因，继发或者转移到子宫颈的肿瘤很少见到。由于取材的限制以及与其他肿瘤的细胞形态有重叠，常导致出现判读误区，所以仅依靠细胞学涂片对这些肿瘤进行精确分类不大现实。但是，熟悉这些不常见的肿瘤有助于处理细胞涂片中碰到的不常见的肿瘤形态、降低误判风险，并让病人得到更恰当的处置。

7.2 不常见的子宫颈和子宫体原发肿瘤（图 7-1 至图 7-9）

7.2.1 癌

7.2.1.1 梭形鳞状细胞癌（图 7-1）

梭形鳞状细胞癌是一种低分化鳞状细胞癌的变异型，其特征是多形的、梭形的非角化细胞伴有许多核分裂。鉴别诊断包括肉瘤和具有梭形细胞特点的恶性黑色素瘤。免疫组化组合包括波形蛋白（vimentin）、S100 蛋白和细胞角蛋白（cytokeratin）（细胞角蛋白阳性）有助于证明其起源于上皮。

7.2.1.2 伴有小细胞成分的低分化鳞状细胞癌（图 7-2）

伴有小细胞成分的低分化鳞状细胞癌在形态学上与小细胞型的高级别鳞状上皮内病变相似，也可能会与小细胞（神经内分泌）癌相混淆（见下文）。与小细胞癌相比，其细胞有更丰富的胞质，细胞质更浓厚，细胞界限更清晰，染色质粗颗粒状，人工挤压现象比小细胞癌轻。如果没有镶嵌状核和背景坏死但有鳞状成分则倾向判读为鳞状细胞癌。辅助检查（见下文）对正确判读很有帮助。鳞状细胞癌神经内分泌标记阴性，而 p63 和 p40 显示部分阳性。

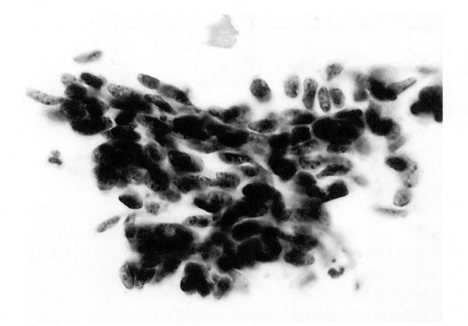

图 7-1 梭形细胞癌（传统涂片）。梭形非角化细胞排列成松散但黏聚在一起的细胞簇，细胞有大小不一的核、不规则的核膜、粗颗粒状的染色质和清晰的核仁。肉瘤、梭形细胞癌或恶性黑素瘤均可出现这些非特异性细胞学特点

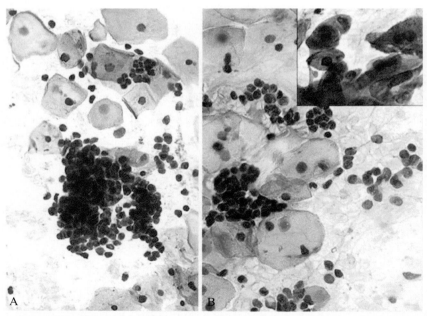

图 7-2 A，B. 伴有小细胞成分的鳞状细胞癌（传统涂片）。簇状小细胞胞质稀少，呈小细胞形态，其核拥挤，有镶嵌倾向。插图显示单个细胞具有特征性鳞状细胞特点和浓厚胞质

7.2.2 神经内分泌肿瘤

这些不常见的肿瘤可发生在很宽的年龄范围内，占恶性子宫颈肿瘤的 1% ～ 5%。2014 年世界卫生组织把神经内分泌肿瘤分成低级别神经内分泌肿瘤（类癌和不典型类癌）和高级别神经内分泌癌（小细胞神经内分泌癌和大细胞神经内分泌癌）。

7.2.2.1 高级别神经内分泌癌 [（小细胞癌）图 7-3]

该恶性肿瘤只占宫颈癌的一小部分。此癌具有高度侵袭性，与发生在身体其他部位的小细胞癌相似，其治疗方法也与其他类型的宫颈癌不同。小细胞癌是由相对小而均一的细胞构成，胞质稀少，偏蓝色。其特征是细胞单个分布或松散黏附成团，常见核镶嵌和"挤压人工假象"。核有棱角、深染、有颗粒状或点状的染色质和不清晰的核仁。常见背景坏死和核分裂。虽然子宫颈小细胞癌的细胞学特点与肺和身体其他部位的癌类似，但在子宫颈该肿瘤与人类乳头瘤病毒（HPV）16 型和 18 型密切相关，而在其他原发部位未发现此种关系。

鉴别诊断包括伴有小细胞成分的低分化鳞状细胞癌、低分化的腺癌、低级别恶性子宫内膜间质肉瘤和淋巴瘤。小细胞癌的判读仅限于肿瘤由小细胞组成而无或仅有少部分鳞状上皮或腺分化成分的肿瘤。出现异常角化细胞则倾向于判读低分化鳞状细胞癌。如果有残留的液基细胞学标本，可用免疫细胞化学染神经内分泌标志物，

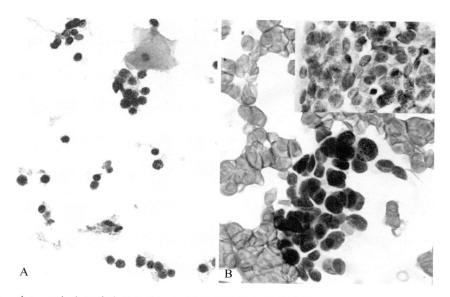

图 7-3 （A，B）小细胞未分化癌。A. 恶性细胞被分散成松散但黏聚在一起的细胞簇。核多形，有更加突出的核仁。可有镶嵌状核，但不明显。无人工挤压的假象（ThinPrep 液基涂片）。B. 小到中等大小的细胞有很少的胞质、高核质比、核深染、不明显的核仁和突出的镶嵌状核。B 图上插图显示特征性的细颗粒，点彩状的"神经内分泌"染色质模式（传统涂片）

CD56，突触素 synaptophysin，嗜铬粒 chromogranin，偶尔 TTF-1 有助于证明其神经内分泌特征。其他需鉴别诊断的肿瘤包括小细胞原始神经外胚层肿瘤、髓样肉瘤、黑色素瘤和未分化肉瘤或未分化癌。

7.2.2.2 大细胞神经内分泌癌（图 7-4）

这是一种极为罕见的侵袭性低分化癌。它可能发生于妊娠期间，也可以发生于子宫颈息肉。细胞形态可被误判为鳞癌或腺癌。子宫颈细胞学涂片显示大细胞可单个分散分布、松散黏附成片、深染拥挤成群或聚集呈腺样。肿瘤细胞胞质中等丰富，核可小可大、深染、有棱角。细胞核呈轻度多形性，染色质粗糙，核仁明显。常见核分裂，可有核碎片，但不见角化。利用细胞块材料进行辅助检查，免疫组化染色神经内分泌标志物记阳性，与小细胞癌相似。

7.2.2.3 低级别神经内分泌肿瘤（类癌）

低级别神经内分泌肿瘤是罕见的子宫颈原发性肿瘤。肿瘤的小细胞有高核质比，形态类似小细胞癌，但缺乏核镶嵌、坏死和频繁核分裂。与高级别神经内分泌肿瘤相比，其颗粒状胞质更丰富，"器官样"结构区域更常见。子宫颈腺癌偶尔也呈"类癌样"形态。

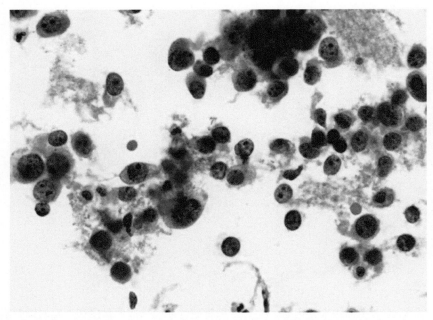

图 7-4　大细胞神经内分泌癌（ThinPrep 液基涂片）。癌细胞呈松散黏附的簇状排列。与小细胞癌相比，其细胞更大，胞质更多，核染色质更粗糙。核仅轻度多形性、有一个或多个明显的核仁。没有核镶嵌和人工挤压假象

7.2.3 毛玻璃状细胞癌（图 7-5）

子宫颈毛玻璃状细胞癌是低分化腺鳞癌的一种罕见变型，发生于较年轻患者，且与 HPV 16 型和 18 型相关。其特征是肿瘤细胞成片或簇状排列，有大而丰富的颗粒状（毛玻璃状）胞质和大的多形性核。核染色质粗颗粒状且不规则、核仁独特明显，有可能被误认为是疱疹病毒的包涵体或霍奇金病的 Reed-Sternberg 细胞。可见胞质空泡化和奇异型多核细胞。肿瘤背景中可能有嗜酸性淋巴浆细胞浸润。有可能看不到角化不良和细胞内糖原。鉴别诊断为其他累及子宫颈的低分化肿瘤，包括非角化型鳞状细胞癌、低分化腺癌和透明细胞癌，以及从结肠、子宫内膜、阴道、尿道转移 / 蔓延过来的玻璃状细胞癌——这些部位报道发生过毛玻璃细胞癌。

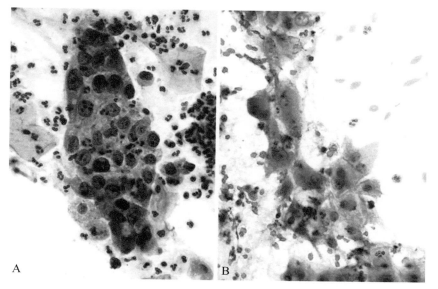

图 7-5 （A，B）毛玻璃状细胞癌（ThinPrep 液基涂片）。肿瘤细胞片状排列，有丰富的颗粒状、毛玻璃状细胞质。可见特征性的大的多形性核、粗颗粒且不规则的染色质和显著（包涵体样）的核仁。背景有炎症细胞浸润

7.2.4 黏液癌，胃型 [（微偏腺癌、恶性腺瘤）图 7-6]

该肿瘤约占子宫颈癌的 1%，虽然日本文献报道的发病率较高。大部分肿瘤高危型 HPV DNA 是阴性。子宫颈细胞学涂片显示大量腺细胞，非常类似良性子宫颈管腺细胞，排列成簇状、条带状或单个存在。关键诊断特征有假复层腺上皮带、细胞簇内极向消失、紊乱的"醉酒形"蜂窝状片状排列以及不典型核程度的改变。细胞形态呈立方形或柱状，有丰富的花边样、金黄色空泡状胞质，胞质中含中性胃型 / 幽门型黏蛋白。仅少数细胞团中可见显著核增大（2～3 倍中层鳞状细胞核大小）、

核多形性和清晰的核仁。肿瘤对 CEA，Ki67（>50% 肿瘤细胞核）和 p53 呈阳性，但对雌激素和孕激素受体呈阴性。

　　鉴别诊断包括良性子宫颈腺体、非典型腺细胞、原位腺癌（AIS）和子宫内膜腺癌。原位腺癌显示黏蛋白缺失并且无异常的单个细胞，而二者均见于黏液癌。原位腺癌独特的特征是伴核重叠的紧密拥挤的腺细胞片、"烂缘状"边界和羽毛状形态。黏液癌不具备这些特征。子宫内膜腺癌显示三维细胞群，伴核重叠或乳头状结构。核多形、深染，染色质不规则分布。胞质稀少、空泡状，内含中性粒细胞（图 6-46 至图 6-48）。

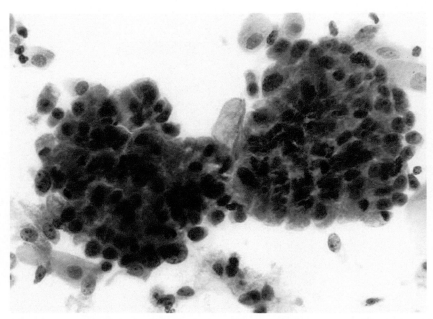

图 7-6　微偏腺癌 / 恶性腺瘤（SurePath 液基涂片）。大量腺细胞簇中细胞形态温和，形似良性子宫颈内膜细胞，显示轻微的核多形性、拥挤和极向消失。细胞质丰富，偶有黄色 / 金色空泡状胞质。细胞核增大，可有明显核仁

7.2.5 恶性中胚叶混合瘤（MMMT）或癌肉瘤（图 7-7，图 7-8）

　　恶性中胚叶混合瘤是一种不常见的、高度侵袭性的癌肉瘤（<5% 子宫体恶性肿瘤）。该肿瘤发生于子宫内膜，但可呈"蕈伞状"伸出到子宫颈口。根据定义，肿瘤呈双相分化，由恶性上皮和恶性间叶成分组成。恶性上皮的形态上酷似低分化子宫内膜样腺癌，不常见透明细胞和浆液性分化。恶性间叶（肉瘤）成分通常是子宫内膜间质性、纤维母细胞性或平滑肌肉瘤性。偶尔可见异源性成分，包括横纹肌肉瘤、软骨肉瘤或骨肉瘤。最近临床病理、免疫组织化学和分子遗传学研究提供了有力的

证据，认为最好把 MMMT 当作癌的一种变形。

　　在子宫颈细胞学标本上见到的 MMMT 来自从子宫内膜脱落的恶性细胞或者直接取材于蔓延至子宫颈 / 阴道的肿瘤。在细胞涂片中，MMMT 通常细胞丰富，可见很多高级别恶性肿瘤细胞。如果既有恶性上皮成分（图 7-7）又有肉瘤成分（图 7-8），则提示可能是 MMMT。可是，如果细胞退变或对低分化恶性细胞的取材有限，可导致判读困难。鉴别诊断包括子宫内膜腺癌、单纯的肉瘤、葡萄状横纹肌肉瘤（见于儿童 / 青少年）以及其他低分化或者未分化肿瘤。

7.2.6 透明细胞腺癌（图 7-9）

　　子宫颈或阴道透明细胞腺癌是罕见的苗勒管源性肿瘤，最常见于母亲妊娠期间使用过己烯雌酚（DES，非甾类雌激素）的女儿身上。DES 相关的透明细胞腺癌的高峰年龄为 14 ～ 22 岁，非 DES 相关的透明细胞腺癌的为 13 ～ 80 岁。在子宫颈涂片中，癌细胞呈片状、团簇状或乳头状排列。与其他富含糖原的肿瘤相似，肿瘤可见胞质匀细、空泡化、富含糖原的细胞、裸核和"虎斑状"背景。细胞核大，淡染而圆，核仁明显。40% 的透明细胞癌，包括 DES 相关和非 DES 相关的病例，可检测到 HPV。

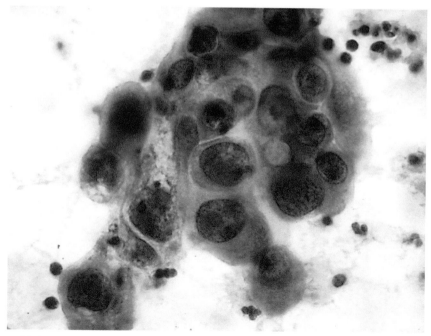

图 7-7　恶性中胚叶混合瘤（MMMT）（传统涂片）。大上皮样细胞组成三维细胞团簇，有圆形但是多形性的核、粗颗粒状染色质、大核仁和中等量胞质

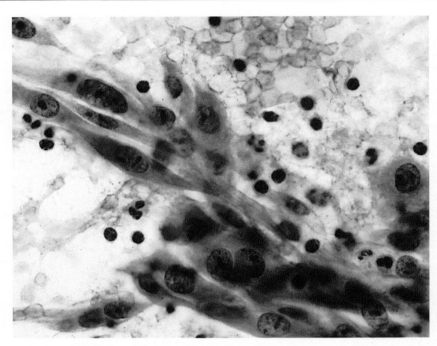

图 7-8　恶性中胚叶混合瘤（MMMT）（传统涂片）。图 7-7 所描述的肿瘤的"肉瘤样"成分：梭形细胞有多形性的核、粗粒状的染色质、大核仁和中等量的胞质

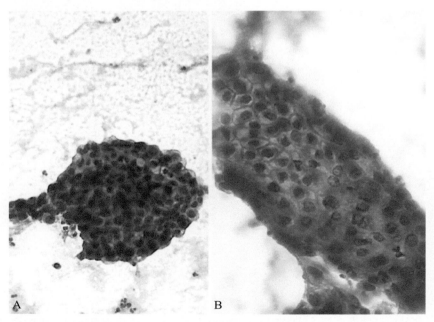

图 7-9　透明细胞腺癌（传统涂片）。肿瘤细胞有匀细的细颗粒状胞质、大而多形性的核，排列成片和乳头状（A，B）。可见"虎斑样"背景和裸核（A）

7.2.7 肉瘤（图7-10至图7-12）

女性生殖道原发的肉瘤罕见。肉瘤可起源于阴道、子宫颈、子宫、输卵管或卵巢，但最常见起源于子宫体。肉瘤可以是单纯的或混有上皮成分。在子宫颈涂片中肿瘤细胞通常以退变、稀疏或孤立细胞的形式存在。

单纯的肉瘤包括平滑肌肉瘤、横纹肌肉瘤、纤维肉瘤及子宫内膜间质肉瘤，尤因/原始神经外胚层肿瘤（PNET）和髓系肉瘤。大多数单纯的肉瘤表现为未分化的、多形性的、多核的和（或）奇异细胞，不能进一步划分亚型。如果出现特征性的细胞形态，如梭形或带状细胞或圆形蓝细胞，则提示有特殊型肉瘤。如果细胞学材料充足，可用免疫组织化学对肉瘤进一步分型。

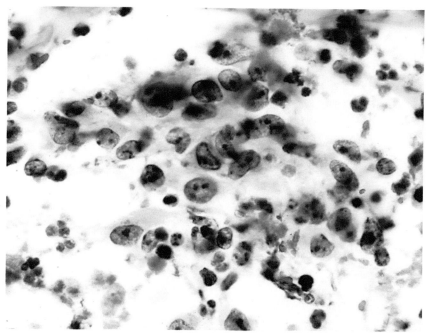

图7-10　非特殊类型的肉瘤（NOS）（传统涂片）。排列无序的恶性细胞松散黏附成团，有增大的不规则的细胞核和明显的核仁。未见明确的上皮或间叶分化特征

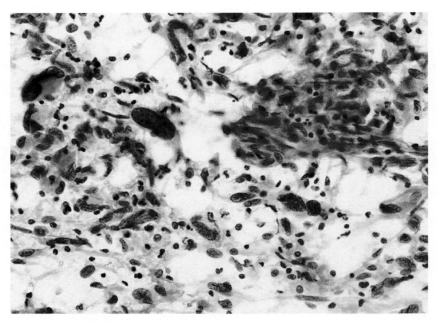

图 7-11　平滑肌肉瘤（传统涂片）。梭形细胞排列成团或孤立存在，胞质细腻、边界不清，核细长、有多形性。通常由于该肿瘤的脱落细胞很少，导致仅见散在的单个细胞。平滑肌肉瘤的梭形细胞有不规则的核膜、粗糙而不规则的染色质和明显的核仁，而修复反应中的梭形细胞有圆形核光滑核膜。可以用此区分两者

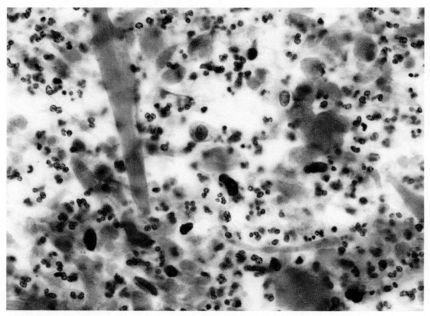

图 7-12　横纹肌肉瘤（传统涂片）。梭形/带状细胞可见胞质横纹，提示骨骼肌分化。背景中有一些奇异形细胞。核可从卵圆变化至细长伴核膜不规则和粗糙颗粒状染色质

7.2.8 其他原发性肿瘤

子宫颈原发的生殖细胞肿瘤已有报道，包括绒毛膜癌、卵黄囊瘤和畸胎瘤。白血病 / 淋巴瘤和恶性黑色素瘤也可原发于子宫颈，但非常罕见。

7.3 继发性或转移性肿瘤

7.3.1 子宫外癌（图 7-13 至图 7-18）

子宫外癌可用以下 3 种途径扩散到子宫颈或出现在子宫颈细胞涂片中。最常见的途径是盆腔内原发肿瘤直接扩散，如从子宫内膜、膀胱和直肠等处扩散累及子宫颈。经淋巴和（或）血行转移到子宫颈较少见，其中最常见的原发部位为胃肠道（图 7-13 至图 7-15，图 6-58）、乳腺（图 7-16 A，B；图 6-59）和卵巢（图 7-17A，B；图 6-55，图 6-56）。最后，卵巢肿瘤的脱落细胞或者恶性腹水可通过输卵管、子宫腔和子宫颈口，出现在子宫颈涂片中。

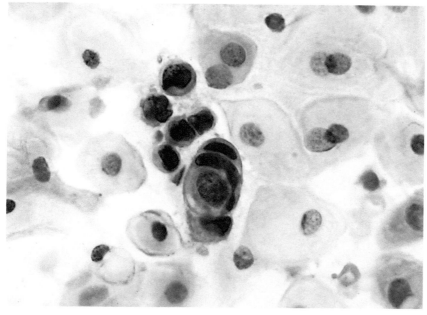

图 7-13　转移性胃癌（传统涂片）。一小簇细胞有恶性核特征，并有常见于胃癌的"细胞内细胞"的排列方式。其中一单个细胞有胞质空泡。背景无肿瘤素质，此特点倾向为转移瘤而非原发肿瘤

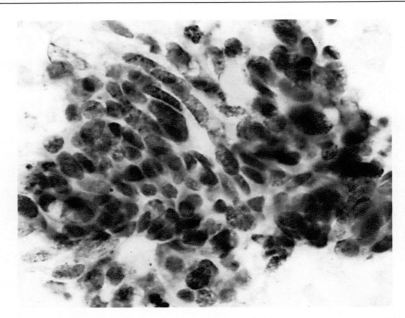

图 7-14　转移性结肠癌（传统涂片）。一团高柱状腺细胞显示核多形性、深染、细胞重叠和细胞团内极向消失。这些形态学特点导致恶性肿瘤的判读。图中可见柱状的细胞形态、栅栏状排列的"雪茄烟"样的核、散在的杯状细胞内含胀大的充满黏液的空泡。这些形态和污浊的坏死背景（此图未显示）是结肠腺癌的特征性形态特点

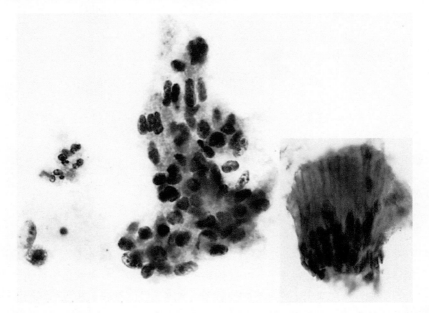

图 7-15　转移性结肠癌（ThinPrep 液基涂片）。一团转移性结肠腺癌的恶性细胞。细胞高柱状，细胞团上边缘可见细长的核，中央可见腺腔。此团细胞中没有杯状细胞，可见轻度的退变。右下角插图是一片正常的结肠上皮细胞，用于同此图和图 7-14 中的癌细胞进行比较

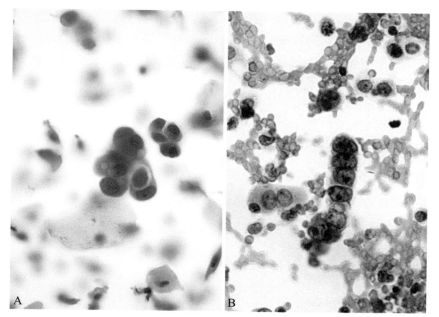

图 7-16 （A，B）转移性乳腺癌。成团的小细胞有少至中等量的空泡状胞质（包括胞质内腔）及类似胃癌的"细胞内细胞"的排列。核圆，大小有轻微变化（A，SurePath 液基涂片）。单一小细胞单行排列，胞质稀少，核圆，有明显核仁，这些特征高度提示乳腺癌（B，传统涂片）

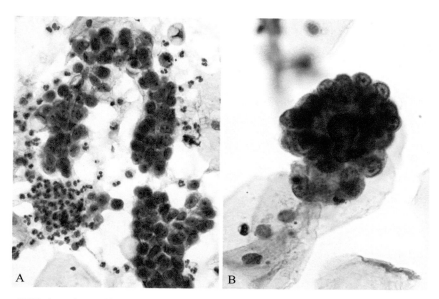

图 7-17 卵巢癌。（A，传统涂片）乳头状细胞团边界呈扇贝状，由重叠的大细胞组成。细胞核圆、核仁明显，胞质中等量，其内有偏心性小泡。（B，ThinPrep 液基涂片）类乳头状细胞团，可见增大的核、细颗粒状染色质和明显的核仁。卵巢癌偶尔可见砂粒体

在子宫颈标本中发现转移瘤的病人大多数有恶性肿瘤史，病史能使涂片得到正确的判读。子宫颈受累作为肿瘤的首发症状是非常罕见的。转移瘤可依考其独特的细胞学特点或细胞显得来自子宫颈外而非子宫颈部位涂片进行识别（表7-1）。大多数转移瘤的特点是背景干净或没有肿瘤素质（图6-41）。然而，当肿瘤直接扩散到子宫颈/阴道时，对组织的浸润和破坏可以产生肿瘤素质。尿路上皮/移行细胞癌可经上皮内扩散而累及阴道。此种情况下，该肿瘤可能会与鳞状上皮内病变和（或）侵袭性鳞状细胞癌相混淆（图7-18）。

表 7-1　子宫颈细胞学标本中部分宫外癌的出现频率和形态特点

原发部位（频率%）	细胞学形态	免疫组化表达的标志
乳腺（12%）	印戒细胞	GATA-3, ER, PR
	胞质内腔	
	单个细胞排列	
	细胞内细胞的排列	
胃（15%）	印戒细胞	CK7, CK20, MUC2
	单个细胞排列	
	细胞套细胞的排列	
卵巢和输卵管（36%）	大细胞	WT1, p53, ER
	紧密的乳头状细胞团	
	砂粒体	
结肠（30%）	高柱状细胞含有黏蛋白	CK20, CDX2
肾（3%）	大细胞	RCC, CD10, PAX8
	大的圆形核伴巨大核仁	
	丰富的匀细胞质	
	透明胞质	
膀胱（3%）	细胞类似于化生性鳞状上皮	CK20, p63, GATA-3
	浓厚胞质	
	蝌蚪状或球拍状细胞，无尾尾蚴形状细胞	

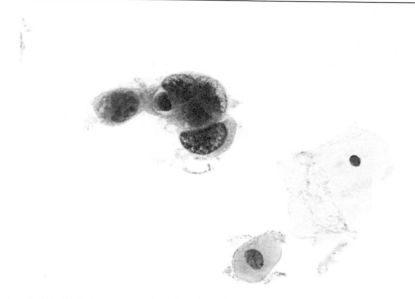

图 7-18　尿路上皮癌（ThinPrep 液基涂片）。小团和单个细胞均有显著非典型性核，核深染，核膜不规则，有明显的核仁和浓厚的胞质。这些细胞学特征同鳞状化生细胞和高级别鳞状上皮内病变有重叠。发现球拍状或无尾蝌蚪状细胞再加上尿路上皮原发癌病史有助于正确的判读

7.3.2 恶性黑色素瘤（图 7-19，图 7-20）

女性有 5% ~ 10% 的恶性黑色素瘤发生于生殖道的外阴或阴道。原发于子宫颈的恶性黑色素瘤极为罕见，但转移性黑色素瘤则比较多见。其细胞学特征与其他部位的黑色素瘤是一样的。子宫颈细胞涂片富于细胞，细胞有典型多形性、离散分布，可呈圆形、椭圆形或梭形，且核大、核仁明显。可见双核和核内假包涵体。胞质边界分明，胞质内有或无黑色素。噬黑色素细胞和肿瘤素质可能存在。鉴别诊断包括许多低分化恶性肿瘤（原发或转移）。免疫组化染色 S100 蛋白、HMB45 和 Mart1 染色可用作判读依据。

7.3.3 恶性淋巴瘤（图 7-21）

原发或转移性恶性淋巴瘤均很少累及宫颈。淋巴瘤细胞以单个细胞离散分布或松散聚集呈团，常见核异常，包括不规则的核膜和粗糙、分布不均的染色质。与慢性炎症反应相比，异常增生的淋巴细胞通常更单一，然而，具体的细胞学形态取决于淋巴瘤的类型。鉴别诊断包括慢性 / 滤泡性（淋巴细胞性）子宫颈炎和小细胞未分化癌。如果仍有液基细胞学标本，免疫组化有助于确定淋巴增生的单克隆性。

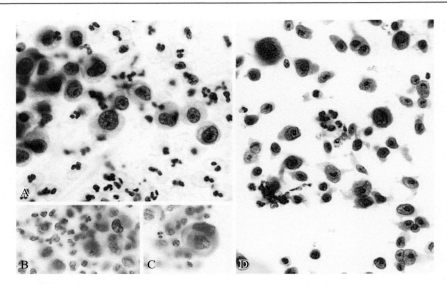

图 7-19　恶性黑色素瘤。分散及黏聚的大细胞有中等量的胞质、圆形的核、不规则的核膜、粗块状不规则分布的染色质和明显的核仁（A，传统涂片）。胞质内色素符合黑色素对诊断有帮助，但并不总有（B，C）。多数为单个细胞，一些有双核，有少量至中等量的浓厚、边界清楚的胞质。核圆形，有明显的核仁（D，SurePath 液基涂片）

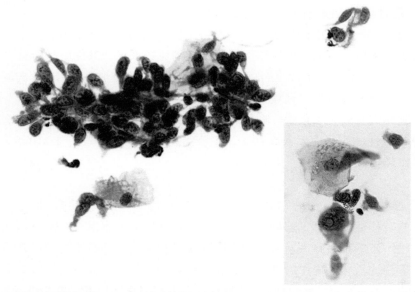

图 7-20　恶性梭形细胞黑色素瘤（ThinPrep 液基涂片）。成团的梭形细胞，有伸长的非典型多形性核和不规则的染色质，形态貌似肉瘤（如间质肉瘤）或梭形细胞癌。存在核内假包涵体（见插图）为正确判读提供了一个线索，可通过免疫组化证实

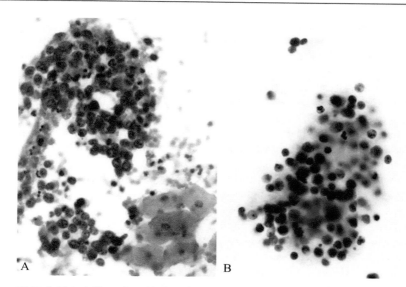

图 7-21 恶性非霍奇金淋巴瘤。松散细胞团内见单一的淋巴样细胞，胞质稀少。缺乏易染体巨噬细胞及不同成熟阶段的淋巴细胞需要考虑恶性淋巴瘤可能，两种细胞均见于慢性淋巴滤泡性子宫颈炎（A.SurePath 液基涂片；B. 传统涂片）

（刘云光　房学评　译　王韫宏　校）

主要参考文献

1. Bonfiglio TA. Uncommon tumors of the cervix, vagina and uterine corpus//Bonfiglio TA, Erozan YS, editors. Gynecologic pathology. Philadelphia: Lippincott-Raven, 1997:145-156.

2. Ioffe O, Henry MR. The uterine cervix//Silverberg SG, DeLellis RA, Frable WJ, LiVolsi VA, Wick MR, editors. Principles and practice of surgical pathology and cytopathology, vol. 2. 4th ed. New York: Churchill Livingstone; 2006:1831-1884.

3. DeMay RM. The pap smear in the art and science of cytopathology, vol. 1. 2nd ed. Hong Kong: ASCP Press, 2012:1-197.

4. Khalbuss WE, Pantanowitz L, Monaco SE. Cytomorphology of unusual primary tumors in the Pap test. Cyto journal, 2013(10):17.

5. Kumar NB, Hart WR. Metastases to the uterine corpus from extragenital cancers. A clinicopathologic study of 63 cases. Cancer, 1982(50):2163-2169.

6. Witkiewicz AK, Wright TC, Ferenczy A, et al. Carcinoma and other tumors of the cervix//Kurman RJ, Ellenson LH, Ronnett BM, editors. Blaustein's pathology of the female genital tract. 6th ed. New York: Springer, 2011:254-303.

7. Steeper TA, Piscioli F, Rosai J. Squamous cell carcinoma with sarcoma-like stroma of the female genital tract. Clinicopathologic study of four cases. Cancer, 1983(52):890-898.

8. Kurman RJ, Carcangiu ML, Herrington CS, et al. Chapter 5. Tumours of the uterine corpus//WHO

classification of tumours of the female reproductive organs. 4th ed. Lyon: IARC, 2014.

9. Viswanathan AN, Deavers MT, Jhingran A, et al. Small cell neuroendocrine carcinoma of the cervix: outcome and patterns of recurrence. Gynecol Oncol, 2004(93):27-33.

10. Park HJ, Choi YM, Chung CK, et al. Pap smear screening for small cell carcinoma of the uterine cervix: a case series and review of the literature. J Gynecol Oncol, 2011(22):39-43.

11. Stoler MH, Mills SE, Gersell DJ, et al. Small-cell neuroendocrine carcinoma of the cervix. A human papillomavirus type 18-associated cancer. Am J Surg Pathol, 1991(15):28-32.

12. Miles PA, Herrera GA, Mena H, et al. Cytologic findings in primary malignant carcinoid tumor of the cervix, including immunohistochemistry and electron microscopy performed on cervical smears. Acta Cytol, 1985(29):1003-1008.

13. McCluggage WG, Sumathi VP, Nucci MR, et al. Ewing family of tumours involving the vulva and vagina: report of a series of four cases. J Clin Pathol, 2007(60):674-680.

14. Rajwanshi A, Srinivas R, Upasana G. Malignant small round cell tumors. J Cytol, 2009(26):1-10.

15. Garcia MG, Deavers MT, Knoblock RJ, et al. Myeloid sarcoma involving the gynecologic tract. A report of 11 cases and review of the literature. Am J Clin Pathol, 2006(125):783-790.

16. Kuroda N, Wada Y, Inoue K, et al. Smear cytology findings of large cell neuroendocrine carcinoma of the uterine cervix. Diagn Cytopathol, 2013(41):636-639.

17. Reis-Filho JS, Fillus Neto J, Schonemann E, et al. Glassy cell carcinoma of the uterine cervix. Report of a case with cytohistologic and immunohistochemical study. Acta Cytol, 2001(45):407-410.

18. Matthews-Greer J, Dominguez, Malagon H, et al. Human papillomavirus typing of rare cervical carcinomas. Arch Pathol Lab Med, 2004(128):553-556.

19. Kojima A, Mikami Y, Sudo T, et al. Gastric morphology and immunophenotype predict poor outcome in mucinous adenocarcinoma of the uterine cervix. AJSP, 2007(31):664-672.

20. Granter SR, Lee KR. Cytologic fi ndings in minimal deviation adenocarcinoma (adenoma malignum) of the cervix. A report of seven cases. Am J Clin Pathol, 1996(105):327-333.

21. Lim KT, Lee IH, Kim TJ, et al. Adenoma malignum of the uterine cervix: clinicopathologic analysis of 18 cases. Kaohsiung J Med Sci, 2012(28):161-164.

22. Ki EY, Byun SB, Park JS, et al. Adenoma malignum of the uterine cervix: report of four cases. WJSO, 2013(11):168.

23. Hata S, Mikami Y, Manabe T. Diagnostic significance of endocervical glandular cells with "golden yellow" mucin on Pap smear. Diagn Cytopathol, 2002(27):80-84.

24. Casey MB, Caudill JL, Salomao DR. Cervicovaginal (Papanicolaou) smear fi ndings in patients with malignant mixed mullerian tumors. Diagn Cytopathol, 2003(28):245-249.

25. Sharma NK, Sorosky JI, Bender D, et al. Malignant mixed mullerian tumor (MMMT) of the cervix. Gynecol Oncol, 2005(97):442-445.

26. Thomas MB, Wright JD, Leiser AL, et al. Clear cell carcinoma of the cervix: a multi-institutional review in the post-DES era. Gynecol Oncol. 2008(109):335-339.

27. Stewart 3rd J, Bevans-Wilkins K, Ye C, et al. Clear-cell endocervical adenocarcinoma in a 19-year-old woman. Diagn Cytopathol, 2006(34):839-842.

28. Waggoner SE, Anderson SM, Van Eyck S, et al. Human papillomavirus detection and p53 expression in clear-cell adenocarcinoma of the vagina and cervix.Obstet Gynecol, 1994(84):404-408.

29. Massoni EA, Hajdu SI. Cytology of primary and metastatic uterine sarcomas. Acta Cytol, 1984(28):93-100.

30. Masand RP, Euscher ED, Deavers MT, et al. Endometrioid stromal sarcoma: a clinicopathologic study of 63 cases. Am J Surg Pathol, 2013(37):1635-1647.

31. Lemoine NR, Hall PA. Epithelial tumors metastatic to the uterine cervix. Cancer, 1986(57):2002-2005.

32. McCluggage WG, Hurrell DP, Kennedy K. Metastatic carcinomas in the cervix mimicking primary cervical adenocarcinoma and adenocarcinoma in situ: report of a series of cases. Am J Surg Pathol, 2010(34):735-

741.

33. Perez-Montiel D, Serrano-Olvera A, Salazar LC, et al. Adenocarcinoma metastatic to the uterine cervix: a case series. J Obstet Gynaecol Res, 2012(38):541-549.

34. Gupta N, Dudding N, Smith JFH. Cytomorphological features of extragenital metastases in SurePath TM cervical liquid-based cytology: a series of eight cases.Cytopatholgy, 2013(24):123-128.

35. Fiorella RM, Beckwith LG, Miller LK, et al. Metastatic signet ring carcinoma of the breast as a source of positive cervicovaginal cytology. A case report. Acta Cytol, 1993(37):948-952.

36. Yamamoto T, Mori T, Matsushima H, et al. Late, isolated metastasis from poorly differentiated gastric cancer to the uterine cervix. Gynecol Oncol Case Rep, 2014(8):17-20.

37. Childs AJ, Burke JJ, Perry MY, et al. Recurrent colorectal carcinoma detected by routine cervicovaginal. Papanicolaou smear testing. J Low Genit Tract Dis, 2005(9):236-238.

38. Zulfi qar M, Liu S, Shi D, et al. Metastatic colorectal adenocarcinoma in cervicovaginal cytology specimens confi rmed by immunocytochemical stains on liquid base specimens: two study cases with review of the literature. CytoJournal, 2013(10):9.

39. Takashina T, Onto M, Kanda Y, et al. Cervical and endometrial cytology in ovarian cancer. Acta Cytol, 1988(32):159-162.

40. Takashina T, Ito E, Kudo R. Cytologic diagnosis of primary tubal cancer. Acta Cytol, 1985(29):367-372.

41. Layfield LJ, Jones C, Hirschowitz S. Statistical analysis of cytologic features useful in separation of metastatic urothelial carcinoma from other metastatic epithelial malignancies. Diagn Cytopathol, 2003(29):334-338.

42. Sigel CS, Park KJ, Fine SW, et al. Urothelial carcinoma involving vaginal specimens from patients with neobladder: a potential pitfall in diagnostic cytopathology. Diagn Cytopathol, 2012(40):168-172.

43. Setia N, Goulart RA, Leiman G, et al. Cytomorphology of cervicovaginal melanoma: ThinPrep versus conventional Papanicolaou tests. Cytojournal, 2010(7):25.

44. Simões M, Cunha V, Nabais H, et al. Primary malignant melanoma of the uterine cervix - case report and review. Eur J Gynaecol Oncol, 2011(32):448-451.

45. Harris NL, Scully RE. Malignant lymphoma and granulocytic sarcoma of the uterus and vagina. Cancer, 1984(53):2530-2545.

第 8 章　肛管细胞学

（Teresa M. Darragh 和 Joel M. Palefsky 著）

8.1 背景

2001 年肛管细胞学检查被首次列入 Bethesda 报告系统。类似于子宫颈涂片，肛管细胞学联合运用高分辨率的肛门镜检查（HRA）和组织活检，已被认为是一种有效的肛管癌筛查工具。在 2001 年 Bethesda 报告系统中，肛管细胞学检查的指导建议包括取样、标本质量满意度、Bethesda 系统肛管细胞学术语的使用以及肛管鳞状上皮内病变（ASIL）的基本形态学特征。此 2014 年版对本章进行了更新，增加了肛管癌的流行病学简要综述和更多的插图，并且扩充了肛管细胞学筛查的使用情况、HPV 检测和生物标志物的作用以及临床处理方面的内容。

8.2 肛管鳞状细胞癌

肛管鳞状细胞癌是一种不常见的癌。90% 以上的肛管癌是由长期的 HPV 感染引起的，主要为 HPV16。据美国癌症协会估计，2014 年美国新增肛管癌约 7210 例（男性 4550 例；女性 2660 例），病死 950 人（男性 370 人；女性 580 人）。在过去几十年，特别在高风险人群中，肛管鳞状细胞癌的发病率一直在升高。高风险人群包括男男性行为者（MSM）、艾滋病毒（HIV）阳性男女、器官移植病人和有多灶性下生殖道肿瘤史的女性。HIV 成年人感染者肛管癌的发病率约为一般人群的 30 倍。在美国，HIV 感染的男性行为者的肛管癌发病率估计为每年 131/100 000 人，大大超过未启动筛查前美国女性宫颈癌的发病率。

和子宫颈的病变一样，组织学上肛管高级别鳞状上皮内病变也是一种癌前病变。目前尚无对高级别鳞状上皮内病变至肛管癌的癌变率的直接估计。据 Machalek 等推算，高级别鳞状上皮内病变到肛管癌的理论癌变率在 HIV 感染男男性行为者中为每年 1/377，在 HIV 未感染男男性行为者中为每年 1/4196。这些癌变率均低于 HIV 未感染女性子宫颈 HSIL（CIN3）的癌变率（约 1%/ 年）。

8.3 肛管细胞学

和子宫颈涂片用于筛查子宫颈癌相对应，肛管细胞学用于筛查肛管鳞状上皮内病变。肛门指检是肛管检查的主要方法，也是最主要的肛管癌筛查方法。肛管癌可以触摸到，病变质硬，常有疼痛。对高危人群筛查 AISL 时，常见细胞形态异常。单一肛管细胞学检查的敏感性和特异性与单一的子宫颈细胞学检查相似。最近一项 Meta 分析显示，肛管细胞学对高级鳞状上皮内病变的敏感性和特异性分别为 69% ~ 93% 和 32% ~ 59%。但是，由于在 HIV 感染男男性行为者中肛管 ASIL 发病率更高，因此在 HIV 阳性和 HIV 阴性的男男性行为者中，细胞筛查的敏感性和特异性在是不一样的。

肛管鳞状上皮内病变的细胞学级别与肛门镜检组织学级别之间的相关性相对较差。与组织学相比，细胞学筛查往往低估了肛管鳞状上皮内病变的级别。在一项研究中，超过 1/3 肛管细胞学为低级鳞状上皮内病变（LSIL）的病人随后的活检为高级鳞状上皮内病变（HSIL）。然而，肛管细胞学对 HSIL 的阳性预测值较高，可以用于 ASIL 高发人群，尤其 HIV 阳性男男性行为者肛门镜检查的质控监测。所有级别的肛管细胞学异常病例中，均有相当大比例在随后的组织活检中被证实有 HSIL。

有报道称不同阅片者间对肛管细胞学的判读有中度至良好的一致性，但在美国病理医师协会组织的不同医院间非妇科细胞学阅片的比较项目中，尤其对 HSIL 和鳞状细胞癌，判读的一致性很差——提示细胞病理学医师需要持续的教育和熟悉。

8.4 取样

取样的区域包括整个肛管——近侧至远端直肠穹窿，远侧至肛门边缘，包括肛管移行区、肛管非角化区和肛管角化区。在静息状态，以肛门括约肌为界，肛管上皮截然不同。

肛管细胞学样品通常为盲取，也有一些临床医师使用小的肛门镜导入收集器辅助取样。取得满意样品并不容易。有些人试图直视鳞柱上皮交界取样，但是发现"盲"取还是优于直视取样。

肛管取样器有很多种，最常用的是自来水沾湿的 DACRON® 或聚酯合成纤维拭子。DACRON® 拭子优于棉花拭子，因为前者能稳定地释放收集的细胞，并且其塑料材质更适合于液基取样。也有人使用宫颈刷和尼龙绒拭子。与细胞刷相比，病人更能耐受拭子。然而，取样成功与否，最重要的还是取决于操作者的取样技巧而不是使用何种装置。

传统涂片和液基细胞学涂片两种制片方法均在应用。一些研究者认为，液基制片方法能增加细胞收集量，同时减少不良因素例如混杂的粪便、空气的干燥气泡及机械人工假象。也有人认为，传统涂片和液基细胞学涂片都能有效筛查 ASIL。有人也尝试了让病人自己进行肛管采样，在一男男性行为者社区研究中，对肛管细胞学筛查经验有限或没有经验的男性第一次尝试取材就有 80% 的病人能够自己成功取样。

8.5 标本质量（图 8-1 至图 8-5）

　　一个满意的标本成分有表层和中间层的有核鳞状上皮细胞、鳞状化生细胞、直肠柱状细胞和远端肛管的无核鳞状细胞（图 8-1）。在病理报告中应标明是否有肛管移行区细胞 [直肠柱状细胞和（或）鳞状化生细胞] 作为在肛管角化区以上部位取样指标（图 8-2）。如同子宫颈细胞学，移行区细胞成分仅是一个质量指标，不能用于估量整体标本质量。直肠柱状细胞的存在，表明肛管拭子收集区域达到或超过了肛管移行区。一项采用传统涂片的研究表明，直肠柱状细胞存在与否不会影响肛管细胞学的性能特征；缺乏柱状细胞不会显著改变肛管细胞学的敏感性、特异性和预测值。然而，最近一采用 ThinPrep 液基制片的研究发现，假阴性更容易在无移行区成分的阴性标本中出现。

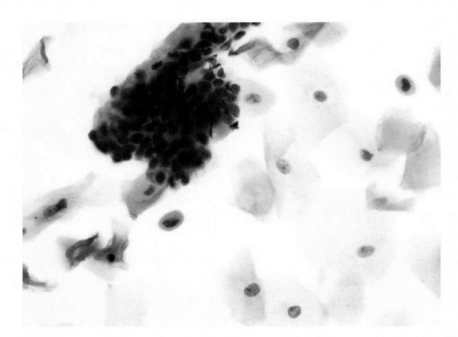

图 8-1　满意标本，无上皮内病变 [（NILM）SurePath 液基涂片]。可见良性中层鳞状细胞、鳞状上皮化生细胞和直肠柱状细胞

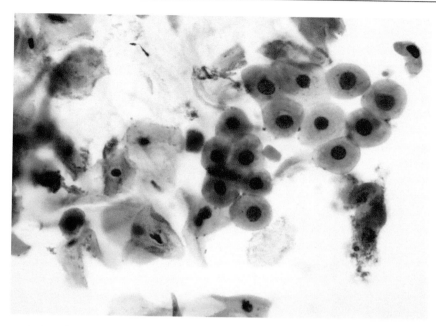

图 8-2　无上皮内病变（ThinPrep 液基涂片）。可见一群圆形鳞状化生细胞，细胞质浓厚

　　有关肛管细胞学标本质量满意度内涵究竟如何的文献不多。肛管细胞学标本质量满意的最低细胞数也未确定。通常有经验的临床医师收集的满意肛管标本，其细胞密度与子宫颈细胞学标本的类似。一般原则以及专家的建议如下：一张质量满意的传统涂片，至少应有 2000～3000 个有核鳞状细胞（NSC）。对液基样本，依据所用显微镜视野大小的不同，这相当于 ThinPrep 涂片（直径 20mm）平均达到 1～2个有核鳞状细胞 / 高倍镜视野（1～2NSC/HPF），SurePath 涂片（直径 13mm）达到 3～6NSC/HPF。在无上皮细胞异常的样本中，若有核鳞状细胞数低于上述标准则应视为不合格。Arain 等发现，平均 ≥ 6NSC/HPF 的 SurePath 肛管细胞学标本结果异常的范围包括从 ASC-US 到 HSIL；平均 ≤ 5NSC/HPF 的 ThinPrep 标本只有正常或者 ASC-US 两种结果。

　　伴有核碎的退变在正常或有病变的标本中均频繁可见（图 8-3）。细菌和粪便污染会妨碍评估（图 8-4）。若样本主要为无核鳞屑或大部分被粪便遮蔽，则是不满意样本（图 8-5）。

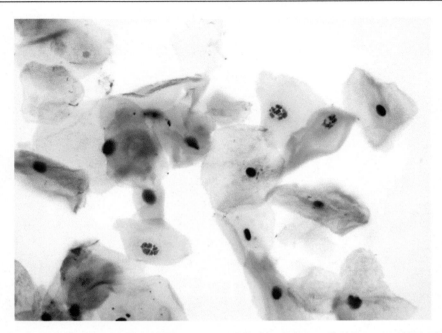

图 8-3　无上皮内病变（ThinPrep 液基涂片）。良性鳞状细胞和无核鳞屑。可见核碎裂

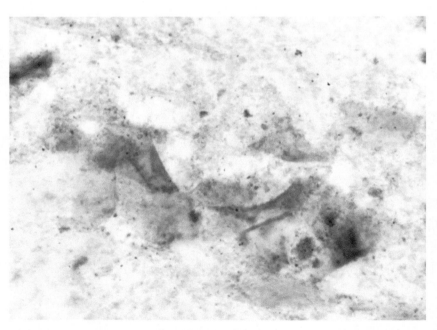

图 8-4　不满意标本（传统涂片）。特别是在传统肛管涂片中，细菌和粪便成分显著，遮盖细胞的细微改变

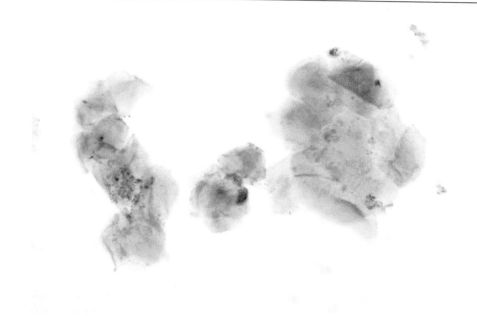

图 8-5 不满意标本（ThinPrep 液基涂片）。仅见无核鳞屑。ThinPrep 肛管细胞学制片满意标本要求每个高倍视野平均有 1 ~ 2 个有核鳞状上皮细胞

8.6 结果判读

　　肛管细胞学的诊断术语、形态学标准以及标本的评估指导原则均与子宫颈细胞学类似。因此，Bethesda 诊断术语被用于报告肛管细胞学，具体包括一个细胞学判读和一个标本质量满意度声明。Bethesda 系统做了相应修改以反映特定解剖部位的特殊性。例如，在细胞学报告中，直肠柱状细胞取代子宫颈腺细胞作为移行区取样的指标。

8.6.1 无上皮内病变或恶性病变 [（NILM）图 8-1 至图 8-3，图 8-6]

　　肛管细胞学可见一系列良性改变，有些改变类似于子宫颈细胞学，另外一些则不一样。常见反应性改变，例如密封的核周晕和小核仁，而典型的修复性改变不常见（图 8-6）。肛门细胞学常见角化改变，因为肛管内的角化区与非角化区毗邻。源自肛管角化区的细胞标本和各种原因造成的过度角化二者均呈现为无核鳞屑，在肛管细胞学中无法进行区分。角化不全可见于反应性改变和 HPV 相关病变。非典型角化不全是异常改变，根据异常程度的不同，可见于 ASC-US，鳞状上皮内病变以及癌。

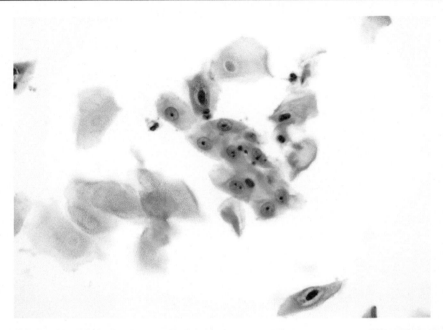

图 8-6　鳞状细胞的反应性核改变，包括核增大、染色过淡和小核仁。旁边的细胞有狭窄的核周晕

8.6.2 微生物（图 8-7 至图 8-10）

在肛管细胞学检查中会遇到多种微生物，包括病毒、原生动物、真菌和寄生虫。有些微生物在巴氏涂片中完全一样，如白色念珠菌（图 8-7）和疱疹病毒（图 8-8），有些微生物为胃肠道独有，罕见于妇科细胞学检查。很多型阿米巴能寄生在人体肠道。阿米巴包囊和滋养体均可见到（图 8-9A）。在所有阿米巴亚型中，仅痢疾型阿米巴有致病性。免疫功能低下病人容易获得机会性感染，其病原体的范围更广。大量巨噬细胞（图 8-9B）有时可见于肛管细胞学，特别易见于消融治疗后的病人。这些巨噬细胞需要与阿米巴进行区分。肛管细胞学还可发现各种其他的肠道寄生虫，包括蛲虫及其虫卵（图 8-10）。肠道寄生虫的形态学比较可在美国疾病控制中心（CDC）提供的资料中查到。

8.6.3 鳞状细胞异常（图 8-11 至图 8-19）

8.6.3.1 非典型鳞状细胞 [（ASC）图 8-11，图 8-12]

HPV 相关肛管病变采用的细胞形态判读标准类似于子宫颈细胞学，分别为 ASC-US（图 8-11），ASC-H（图 8-12），LSIL（图 8-13，图 8-14）和 HSIL（图 8-15 至图 8-19）。相对于子宫颈标本，伴核碎的退变（图 8-14）在肛管标本中更常见。肛管细胞学中鳞状上皮病变常伴显著的胞质橘黄色角化（图 8-17）。

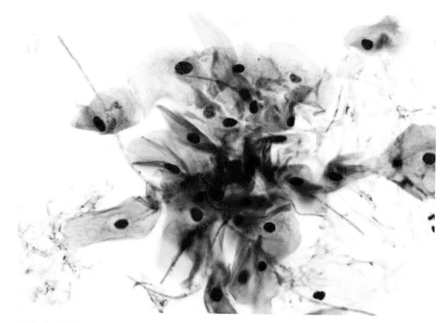

图 8-7　白色念珠菌（ThinPrep 液基涂片）。真菌的假菌丝穿过一团鳞状细胞

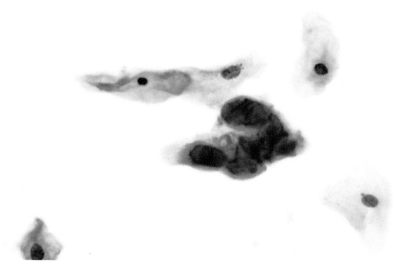

图 8-8　单纯疱疹病毒（HSV），SurePath 液基涂片。镶嵌的细胞核呈"毛玻璃"样改变

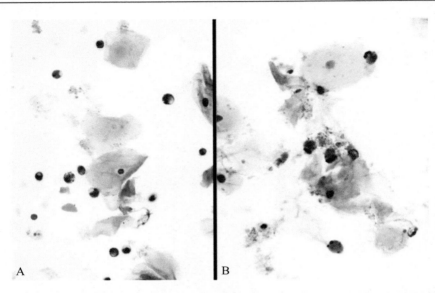

图 8-9　A. 此图可见大量阿米巴包囊（ThinPrep 液基涂片）。包囊内部结构及可折光囊壁有助于区分阿米巴和 HSIL。B. 巨噬细胞（ThinPrep 涂片）可见于肛管细胞学，特别在消融治疗后，需要与阿米巴区分。注意背景有细胞质碎片

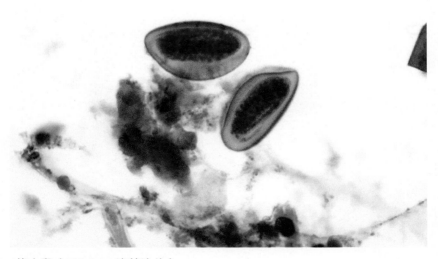

图 8-10　蛲虫卵（ThinPrep 液基涂片）

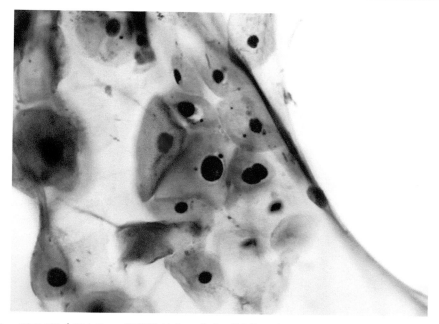

图 8-11 ASC-US（ThinPrep 液基涂片）。非典型鳞状上皮细胞的核增大但核轮廓圆润，核染色质模糊，核周晕较窄。其中一个细胞有双核

图 8-12 ASC-H（ThinPrep 液基涂片）。小而不成熟的鳞状化生细胞含有深染及模糊的核染色质

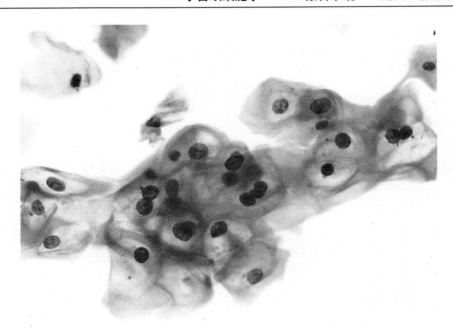

图 8-13　LSIL（ThinPrep 液基涂片）。LSIL 的判读标准类似于子宫颈细胞学

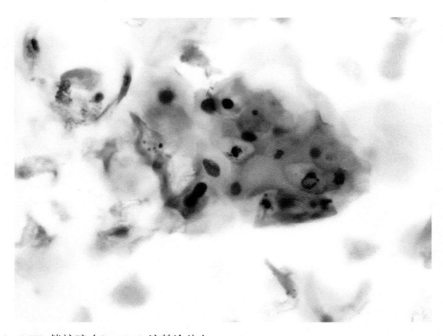

图 8-14　LSIL 伴核碎（SurePath 液基涂片）

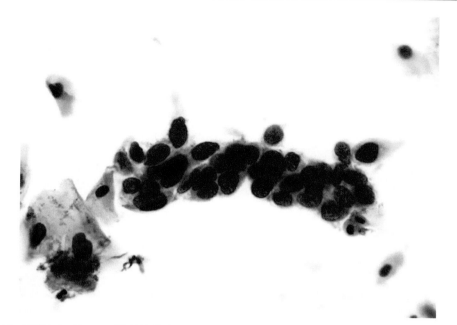

图 8-15 HSIL（ThinPrep 液基涂片）。一团核深染细胞，染色质分布方式改变，核轮廓不规则

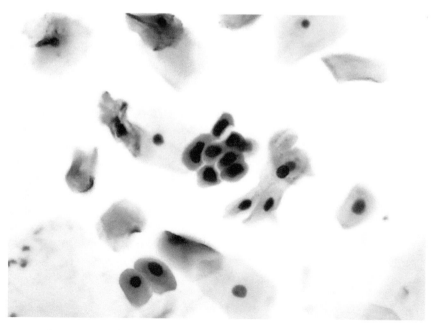

图 8-16 HSIL（SurePath 液基涂片）。异型细胞有化生性胞质及不规则核轮廓

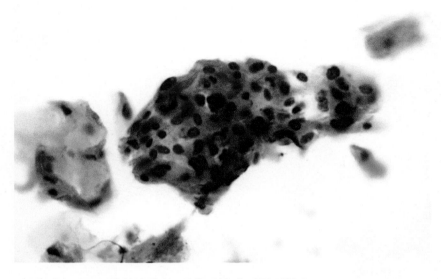

图 8-17　HSIL（ThinPrep 液基涂片）。高级别角化型异型增生

8.6.3.2 低级别鳞状上皮内病变 [（LSIL）图 8-13，图 8-14]

HPV 在表层和中间层鳞状细胞中活跃复制，在细胞学上呈现为 LSIL，其核与胞质改变均类似于子宫颈细胞学。核改变包括胞核增大、深染以及核染色质或核膜不规则。双核或多核常见。胞质改变包括宽大的核周空晕（挖空细胞）和角化。

8.6.3.3 高级别鳞状上皮内病变 [（HSIL）图 8-15 至图 8-19]

HSIL 是潜在的癌前病变。其病变细胞具有高核质比。核改变与 LSIL 类似——胞核增大、深染以及核染色质和（或）核膜不规则——但是胞质稀少，可以是化生或角化胞质。常见 LSIL 和 HSIL 混合存在于同一样本，在高危人群中尤其如此（图 8-18）。出现明显的核仁提示可能有浸润癌（图 8-19）。

8.6.3.4 鳞状细胞癌 [（SCC）图 8-20 至图 8-22]

肛管鳞状细胞癌的细胞学诊断很有挑战性。鳞癌分角化型（图 8-20）和非角化型（图 8-21）。肿瘤素质可能不明显，并且很难与粪便区分。在液基制片中，肿瘤素质"黏附"在恶性肿瘤细胞上，最为显眼（图 8-22）。

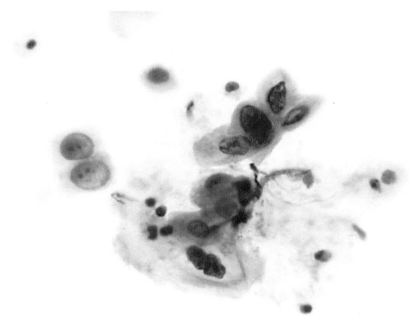

图 8-18　本图同时存在 HSIL 和 LSIL（ ThinPrep 液基涂片 ）。注意胞质角化，相对于子宫颈病变，该特征在肛管鳞状病变中往往更加显著

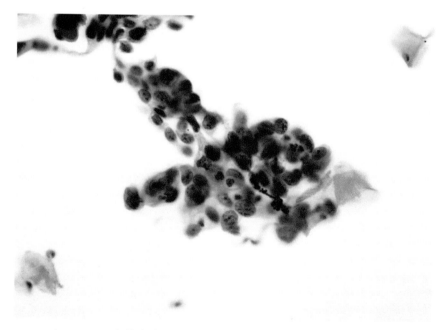

图 8-19　HSIL（ ThinPrep 液基涂片 ）。松散细胞团簇含有异型核。一些胞核有明显的核仁，提示可能有侵袭性病变

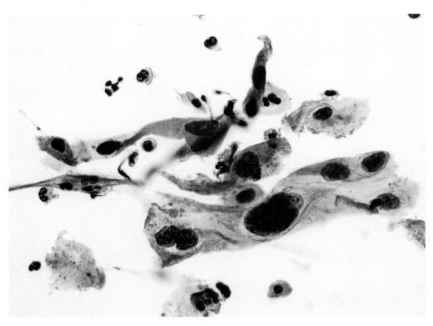

图 8-20　鳞状细胞癌，角化型（ThinPrep 液基涂片）。细胞大小和形状均呈明显的多形性。两个肿瘤细胞有胞质角化

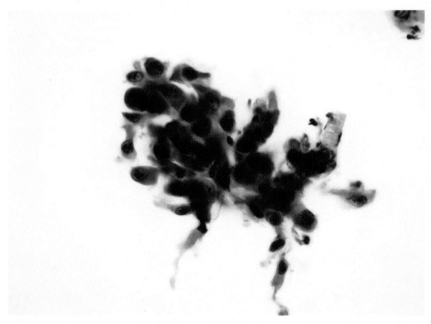

图 8-21　鳞状细胞癌，非角化型。多形性细胞团簇（ThinPrep 液基涂片）。有些肿瘤细胞有明显的核仁。图中肿瘤素质不明显

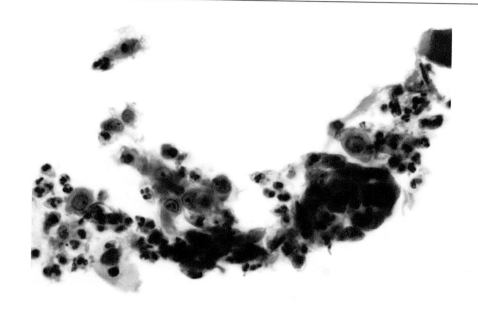

图 8-22　鳞状细胞癌，有"黏附"的肿瘤素质（ThinPrep 涂片）

8.6.4 腺细胞异常

在肛管细胞学中腺细胞异常不常见。HPV 引起的肛管腺性病变（相当于宫颈原位腺癌）还未有令人信服的报道。肛周的 Paget 病可以延伸至肛管内。在肛管细胞学中偶尔会遇到由远端直肠的结肠病变(如结肠息肉和直肠腺癌)所致的腺体异常(图8-23）。

8.7 肛管细胞学统计资料

在肛管癌筛查所针对的高危人群中，肛管细胞学异常很常见。在美国加州大学旧金山分校（UCSF），我们有一个忙碌的肛管肿瘤诊所，大量的肛管细胞学病例在此复查，最近 10 年，平均每年超过 2500 个样本。大多数肛管细胞学样本来自于男男性行为者和 HIV 感染病人。样本中 HSIL 或癌占 10% ~ 15%，LSIL 大约占30%。ASC-US 和 ASC-H 的比率分别为平均 20% 和 4%。在大型病例研究中，大约有 30% 是阴性标本，<5% 是质量不满意的标本。

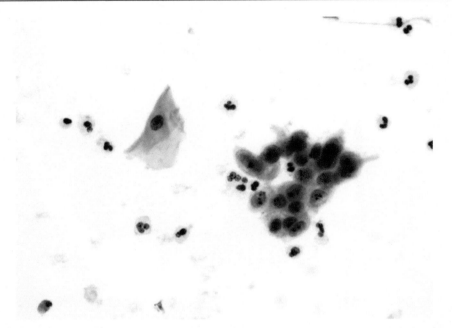

图 8-23　直肠腺癌（ThinPrep 液基涂片）复发。恶性细胞核空泡状，核仁明显，胞质含细小均匀空泡

8.8 生物标志物

HPV 检测在肛管癌筛查和分流中的作用还有待进一步评估。截至本文成稿，美国 FDA 尚未批准任何可用于肛管标本的商业 HPV 检测方法。实验室都必须先验证 HPV 测试对此类标本的有效性。虽然有些人发现，对标本进行 HPV 检测可能有助于分流 ASC-US 患者，但由于筛查针对的高危人群中 HPV 感染率高，所以 HPV 检测不太可能取得好的成本效益。绝大多数肛管鳞癌与 HPV16 相关，因此 HPV 的基因分型可能在肛管癌筛查中扮演一个更为重要的角色。因为细胞学与 HPV 检测双阴性有高的阴性预测值，所以在高危人群中 HPV 阴性也有临床意义。

在一项对肛管标本的几种生物标志物的对比研究中，Wentzensen 等发现 HPV DNA 检测对活检证实的 HSIL 的敏感性最高，其后依次为 p16/Ki-67，HPV E6/E7 mRNA 检测和 HPV16/18 基因分型。以 YOUDEN'S 指数为标准，综合表现最好的生物标志物是 HPV E6/E7 mRNA 检测，其后依次为 HPV16/18 基因分型、p16/Ki-67 细胞学染色和 HPV DNA 检测。如果将 p16/Ki-67 的阳性标准提高到 ≥ 5 个细胞，其特异性会显著提高，但是对肛管上皮内病变 3 级（AIN3）的检出敏感性不变。最近的一项研究发现，肛管细胞学加上 p16 检测可以提高 HSIL 的检出率。

生物标志物的应用日益增加导致对细胞形态学判读的依赖日趋降低，因此，肛管标本收集装置的类型值得进一步完善。基于涂片影像测量，绒化拭子在每张涂片的细胞数目上优于 DACRON 拭子。然而使用 DACRON 拭子收集样本能发现更多的 HPV 阳性病人。比起使用宫颈刷，DACRON 拭子发现阳性病人的单位成本更低。

8.9 临床处理

在高危人群中筛查肛管癌时发现任何程度的细胞学异常，如果条件许可，均建议进行高分辨率肛门镜检查（HRA）和活检。如果 HRA 资源有限，可用细胞学分流病人：HSIL 或 ASC-H 病人应优先做 HRA，其次是 LSIL，再后是 ASC-US。但是如果不能对 HISL 病人实施治疗，则不宜启动肛管细胞学筛查。如果没有专业医师评估肛管细胞学、实施 HRA 和治疗 HSIL，那么高危患者至少应该做肛门指检，靠触诊发现肛管肿块。

8.10 范例报告

例 1
标本质量：

评估满意；有移行区成分存在。

判读：

高级别鳞状上皮内病变（HSIL）。

说明：

建议高分辨率肛门镜检查。

该结果于（月／日／年）（时间）由（病理医师名）告知（临床医师的名字）。

例 2
标本质量：

评估不满意，因有核鳞状上皮细胞数量不足；主要为无核鳞屑；无移行区成分。

判读：

不宜评估；请看说明。

说明：

如有临床指征，建议重新取样。

例 3
标本质量：

评估满意；有移行区成分存在。

判读：

无上皮内病变或恶性病变（NILM）。

反应性细胞改变。

可见微生物，请看说明。

说明：

可见阿米巴原虫。致病性和非致病性阿米巴均可见于肛管细胞学。如有指征，建议结合临床及另加检查（如查粪便寄生虫等）。

（禹更生　冯　殿　译　王韫宏　校）

主要参考文献

1. Palefsky JM, Holly EA, Hogeboom CJ, et al. Anal cytology as ascreening tool for anal squamous intraepithelial lesions. J Acquir Immune Defic Syndr Hum Retrovirol, 1997(14):415-422.

2. de Ruiter A, Carter P, Katz DR, et al. A comparison betweencytology and histology to detect anal intraepithelial neoplasia. Genitourin Med, 1994(70):22-25.

3. Scholefield JH, Johnson J, Hitchcock A, et al. Guidelines for anal cytology—to make cytological diagnosis and follow-up much more reliable. Cytopathology, 1998(9):15-22.

4. Goldstone SE, Winkler B, Ufford LJ,et al. High prevalence of anal squamous intraepithelial lesions and squamous cell carcinoma in men who have sex with men as seen in surgical practice. Dis Colon Rectum, 2001(44):690-698.

5. Wu X, Watson M, Wilson R, et al. Human papillomavirus- associated cancers - United States, 2004-2008. MMWR, 2012(61):258-261.

6. American Cancer Society. Anal cancer statistics. [Updated 5 May 2014; cited 11 Jul 2014]. Available at: http://www.cancer.org/cancer/analcancer/detailedguide/anal-cancer-what-is-key-statistics .

7. Tong WW, Hillman RJ, Kelleher AD, et al. Anal intraepithelial neoplasia and squamous cell carcinoma in HIV-infected adults. HIV Med, 2014(15):65-76.

8. Silverberg MJ, Lau B, Justice AC, et al. North American AIDS Cohort Collaboration on Research and Design (NA-ACCORD) of IeDEA. Risk of anal cancer in HIV-infected and HIV-uninfected individuals in North America. Clin Infect Dis, 2012(54):1026-1034.

9. Berry JM, Jay N, Cranston RD, et al. Progression of anal high-grade squamous intraepithelial lesions to invasive anal cancer among HIV-infected men who have sex with men. Int J Cancer, 2014(134):1147-1155.

10. Machalek DA, Poynten M, Jin F, et al. Anal human papillomavirus infection and associated neoplastic lesions in men who have sex with men: a systematic review and meta-analysis. Lancet Oncol, 2012(13):487-500.

11. McCredie MR, Sharples KJ, Paul C, et al. Natural history of cervical neoplasia and risk of invasive cancer in women with cervical intraepithelial neoplasia3: a retrospective cohort study. Lancet Oncol, 2008(9):425-434.

12. Bean SM, Chhieng DC. Anal-rectal cytology: a review. Diagn Cytopathol, 2010(38):538-546.

13. Chiao EY, Giordano TP, Palefsky JM, et al. Screening HIV-infected individuals for anal cancer precursor lesions: a systematic review. Clin Infect Dis, 2006(43):223-233.

14. Berry JM, Palefsky JM, Jay N, et al. Performance characteristics of anal cytology and human papillomavirus testing in patients with high-resolution anoscopy-guided biopsy of high-grade anal intraepithelial neoplasia. Dis Colon Rectum, 2009(52):239-247.

15. Zhao C, Domfeh AB, Austin RM. Histopathologic outcomes and clinical correlations for highrisk patients screened with anal cytology. Acta Cytol, 2012(56):62-67.

16. Betancourt EM, Wahbah MM, Been LC, et al. Anal cytology as apredictor of anal intraepithelial neoplasia in HIV-positive men and women. Diagn Cytopathol,2013(41):697-702.

17. Panther LA, Wagner K, Proper J, et al. High resolution anoscopy findings for men who have sex with men: inaccuracy of anal cytology as a predictor of histologic high-grade anal intraepithelial neoplasia and the impact of HIV serostatus. Clin Infect Dis, 2004(38):1490-1492.

18. Park IU, Palefsky JM. Evaluation and management of anal intraepithelial neoplasia in HIV negative and HIV-positive men who have sex with men. Curr Infect Dis Rep, 2010(12):126-133.

19. Lytwyn A, Salit IE, Raboud J, et al. Interobserver agreement in the interpretation of anal intraepithelial neoplasia. Cancer, 2005(103):1447-1456.

20. Darragh TM, Tokugawa D, Castle PE, et al. Inter-rater agreement of anal cytology. Cancer Cytopathol, 2013(121):72-78.

21. Darragh TM, Winkler B, Souers RJ, et al. Room for improvement: initial experience with anal cytology: observations from the College of American Pathologists interlaboratory comparison program in nongynecologic cytology. Arch Pathol Lab Med, 2013(137):1550-1554.

22. Jay N. Elements of an anal dysplasia screening program. J Assoc Nurses AIDSCare, 2011(22):465-477.

23. Darragh TM, Winkler B. Screening for anal neoplasia: anal cytology - sampling, processingand reporting. Sex Health, 2012(9):556-561.

24. Wiley DJ, Hsu H, Bolan R, et al. Comparison of 2 anal cytology protocols to predict high-grade anal intraepithelial neoplasia. J Low Genit Tract Dis, 2013(17):414-424.

25. Vajdic CM, Anderson JS, Hillman RJ, et al. Blind sampling is superior to anoscope guided sampling for screening for anal intraepithelial neoplasia. Sex Transm Infect,2005(81):415-418.

26. Moscicki AB, Hills NK, Shiboski S, et al. Risk factors for abnormal anal cytology in young heterosexual women. Cancer EpidemiolBiomark Prev, 1999(8):173-178.

27. Arain S, Walts AE, Thomas P, et al. The anal pap smear: cytomorphology of squamous intraepithelial lesions. Cytojournal, 2005(2):4.

28. Davis TW, Goldstone SE, Chen G. Tolerability of anal dysplasia screening. J Low Genit TractDis, 2013(17):404-408.

29. Gage JC, Ghosh A, Borgonovo S, et al. A comparison of dacron versus flocked nylon swabs for anal cytology specimen collection. ActaCytol, 2011(55):364-367.

30. Leiman G. Anal screening cytology. Cytojournal, 2005(2):5.

31. Darragh TM, Jay N, Tupkelewicz BA, Hogeboom CJ, Holly EA, Palefsky JM. Comparison of conventional cytologic smears and ThinPrep preparations from the anal canal. Acta Cytol, 1997(41):1167-1170.

32. Sherman ME, Friedman HB, Busseniers AE, et al. Cytologic diagnosis of anal intraepithelial neoplasia using smears and cytyc thin-preps. Mod Pathol, 1995(8):270-274.

33. Maia LB, Marinho LC, Wanderley Paes Barbosa T, et al. A comparative study between conventional and liquid-based cytology in screening for anal intraepithelial lesions in HIV-positive patients. Diagn Cytopathol, 2014(42):840-845.

34. Chin-Hong PV, Berry JM, Cheng SC, et al. Comparison of patient- and clinician-collected anal cytology samples to screen for human papillomavirus associated anal intraepithelial neoplasia in men who have sex with men. Ann Intern Med, 2008(149):300-306.

35. Roberts J, Thurloe J, Ekman D, et al. The value of transformation zone cells in cytological detection of anal High Grade Squamous Intraepithelial Lesions (HSIL). Poster session presented at: 29th International Papillomavirus Conference and Public Health & Clinical Workshops. Seattle, Washington. Available at: www.hpv2014.org; p. 120; abstract # CS PP01.14. 21-25 Aug 2014.

36. Centers for disease control and prevention [Internet]. Atlanta: DPDx-Laboratory Identification of Parasitic

Diseases of Public Health Concern; (Updated 29 Nov 2013; cited 7 Jul 2014).Available from: http://www.cdc.gov/dpdx/diagnosticProcedures/stool/morphcomp.html .

37. Walts AE, Thomas P, Bose S. Anal cytology: is there a role for reflex HPV DNA testing? DiagnCytopathol, 2005(33):152-156.

38. Wentzensen N, Follansbee S, Borgonovo S, et al. Analytic and clinical performance of cobas HPV testing in anal specimens from HIV-positive men who have sex with men. J Clin Microbiol, 2014(52):2892-2897.

39. Goldstone SE, Lowe B, Rothmann T, et al. Evaluation of the hybrid capture 2 assay for detecting anal high-grade dysplasia. Int J Cancer, 2012(131):1641-1648.

40. Wentzensen N, Follansbee S, Borgonovo S, et al. Human papillomavirus genotyping, human papillomavirus mRNA expression, and p16/Ki-67 cytology to detect anal cancer precursors in HIV-infected MSM. AIDS, 2012(26):2185-2192.

41. Arora R, Pandhi D, Mishra K, et al. Anal cytology and p16 immunostaining for screening anal intraepithelial neoplasia in HIV-positive and HIV-negative men who have sex with men: a cross-sectional study. Int J STD AIDS, 2014(25):726-733.

42. Roka F, Roka J, Trost A, et al. Anal human papillomavirus testing with Digene's hybrid capture 2 using two different sampling methods. Dis Colon Rectum, 2008(51):62-66.

第9章 辅助检测

（Mark H. Stoler, Stephen S. Raab, David C. Wilbur 著）

9.1 背景

现在，辅助检测常用于子宫颈细胞学。HPV 检测已成为分流处理模棱两可标本的主要手段，并可联合应用或有潜力独立应用于初次筛查。此外，通过使用多项新近发现的与宫颈癌及癌前病变相关的标志物，不久的将来，免疫组化也许可以用作分流和筛选的方法。如果做了与子宫颈细胞学相关的辅助检测，其结果应该写入最终报告。本章将讨论如何恰当报告辅助检测与子宫颈细胞学检查联合应用时的结果。

9.2 辅助 HPV 检测

9.2.1 介绍

2004 年本书第 2 版时，美国食品药品监督管理局（FDA）已批准了一个 HPV 检测。当时制定的筛选和处理原则主要基于以下认识：子宫颈细胞学与高危型 HPV（hrHPV）检测在 HSIL/CIN2+ 的判读上，尤其在 ASC-US 细胞学分流或者二者联合应用上（"联合检测"），其敏感性存在差异。因联合检测能增加敏感性，专业机构推荐联合检测阴性的女性隔 3 年筛查 1 次。hrHPV 检测的敏感性当时被认为是最重要的病人安全问题，它允许筛查间隔延长而不会增加患癌症的风险。而检测的特异性，从处理及临床实践的角度，都不认为是病人的安全问题，因为当时的共识是切除治疗如环形电切术（LEEP）的并发症是微不足道的。

相比之下，2012 年美国宫颈癌筛查指南着重强调了需要平衡筛查检测的敏感性和特异性，也需要平衡筛查的危害和好处。在子宫颈筛查和治疗的临床处理中使用 hrHPV 检测的指导方针，完全依赖于 HPV 检测方法的临床验证。平衡分析宫颈癌前病变，HSIL（CIN3）和癌症（HSIL +/CIN3 +）的临床灵敏性和特异性是非常困难的。这个困难广泛见于 HPV 检测发展史上的众多失败中，其中大部分失败在于误将分析敏感度高等同于临床性能良好。与其他的体外诊断方法将敏感度作为唯一的考察不同，临床 HPV 检测不是对所有 HPV 的检测；它是对有临床意义的 hrHPV 水

平的检测 [即达到检测临界值上的 HPV 感染。这个水平的感染同临床发现的大多数
（>90%）CIN3+/HSIL 高度相关]。过高的敏感性仅会增加假阳性结果（降低临床特
异性），却不能得到增加临床敏感性的好处。关于什么是或不是一个好 HPV 检测的
美国专家意见已经发布，类似的标准已被欧洲检测行业采纳。上述原则适用于所有
的 HPV 检测，不论是检测 DNA 还是 RNA。

　　Bethesda 系统既不提倡也不阻止使用任何特定品牌的 HPV 检测。但是目前的实
践指南承认，临床有效的 HPV 检测是当前临床实践的必不可少的组成部分。

9.2.2 有或无基因分型的高危型 HPV（hrHPV）检测的应用

　　截至 2014 年，FDA 已批准了 4 个用于子宫颈细胞学检查的 hrHPV 检测。3 个
是基于 DNA 的，一个是基于 RNA 的。FDA 的审批全都依据其数据能满足上文所强
调的临床效能概念。目前至少有 2 个以上检测方法正在进行临床试验。毫无疑问，
可供选择的检测方法的数量将继续增加。

　　用 hrHPV 检测来分流异常的细胞学结果的报告，有效地提高了在阴道镜转诊和
流行病探查的敏感性与特异性之间的平衡。ASC-US 是在 TBS 分类中使用 hrHPV 检
测最多的类别，但其他的 TBS 类别，包括 ASC-H，老年病人的 LSIL 和 AGC，也有
选择性使用。

　　联合检测（Co-testing）是指筛查时同时做 HPV 检测和子宫颈细胞学。这样，
结合 HPV 和细胞学检查结果，可以获知癌前病变和癌的风险性，从而决定选择转诊
阴道镜、短期随访或常规的长间隔筛查。

　　初始 HPV 筛查是指直接用 HPV 检测进行筛查，细胞学仅作为分流手段，在结
果为阳性时才实施。2014 年，美国 FDA 批准了初始 HPV 检测程序。该程序结合了
基因分型和细胞学作为分流手段，其采用的特定的 HPV 检测是基于制造商提交的安
全性和有效性的数据审批的，并随后制定了临时处置指南。在不久的将来，可望出
现满足这些验证标准的其他临床试验。

　　HPV 基因分型测试是指在合并报告阳性 hrHPV 检测的同时，选择性报告个别的
HPV 类型。这个概念发端于如下理念：某些被选择的特定类型的 HPV（例如 HPV
16 和 18）在达到有临床意义的阈值时，与增加的癌前病变风险高度相关，以至于此
类患者应转诊做阴道镜而不是短期随访。例如，如果 HPV 16 阳性而细胞学报告为上
皮内病变或恶性病变阴性（NILM），该女性有 10% 的风险存在组织学 HSIL（CIN3 +），
如果同时细胞学异常，则这种风险 >30%。这两种风险都高于当前美国阴道镜和子
宫颈病理学学会（ASCCP）的阴道镜转诊的阈值。因此，与无基因分型的 hrHPV 检
测相比，基因分型是意图改善敏感性与特异性之间的平衡。

9.2.3 检测方法和结果的描述

对检测方法应进行简单描述（例如杂交捕获、聚合酶链式反应 PCR，RNA 扩增等），并以简单明确的方式报告给临床医师。对于 HPV 检测，应报告检测出的特定类型。检测范围应限制在已达成科学共识的有致癌性 / 高危的类型。低危 HPV 检测在宫颈癌筛查中没有临床意义。

9.2.4 HPV 检测范例报告

下面的报告模式适用于任何的 HPV 检测。如果未做基因分型（在本例为16/18），则省略对特定基因型的评论。

本 HPV 检测采用 [检测名称][生产企业名称、市、省]。[检测名称] 高危拼盘检测的 HPV 类型：[列出 HPV 类型]{ 如果可以分型 }。另外，HPV 基因分型结果报告存在以下特定的类型 { 列举类型 }。

• 高危 HPV 分型阴性：没有检测到满足 HSIL 临床有效阈值的 13/14 种 hrHPV 类型。

• 高危 HPV 分型阳性：检测出一个或多个满足 HSIL 临床有效阈值的 13/14 种 hrHPV 类型（现在由下列选一个）。

高危 HPV 分型阳性：仅检测到第 16 型 HPV。

高危 HPV 分型阳性：仅检测到第 18 型 HPV。

高危 HPV 分型阳性：检测到第 16 和 18 型 HPV。

高危 HPV 分型阳性：检测到第 16 型高危 HPV 和其他除 HPV 第 16 和 18 型外的高危 HPV。

高危 HPV 分型阳性：检测到第 18 型高危 HPV 和其他除 HPV 第 16 和 18 型外的高危 HPV。

高危 HPV 分型阳性：检测到第 16 和 18 型高危 HPV，和其他除 HPV 第 16 和 18 型外的高危 HPV。

高危 HPV 分型阳性：检测到除 HPV 第 16 和 18 型外的其他高危 HPV。

如果对 HPV 结果使用教育注释和建议，可以在以下注释选用一个。

• 如果检测出 HPV 16 型和（或）18 型，使用此注释。

依据 2012 美国阴道镜和子宫颈病理学协会的处理指南，HPV 16 型和（或）18 型结果阳性时，不论当时的细胞学结果如何，应考虑立即进行阴道镜检查。

• 如果检测到高危 HPV，但不是 16 型或 18 型，使用此注释。

依据 2012 美国阴道镜和子宫颈病理学学会的处置准则，当细胞学异常的结果高于或等于 ASC-US，并且 HPV 检测结果阳性（但非 16 和 18 型）时，应考虑立即进行阴道镜检查。

• 如果没有检测到高危型 HPV，使用此注释。

依据 2012 美国阴道镜和子宫颈病理学学会的处置准则，当病人 HPV 检测阴性且细胞学检查结果是 NILM，意味着病人出现 HSIL（CIN3）病变的概率显著低于 1%，没必要缩短重复检查的间隔时长。

9.3 免疫化学检测

随着对 HPV 相关肿瘤的分子发病机制的深入了解，涌现了许多用于鉴定高级别鳞状上皮内病变的生物标志物。最近召开的"肛管与生殖道下段鳞状上皮术语"共识会议（缩写 LAST）提出了如何将这些生物标志物用于组织病理学实践的建议，其目的是增加在组织活检中发现 HSIL（CIN3）的敏感度和重复性。虽然在细胞学样本中的数据并不太完善，但是相同的生物标志物已被证明对细胞学有用，特别是有助于在初级筛选或者随访模棱两可的标本时敏感和特异地检测 HSIL（CIN3）。

目前，通过研究了解最多的生物标志物是 p16，ProExC 和 Ki-67。p16 和 ProExC 都是受 HPV 的致癌作用影响的异常细胞周期的标志物。Ki-67 蛋白是细胞增殖的标志物。p16 细胞核与细胞质同时着色；ProExC 和 Ki-67 只在细胞核着色（图 9-1A，B）。p16 能有效地用于分流子宫颈细胞学中的 ASC-US 和 LSIL。p16 也可用于残余子宫颈液基样品的细胞块中，并且与活检结果相比，在检测 HSIL 方面更为敏感。ProExC 可用于分流非典型腺细胞和 ASC-H 的分诊并可用于初始 HPV 筛查后的随访免疫细胞化学 / 细胞学检测。p16 和 Ki-67 双免疫染色对 HSIL 的敏感性相当于高危型 HPV 检测和单独的 p16 免疫染色。作为筛查手段，与子宫颈细胞学相比，p16/Ki-67 双标免疫染色在探查 HSIL 时更加敏感并且特异性也不差。在年轻妇女中，高危 HPV 检测有一定的局限性。有研究表明，双标染色细胞学筛查可用于年轻妇女中（图 9-2）。

应当指出的是，截至此书发稿，上述免疫细胞化学检测均未获 FDA 批准用于以上提到的任何用途。因此，将这些标志物投入临床应用前需要在使用者的实验室进行可靠性验证。

9.3.1 分子 / 免疫化学和细胞学结果的报告

细胞学和辅助检查结果最好同时报告以方便沟通和病史保存。此外，形态和辅助检测结果的相关性可以作为病理教学和持续的质量保证的宝贵工具。然而，并非所有的临床实施环境允许做细胞学和分子生物学结果的综合报告。如果综合报告不可实现，那么报告每一类型的结果时，都应尽可能列出同时即将进行的或之前已经完成的其他检查。

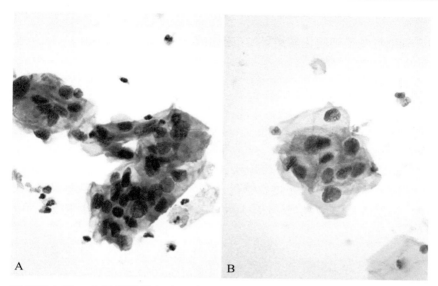

图 9-1　图像来自同一高级别鳞状上皮内病变：（A）巴氏染色；（B）p16 免疫细胞化学染色显示核及胞质染色。p16 阳性细胞预测存在癌前病变，有助于细胞学标本的筛选和分流。（SurePath 液基涂片）

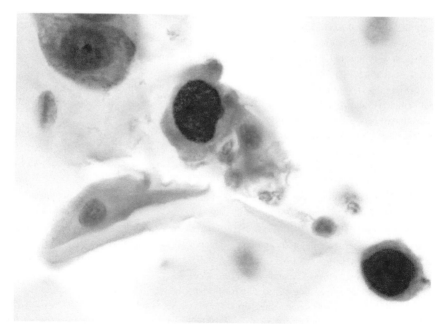

图 9-2　在同一张涂片上同时对 p16 和 Ki-67 进行免疫细胞化学染色（双标染色）：p16 染细胞质和细胞核（棕色），Ki-67 染细胞核（红色）。双标染色细胞高度提示存在高级别鳞状上皮内病变 [（HSIL）ThinPrep 液基涂片]

9.3.2 辅助性免疫细胞化学结果的范例报告

标本质量：

评估满意。

总体分类：

上皮细胞异常，鳞状细胞。

判读：

非典型鳞状上皮细胞 – 意义不明确。

教育注释：p16 和 Ki-67 免疫细胞化学染色（双染色）显示双标染色阳性细胞。

说明：p16 和 Ki-67 双标染色阳性与后续活检标本存在 HSIL 相关。

（李怿澜　陈小槐　译　王韫宏　校）

主要参考文献

1. Solomon D, Davey D, Kurman R, et al. The 2001 Bethesda system terminology for reporting results of cervical cytology. JAMA, 2002(287):2114-2119.
2. Wright Jr TC, Cox JT, Massad LS, et al. 2001 management guidelines for the management of women with cervical cytologic abnormalities. JAMA, 2002(287):2120-2129.
3. Stoler MH. New Bethesda terminology and evidence-based management guidelines for cervical cytology findings. JAMA, 2002(287):2140-2141.
4. Saslow D, Solomon D, Lawson HW, et al. American Cancer Society, American Society for Colposcopy and Cervical Pathology, and American Society for Clinical Pathology screening guidelines for the prevention and early detection of cervical cancer. Am J Clin Pathol, 2012(137):516-542.
5. Stoler MH, Castle PE, Solomon D, et al. The expanded use of HPV testing in gynecologic practice per ASCCP-guided management requires the use of well-validated assays. Am J Clin Pathol, 2007(127):335-337.
6. Kinney W, Stoler MH, Castle PE. Special commentary: patient safety and the next generation of HPV DNA tests. Am J Clin Pathol, 2010(134):193-199.
7. Stoler M, Castle P, Solomon D, et al. Expanded use of human papillomavirus testing in gynecologic practice (correspondence). Am J Clin Pathol, 2007(128):883-890.
8. Massad LS, Einstein MH, Huh WK, et al. 2012 updated consensus guidelines for the management of abnormal cervical cancer screening tests and cancer precursors. J Low Genit Tract Dis, 2013(17):S1-27.
9. Wright Jr TC, Stoler MH, Behrens CM, et al. The ATHENA human papillomavirus study: design, methods, and baseline results. Am J Obstet Gynecol, 2012(206):46.e1-46.
10. FDA approves first human papillomavirus test for primary cervical cancer screening: http://www.fda.gov/newsevents/newsroom/pressannouncements/ucm394773.htm. Accessed 12 Oct 2014.
11. Huh WK, Ault K, Chelmow D, et al. Use of primary high risk human papillomavirus testing for cervical cancer screening: interim clinical guidance. Obstet Gynecol, 2015(125):330-337.
12. Wright Jr TC, Stoler MH, Sharma A, et al. Evaluation of HPV-16and HPV-18 genotyping for the triage of women with high-risk HPV+ cytology-negative results. Am J Clin Pathol, 2011(136):578-586.
13. Davey DD, Goulart R, Nayar R, et al. Update on HPV test utilization. Am J Clin Pathol, 2014(141):759.

14. Darragh TM, Colgan TJ, Cox JT, et al. The lower anogenital squamous terminology standardization project for HPV-associated lesions: background and consensus recommendations from the College of American Pathologists and the American Society for Colposcopy and Cervical Pathology. Arch Pathol Lab Med, 2012(136):1266-1297.

15. Denton KJ, Bergeron C, Klement P, et al. The sensitivity and specificity of p16(INK4a) cytology vs HPV testing for detecting high-grade cervical disease in the triage of ASC-US and LSIL pap cytology results. Am J Clin Pathol, 2010(134):12-21.

16. Shidham VB, Mehrotra R, Varsegi G, et al. p16 immunocytochemistry on cell blocks as an adjunct to cervical cytology: potential reflex testing on specially prepared cell blocks from residual liquid-based cytology specimens. Cytojournal, 2011(8):1.doi: 10.4103/1742-6413.76379 .

17. Fletcher AH, Barklow TA, Murphy NJ, et al. ProExC triage of atypical glandular cells on liquid-based cervical cytology specimens. J Low Genit Tract Dis, 2011(15):6-10.

18. Siddiqui MT, Cohen C, Nassar A. Detecting high-grade cervical disease on ASC-H cytology: role of BD ProEx C and Digene Hybrid Capture II HPV DNA testing. Am J Clin Pathol, 2008(130):765-770.

19. Depuydt CE, Makar AP, Ruymbeke MJ, et al. BD-ProExC as adjunct molecular marker for improved detection of CIN2+ after HPV primary screening. Cancer Epidemiol Biomarkers Prev, 2011(20):628-637.

20. Schmidt D, Bergeron C, Denton KJ, et al. p16/ki-67 dual-stain cytology in the triage of ASCUS and LSIL papanicolaou cytology: results from the European equivocal or mildly abnormal Papanicolaou cytology study. Cancer Cytopathol, 2011(119):158-166.

21. Uijterwaal MH, Witte BI, van Kemenade FJ, et al. Triaging borderline/mild dyskaryotic Pap cytology with p16/Ki-67 dual-stained cytology testing: cross-sectional and longitudinal outcome study. Br J Cancer, 2014(110):1579-1586.

22. Ikenberg H, Bergeron C, Schmidt D, et al. Screening for cervical cancer precursors with p16/Ki-67 dual-stained cytology: results of the PALMS study. J Natl Cancer Inst, 2013(105):1550-1557.

第 10 章　子宫颈细胞学的计算机辅助判读

（David C. Wilbur，Marianne U. Prey, Ritu Nayar 著）

10.1 背景

客观定量显微镜下图像的早期尝试是从单个细胞和细胞核的测量开始的。20 世纪 60 年代计算机让这个过程实现了自动化，并且能够对大量其他的细胞学特点进行分析。但当时计算机处理能力有限，阻碍了该领域出现更大的进展。直到 20 世纪 80 年代，计算机硬件技术、复杂算法的进步和人工智能的出现重新点燃了人们对子宫颈细胞学筛查自动化的兴趣。自动化的筛查装置具有提高子宫颈细胞学筛查的敏感性和特异性的潜力。另外使用它也可能提高工作效率。在使用 HPV 疫苗的年代，人群中高级别鳞状上皮异常的发病率预期会降低, 人工筛查的敏感度预期也会降低。因此 , 对罕见病变具有潜在的出众的敏感度的自动化技术将在以形态学为基础的筛查和分流过程中扮演更加重要的角色。通过为筛查人员挑选出重点观察区域或需要人工阅检的高危涂片，可以提高被人工检阅的涂片中疾病的发病率，从而可能维持住必需的敏感度水平以继续进行有效率的人工形态学筛查。

10.2 自动化的设备

目前，有几种不同的计算机辅助筛查方法。其中包括对涂片评分然后基于存在病理异常的风险进行分层的自动筛查系统和所谓的区域引导筛查。后者的计算机筛查程序会辨认出最可能含有异常细胞的区域 [视野区域（fields of view, FOV）]。风险分层设备将大量涂片标记为"无须进一步阅片"（表示风险低，无须人工筛查），或者"需要阅片"（风险较高, 提示需要全面人工筛查）。风险分层设备使得"靶向"的质量控制成为可能——它可以选择在初始的筛查中被认为是阴性 ["无鳞状上皮内病变或恶性病变"，negative for intraepithelial lesion or malignancy, NILM）] 却拥有最高的风险评分的涂片进行复查。

截至笔者编写该版本时，区域引导的筛查设备的使用最为广泛。该类设备会选择需要人工阅检的 FOV，如果发现有潜在的异常，要对整张涂片进行人工筛查。如果没有发现异常细胞或形态，该涂片就会被报告为 NILM，无须进一步的阅查。生产厂家的经 FDA 批准的标签要求对这些设备实施标准质量控制，质控过程中所使用的涂片可以是随机的、选择性的或者基于风险分层的设备自动选取的。

每一个在美国境内所使用的此类设备都拥有经 FDA 批准的标签。这些标签详细说明了使用设备筛查时所被允许的最大工作量。达到这些设备标称的最大工作量时，设备对异常涂片的敏感度可能出现过高的问题。对于这个问题，美国细胞病理学会的一个工作小组已经提出了相关建议。该建议包括对工作时长和最大筛查涂片数的限制、根据一种新的测量参数来决定需要进行全面人工阅检的涂片所占的百分比 [该参数叫作基于上皮细胞异常（epithelial cell abnormality，ECA）而调整的工作量（这一参数考虑到异常涂片在不同检验室出现的频率是不同的）]，以及保持实施其他必需的质量保障措施。该建议已获得大部分其他美国国家级病理学组织的认可。FDA 在 2014 年发文明确了在使用半自动化的妇科细胞学筛查设备时如何记录工作量上限的方法。

除了对工作量的记录之外，细胞学实验室自动化筛查设备的使用还应该辅以强有力的检验室制定的质量保证措施，包括定期检查与故障时间有关的设备运行状态、假阴性病例的记录和导致出现这些病例的原因调查。

10.3 计算机辅助阅片的结果报告

计算机辅助阅片的报告格式最好包括一个专栏，用于报告与自动化设备的使用和结果有关的适当信息。如果无法做到（例如因检验室信息处理系统的限制或者本单位报告习惯），那么自动化筛查的信息可包括在注释或附录中。一些自动化阅片所产生的数据可能被预设为不用于病人的治疗，但可用于实验室的内部质量监控（例如涂片评分排序的数据，选择质量控制病例的数据）。这些数据不应写入报告，但可保存以备实验室内部使用。

以下信息应在报告中提供：

1. 所用设备的类型。

2. 标本是否被设备成功处理（无论结果如何）。

3. 更多的信息取决于是否对标本进行了人工筛查／阅片 [标明阅片的类型以说明实验室的谨慎程度（例如全面人工阅片，仅对设备辨别的视野区域人工阅片）]。

如果自动化筛查系统对标本的判读取代了人工筛查／阅片，那么该结果以及由计算机评估所产生的任何与满意度有关的信息都必须写入报告。与其他的自动化实验室仪器一样，由该仪器所产生的结果必须由经过正规训练和认证的实验员进行阅检和确认，即便没有人工筛查和阅片也应如此。根据 1988 年《临床实验室工作改进修正案》（CLIA 1988）颁发的条例，该阅检和确认的执行人员信息必须存入实验室内部记录。一般来讲，执行确认过程的人员姓名不应该出现在子宫颈细胞学报告中，以免造成该人检查了此标本的错觉。然而,如果当地实验室政策要求包含试验员姓名,那么应该在报告中标明该人并未检查此涂片。根据当地传统或国家法规,医学主任的姓名可以作为检验室身份识别的一部分写入报告中。

所有检查了子宫颈细胞学涂片并为最终报告提供了意见的人,均应在报告中列入其姓名,并清楚注明其作用。

10.4 自动化阅片总结

如果子宫颈细胞学病例是经自动化的设备检查的,那么该报告应详细说明以下几点。

1. 所使用的设备。

2. 阅片的类型。

3. 自动化阅片的结果。

4. 所有涉及该过程的人员以及他们的作用。

10.5 范例报告

例 1 纯自动化筛查,无人工阅片

检验方法	液基涂片(明确类型)
标本来源	子宫颈
标本质量	阅片满意,可见子宫颈管/移行区成分
判读	无上皮内病变或恶性病变
自动化检查	检查成功,无须人工筛查[设备名称] [制造商名称、城市、州]
确认人员	姓名

例 2 自动化筛查失败,仅人工筛查

检验方法	液基涂片(明确类型)
标本来源	子宫颈
标本质量	阅片满意,可见子宫颈管/移行区成分
一般分类	上皮细胞异常 见判读结果
判读	高级别鳞状上皮细胞内病变(HSIL) 真菌微生物,形态学符合念珠菌属
自动化检查	检查失败,需要人工筛查[设备名称] [制造商名称、城市、州]

教学注释	建议进一步的临床检查或者 建议做阴道镜和宫颈管检查 [Massad LS, Einstein MH, Huh WK, et al. 2012 updated consensus guidelines for the management of abnormal cervical cancer screening tests and cancer precursors. J Low Genit Tract Dis, 2013（17）:S1–27]
细胞学技术员	CT（ASCP）[译者注：经美国临床病理学会认证的资历]
病理医师	医师，M.D.

例3 自动化筛查成功，并人工筛查

检验方法	液基涂片（明确类型）
标本来源	子宫颈
标本质量	阅片满意，可见子宫颈管/移行区成分
总体分类	上皮细胞异常 见判读结果
判读	意义不明确的非典型鳞状细胞（ASC-US）
自动化检查	样本由自动化定位装置成功处理［设备名称］ ［制造商名称、城市、州］
教学注释	建议根据临床指征进行高危HPV检测 [Massad LS, Einstein MH, Huh WK, et al. 2012 updated consensus guidelines for the management of abnormal cervical cancer screening tests and cancer precursors. J Low Genit Tract Dis, 2013（17）:S1–27]
细胞学技术员	CT（ASCP）[译者注：经美国临床病理学会认证的资历]
病理医师	医师，M.D.

例4 自动化筛查，仅对选取的视野区域进行人工判读

检验方法	液基涂片（明确类型）
标本来源	子宫颈
标本质量	阅片满意，可见子宫颈管/移行区上皮细胞存在
判读	无鳞状上皮细胞内病变或恶性病变 可见炎症相关的细胞学改变
自动化检查	标本由自动化定位装置处理成功，仅对选取的视野区域人工判读［设备名称］［制造商名称、城市、州］
细胞学技术员	CT（ASCP）[译者注：经美国临床病理学会认证的资历]
病理医师	医师，M.D.

（松布尔 译 王韫宏 校）

主要参考文献

1. Bengtsson E, Malm P. Screening for cervical cancer using automated analysis of PAP-Smears (review). Comput Math Methods Med. 2014(2014): Article ID 842037, 12 pages. http://dx.doi.org/10.1155/2014/842037 .

2. Wilbur DC, Prey MU, Miller WM, et al. The AutoPap system for primary screening in cervical cytology. Comparing the results of a prospective, intended-use study with routine manual practice. Acta Cytol, 1998(42):214-220.

3. Wilbur DC, Black-Schaffer WS, Luff RD, et al. The Becton Dickinson FocalPoint GS imaging system clinical trials demonstrate significantly improved sensitivity for the detection of important cervical lesions. Am J Clin Pathol, 2009(132):767-775.

4. Biscotti CV, Dawson AE, Dziura B, et al. Assisted primary screening using the automated ThinPrep imaging system. Am J Clin Pathol, 2005(123):281-287.

5. Tota JE, Ramana-Kumar AV, El-Khatib Z, et al. The road ahead for cervical cancer prevention and control. Curr Oncol, 2014(21):e255-64. doi: 10.3747/co.21.1720 .

6. US Food and Drug Administration. Tips and Articles on Device Safety.http://www.fda.gov/MedicalDevices/Safety/AlertsandNotices/TipsandArticlesonDeviceSafety/ucm220292.htm .

7. Elsheikh TM, Austin RM, Chhieng DF, et al. American Society of Cytopathology workload recommendations for automated Pap test screening: developed by the productivity and quality assurance in the era of automated screening task force. Diagn Cytopathol, 2013(41):174-178. doi: 10.1002/dc.22817.Epub 2012 Feb 20.

8. Clinical laboratory improvement amendments of 1988: final rule. Fed Regist, 1992(57):493.1257.

第 11 章 子宫颈细胞学报告的教育注释和说明

（Ritu Nayar, Dennis M. O'Connor, Teresa M. Darragh 著）

11.1 背景

医学检验室和临床医师之间的有效沟通是宫颈癌筛查成功的一个关键因素。检验员和临床医师有责任在各自专业内保持当今水平，并将各自学科内的显著变化交流给对方。病理医师作为医疗人员的顾问，提供恰当的筛查和随访检查建议，令病人成为受益者。

沟通有多种方式，包括书面的和口头的。一种有效的书面沟通方式是将教育注释或者说明附在细胞学报告中。交流方式由检验室根据各自的实际情况和需要传达的内容酌情决定。

书面说明细胞学结果的意义与有效性是病理医师的责任，并应直接交给要求检查的医疗人员。教育注释是一个可选项，它基于医学参考文献或检验室经验，提供额外的关于细胞学发现的临床意义和预测值的信息。说明和教育注释应该措辞谨慎、简洁明了，且有据可查。2014 年，美国国家健康和人类服务部颁布了一项法令，病人或病人指定的代表有权申请并直接获得该病人的全部检验室检查结果。此举旨在鼓励病人成为他们各自医疗人员的知情伙伴，该法令乃为达此目的而正在进行的努力的一部分。直接获取检验结果使病人可以跟踪自己的健康记录、与医疗专业人员共同做出决定，并且遵从推荐的治疗方案。因此，我们必须牢记病人可以阅读他们自己的细胞学报告以及所有附录的注释和说明。

细胞学报告的教育注释和说明的附录格式可以根据检验室和医疗人员的偏好而有所变化。以下例子强调了在某些情况下说明的作用。

收到一份质量不满意的标本，说明可提高重取样本的质量。

识别基于细胞学发现需要做进一步分流和处理的病人。

指明何时进一步的检查有助于明确模棱两可的形态学发现。

强调子宫颈细胞学筛查的局限性（以前所谓的"免责声明"）。

说明有助于提醒临床医师注意有临床意义的或者较少遇见的结果。说明可以包括专业组织发表的临床处理指南的医学文献。以美国与子宫颈细胞学相关的筛查和临床处理指南为例，文献包括来自美国癌症协会（ACS）、美国预防医学服务工作组（USPSTF）、美国阴道镜和子宫颈病理学协会（ASCCP）以及美国妇产科医师学会（ACOG）的指南。

具有临床意义的细胞学结果应当直接通知医疗人员并记录在细胞学报告中。不常见或复杂的结果的清晰传达需要特殊的详尽说明。如果这些观点是与标本送检人员口头讨论的，那么建议将沟通情况写入报告中。例如"该结果的临床意义和可能的处理选项已经由（病理医师姓名）和（临床医师姓名）在（日期）（时间）口头讨论过"。如果不能与标本送检人员直接联系，由于病理医师可能不了解其他相关的临床信息，所以建议作大概的表述，例如"如有临床指征，建议随访"或者"如有临床指征，建议对病人进一步跟进诊断"。

11.2 教育注释和说明：总结

1. 教育注释和说明应简洁、切题。
2. 建议临床随访应有据可查，符合专业组织发表的指南。
3. 可以包括有关的参考文献。

11.3 范例报告

例 1
标本质量：
评估满意；无移行区成分。
判读：
无上皮细胞内病变或恶性病变。

教育注释：
子宫颈细胞学是一种主要用于筛查鳞癌及其癌前病变，可有假阴性和假阳性结果。技术进步，例如液基涂片法，可能降低但不能完全消除假阴性结果。为了减低假阴性结果的影响，推荐对于具有无法解释的临床指征和症状的病人进行随访。

例 2
标本质量：
评估不满意。
判读：

样本已处理和检查，但过度的空气干燥的人工假象导致对上皮细胞异常评估不满意。

说明：

建议认真完成传统涂片后快速固定或者用液基涂片提高标本质量。根据 ASCCP 2012 年处理指南，需要重复子宫颈细胞学检查。

[Massad LS, Einstein MH, Huh WK, et al. 2012 updated consensus guidelines for the management of abnormal cervical cancer creening tests and cancer precursors. J Low Genit Tract Dis, 2013（17）:S1–27.]

例 3

样本质量：

评估满意；有移行区成分。

判读：

非典型子宫颈管腺细胞，倾向肿瘤。

教育注释：

相当比例的具有此种细胞学判读结果的病人存在潜在的高级别鳞状上皮或者腺状上皮内异常。建议遵照医嘱，采取进一步的随访措施，例如阴道镜检查并行子宫颈管取样。

[可以附上适当的文献，例如：Massad LS, Einstein MH, Huh WK, et al. 2012 updated consensus guidelines for the management of abnormal cervical cancer screening tests and cancer precursors. J Low Genit Tract Dis, 2013（17）:S1–27.]

（松布尔 陈小槐 译 王韬宏 校）

主要参考文献

1. Crothers BA, Tambouret R. The Pap test under fire. Chicago: CAP Today, College of American Pathologists, 2014: 60-63.

2. HHS strengthens patients' right to access lab test reports. 2014. http://www.hhs.gov/news/press/ 2014pres/ 02/20140203a.html. Accessed 5 Sep 2014.

3. Saslow D, Solomon D, Lawson HW, et al. American Cancer Society, American Society for Colposcopy and Cervical Pathology, and American Society for

4. Clinical Pathology screening guidelines for the prevention and early detection of cervical cancer. CA Cancer J Clin. 2012;62:147-72. Also published in J Low Genit Tract Dis 2012;16:175-204, and Am J Clin Pathol, 2012(137):516-542.

5. Screening for cervical cancer. 2012. http://www.uspreventiveservicestaskforce.org/uspstf/uspscerv.htm.

Accessed 5 Sep 2014.

6. Massad LS, Einstein MH, Huh WK, et al. 2012 updated consensus guidelines for the management of abnormal cervical cancer screening tests and cancer precursors. J Low Genit Tract Dis, 2013(17):S1-27.

7. Committee on Practice Bulletins—Gynecology. ACOG Practice Bulletin Number 131: Screening for cervical cancer. Obstet Gynecol, 2012(120):1222-1238.

第12章 风险评估及其处理措施

（Nicolas Wentzensen, Mark Schiffman, David Chelmow, Teresa M. Darragh, Alan G. Waxman 著）

12.1 背景

人乳头瘤病毒（HPV）感染是几乎所有宫颈癌以及其他不太常见的肛管生殖器癌的主要原因。此认识推动了 HPV 检测的研发和市场推广，并更多地将其纳入子宫颈筛查方案之内。hrHPV 检测和子宫颈细胞学的最佳组合方式还未确定，然而在筛查和医疗处置中如何运用这些检查的推荐标准正在快速地进展完善中。目前在美国，子宫颈细胞学（如有 ASC-US 时则采用检测高危 HPV 分流）或子宫颈细胞学和 hrHPV 的组合检测（联合检测）都获推荐。美国食品药品监督管理局（FDA）在 2014 年批准了一项专有的 HPV 检测用于初步筛查，辅以对非 HPV16/18 hrHPV 阳性的妇女采用子宫颈细胞学分流。此为第三种有潜力的筛查策略。

用新技术对广为接受的、成功的子宫颈筛查和医疗处理策略进行更新需要一个合理的框架。2012 年美国筛查和医疗处理共识指南是建立在基于子宫颈细胞学的风险评估框架上的。其最核心原则是"相似风险，相似处理"。如果两个筛查结果有相似的宫颈癌（或替代以高级别癌前病变）风险，那么该原则认为它们的处理也应该相似。低级别鳞状上皮病变（LSIL）和 HPV 阳性的意义不明的非典型鳞状上皮细胞（ASC-US）就是一个很好的例子。它们有相似的癌变风险，对于后续处理来说它们可以说是相同的。所以在目前的指导原则下，它们的后续处理是基本一致的，都是做阴道镜检查。为了利用风险评估框架，这些筛查结果（子宫颈细胞学，HPV 测试，以及两者结合）的癌变风险必须是从基于大规模代表性人群中的经验中计算出来的。合理的指导建议是通过将具有类似癌变风险的筛查结果进行分组并赋予他们相应的后续处理而形成的。源于风险评估的宫颈癌预防指南可以成为合理有效地预防癌症的一个范例。

12.2 风险评估的原则

风险评估框架是临床和公共卫生决策的理性基础。高风险的疾病应当引起更多的关注并且需要进一步的评估或者治疗和处理。低风险的疾病会让人相对安心并且通常意味着较少的或较低侵入性的诊断和治疗措施。

　　风险评估并非宫颈癌筛查所独有。它被广泛应用于临床医学中。例如，胆固醇水平升高表明心血管疾病的风险增加，从而导致使用降胆固醇药物。发现遗传性BRCA 基因突变表明患乳腺和卵巢癌的风险增高，从而导致增强监测或者进行预防性手术。在乳腺癌死亡风险和乳腺 X 线筛查假阳性结果带来的潜在伤害之间的利弊权衡使得对于乳腺癌筛查的推荐意见不断变化，至今仍在争论之中。

　　评估风险时，区别相对风险和绝对风险是十分重要的。虽然病因学研究通常报告相对风险测量值，例如比值比（odds ratio）、风险率（hazard ratios）或相对风险（relative risks），但是临床措施通常基于对绝对风险的估计。重要的是，对于罕见病，相对风险高并不一定意味着绝对风险高。

　　风险评估就是将特定人群中某种疾病的基准风险、前风险或者检测前风险校正为检测后风险的过程。例如，在普通人群中宫颈癌或者 CIN3 的风险是低的。像宫颈细胞学或者 HPV 检测这类的筛查手段将检测前的基准风险评估更改为阳性妇女中的高风险和阴性妇女中的低风险（图 12-1）。检测阳性的绝对风险等同于阳性预测值（PPV），检测阴性的绝对风险等同于阴性预测值的互补概率（cNPV 或 1-NPV）。两个检测后风险的绝对风险之差（PPV-cNPV）即为对特定检测的风险分层能力的度量指标。

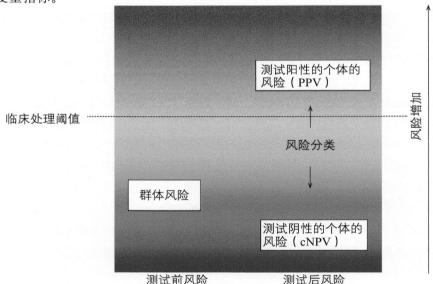

图 12-1　风险分层和基于风险的临床处理。*Y* 轴表示患病的绝对风险。通过检测或者生物标志将具有检测前基准风险的人群分成两组——第一组检测结果阳性且具更高的患病风险（阳性预测值，PPV），第二组检测阴性且具更低的患病风险（阴性预测值的互补概率，cNPV）。PPV 和 cNPV 的差值是衡量风险分层能力的指标。风险分层只有在不同风险水平导致不同的临床处理时才有意义

仅在不同的风险水平导致不同的临床处理时，风险分层才有意义。例如对 ASC-US 的 HPV 检测能改变临床处理。相反，对 HSIL，不值得做 HPV 检测，因为无论其结果如何，都要做阴道镜检查。

绝对风险评估有时间尺度。可以评估检测时的患病风险，或在初始检测若干年后发现该疾病的风险。未来的疾病风险对于选择疾病筛查和处理的时间间隔非常重要。例如与子宫颈细胞学阴性的女性相比，HPV 检测阴性女性的患病风险升至值得再次筛查的阈值，需要更长的时间间隔。因此，与细胞学结果阴性的女性相比，HPV 检测阴性的女性可以安全地延长再次筛查的间隔时间。

这些例子表明了绝对风险水平不仅决定了某个特定检测的结果，更决定了临床处理的方式。在群体水平上，不同的检测以及检测结果的各种组合能够获得现在或者在未来特定时间间隔内相同的宫颈癌绝对风险。这导致了"相似风险，相似处理"原则的确立。如果两个参与筛查者具有相同的患癌风险，那么该原则认为她们应做相同的临床处理。当可采用新的检测方法时，我们可在特定的风险阈值对它们进行对比评估，从而避免需要对每种检测方法都提出特殊建议的麻烦。

12.3 宫颈癌筛查的风险阈值的设定

虽然所测量的风险值是连续的，但是风险阈值对于临床处理十分重要。更重要的是，对风险的看法在不同的环境和社会中可能是不同的。因此，风险阈值不是绝对的，它与社会如何看待风险相关联，并且通常反映了当时的医疗惯例。

在确定宫颈癌筛查和异常筛查结果的处理的风险阈值中，子宫颈细胞学起到了重要的作用。传统上，细胞学检查结果为 LSIL 和 HSIL 都被转诊行阴道镜的检查。ASCUS 细胞学结果却给临床处理出了个难题，因为对于 ASCUS 的解读是细胞学结果异常，但是跟 LSIL 和 HSIL 相比，宫颈癌前病变总体风险更低。所以，ASCUS 的阳性预测值或者检测后风险不足以高到建议病人做阴道镜的程度。ASCUS-LSIL 分流研究（ATLS）评价了对 ASCUS 细胞学结果的 3 种处理策略：立刻做阴道镜、重复细胞学检查和用高危 HPV 检测分流。这项研究表明，高危 HPV 阳性的 ASCUS 与 LSIL 结果有及其相近的患癌风险，因而推荐对细胞学结果 ASCUS（2001 版 Bethesda 更新为 ASC-US）进行高危 HPV 检测分流。这是在宫颈癌筛查和处理指南中系统性应用"相似风险，相似处理"原则的一个早期例子。

与 LSIL 细胞学结果或者 HPV 阳性的 ASC-US 细胞学结果所对应的宫颈癌前病变的风险，被用作转诊阴道镜检查的基准风险。相对应的其他基准风险也确立了。在 2012 年美国筛查指南更新中，对细胞学阴性的女性推荐的筛查间隔为 3 年。也就是说，3 年重新筛查的风险基准与细胞学阴性风险水平是等同的。同样，12 个月后复查细胞学对于细胞学结果为 ASC-US（HPV 情况未知）的妇女是一种可以接受的处理。因此，6～12个月之后复查的风险基准与 ASC-US 涂片结果的风险水平是等同的（图 12-2）。

既然宫颈癌风险是指导所有的临床决定的依据，那么同样的风险基准可以用于初步筛查以及异常筛查结果的处理。2012 年美国阴道镜和子宫颈病理学学会（ASCCP）用于更新制定对异常宫颈癌筛查结果的处理指南时使用的风险基准大部分基于北加州凯撒医疗机构（Kaiser Permanente）的团队研究中组织学 HSIL（CIN3）或更严重病变的 5 年风险，该大型综合医疗保健组织在十几年中用联合检测（co-testing）筛查了一百多万的女性。

虽然宫颈癌筛查结果的绝对风险值在不同人群中可能是不同的，但不同风险组之间的关系是一致的，比如，在大多数的人群中，细胞学 LSIL 其组织学诊断为 HSIL（CIN3+）的总体风险高于细胞学 ASC-US（HPV 结果未知）的总体风险。

基于风险阈值确立筛查或处理推荐意见的重要优势是：基于风险等值研究，新检查方法可以更容易地整合到当前的建议之中。如上所述，不同人群中的绝对风险阈值可能不同；因此，新检查方法的癌前病变和癌的风险必须针对特定人群，而此人群已确定了具体阈值风险或者已确定基准风险。例如要在某人群中验证新检查方法，此人群的细胞学结果为 LSIL 的癌前病变风险必须是已经确定了的。

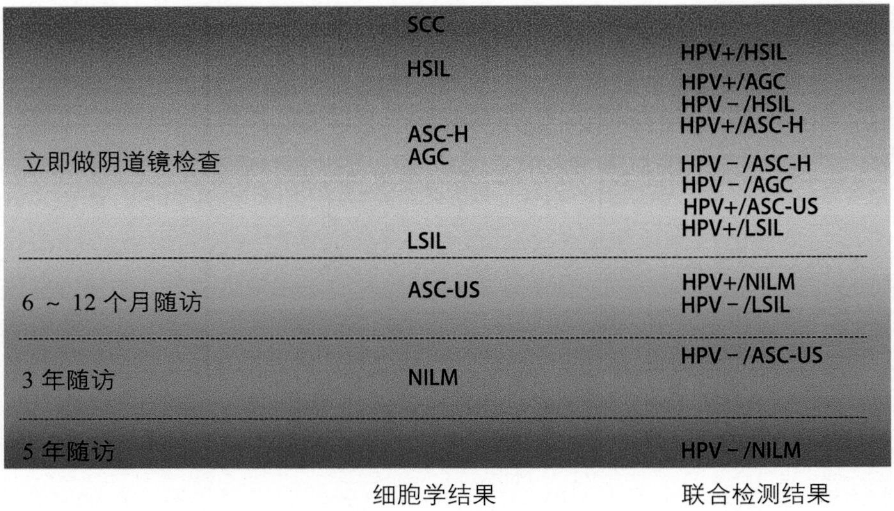

图 12-2　2012 年 ASCCP 临床处理指南风险基准。Y 轴代表宫颈癌前病变的绝对风险值。细胞学结果和联合检测的结果按它们各自的风险类别分组，并且对应不同的处理策略

12.4 宫颈癌

当前可选的筛查方案

在过去的几十年中，细胞学作为宫颈癌筛查的主要手段，在开展筛查的国家中卓有成效地减少了宫颈癌的发病率。我们现在对 HPV 和宫颈癌的自然病程的深入理解带来了很多预防宫颈癌的新工具，包括用作初始预防的 HPV 疫苗、用作筛查的 HPV 检测以及用作探测宫颈癌前病变的各种分子学检测。在美国，这些新的测试手段在过去的 10 年中陆续地被引进。第一个大变化出现在 2000 年代早期，是从仅用细胞学筛查，变为对判读为 ASUS 的病例另外加做返回式 HPV 检测。另一大变化发生在 2002 年，当时 HPV 和子宫颈细胞学组合（联合检测）第一次与单独细胞学检查一样地被建议作为初始筛查的可选方法之一，并在 2012 年被指定为 30 岁以上年龄组的优先筛查方法。在 2014 年，FDA 对一项以前已获批准的 HPV 检测，批准了其可单独作为初始 HPV 检测的适用指征。

在基于风险的临床处理这个背景下，对不同的宫颈癌筛查手段进行评估具有很大的指导意义（图 12-3）。

（a）与包括 HPV 检测的筛查方法相比，单纯细胞学筛查对探测宫颈癌前病变具有较低的敏感度和较高的假阴性率（cNPV）。因此，单纯细胞学筛查需要更加频繁的复查。

（b）HPV 检测的筛查方法与单纯的细胞学相比，有更高的敏感度和更低的假阴性预测率，因而允许了更久的安全筛查间隔。

	细胞学	HPV	联检（细胞学 +HPV）
敏感度	最低	较高	最高
阴性结果的复查间隔	最短（最高假阴性率）	较长（较低假阴性率）	最长（最低假阴性率）
筛查结果阳性的女性数量	最少	较多	最多
需要分流检测	对细胞学结果不明确的	对所有阳性结果	对所有 HPV 阳性、细胞学阴性结果
分流检测的选择	HPV 重查细胞学 生物标志	细胞学 HPV 基因分型 生物标志	重复联检 HPV 基因分型 生物标志
确诊检测	阴道镜活检		

图 12-3 宫颈癌筛查的当前可选方案。本图展示了 3 种当前可选的筛查方案的重要特征，例如敏感度、筛查间隔以及是否需要分流检测

（c）细胞学和 HPV 联检与单纯 HPV 检测相比，敏感度的提升和假阴性率的下降相当有限。

　　所有的筛查方案都需要分流检测来确定需要阴道镜检查的女性。但不同方案需要分流检测的程度不同。对基于细胞学的筛查，仅结果为 ASC-US 的女性需要分流检测。与之相比，对基于 HPV 检测的筛查，HPV 阳性的女性需要额外的检测来决定是否需要阴道镜检查。美国 FDA 2014 年批准的一种特定的 HPV 检测用于初始 HPV 筛查方案，该检测包括对 HPV16/18 的基因分型。如果妇女具有其他致癌基因型的 HPV，则辅以细胞学检查。HPV- 细胞学联合检测时，预先在全体人群中同时进行两种筛查方法，减少了对 HPV 阳性、细胞学阴性的妇女的分流需求。

　　hrHPV 检测本来是用于分流细胞学结果为 ASC-US 的女性的。反过来，细胞学检查被建议作为仅做 HPV 的初始筛查法的分流检测。对于初始 HPV 筛查和 HPV-细胞学联合检测，HPV 基因分型检测已经被作为一种分流检测做了评估。另外几种生物标记，例如 p16/Ki-67 细胞学，或者宿主和病毒的甲基化检测，目前正在评估，将来也可能被整合到筛查或者处理方案中。对于任何新的分流检测的评估，也都应该遵循上面应用于初步筛查的原则：相似的风险，相似的处理。对一个分流检测的评估是基于其将一个人群划分为高风险和低风险组的能力而进行的。高风险组需要进一步的处理或随访，低风险组不需要或需要较低程度的处理或随访（图 12-1）。

　　由于存在多项可选的宫颈癌筛查和处理方案，选择合适的策略反而变成一项挑战。宫颈癌筛查的决策应当权衡预防宫颈癌的利益与筛查的潜在损害和成本。应当考虑每检出一例癌所需筛查的女性数量、每一位女性一生中所需的筛查次数、异常结果对分流检测的需求、不必要的阴道镜检查以及过度治疗的潜在可能。很多已经行之有效的宫颈癌筛查手段的存在使得设计新的筛查方案成为可能。新的方案可以根据不同医疗系统的具体需求而决定，而不是在已有的，但未必是最有效率方案的简单更新。但是另一方面，筛查方法的数量和复杂性也许会对检查提供者造成困惑，从而增加了筛查妇女失去随访的风险。在一个特定的医疗或地理环境中，风险评估结合风险模型的建立和相应的效果，加上具体的分析研究对决定最佳宫颈癌筛查方案和处理措施起主要作用。

12.5 结论

　　宫颈癌筛查方案虽几十年未变，现在却大量涌现。由于有不同的预防方案可选，很多国家在考虑各种筛查组合，至今还没有一个"最佳方案"出现。初始 HPV 检测能够被成功地引入宫颈癌筛查的原因是：它不仅是一种高敏感度的筛查方法，还辅以了强有力的分流检测，用来确定哪些 HPV 阳性个体需要做阴道镜检查。作为独立的筛查方式、用于联检，或者用于初始 HPV 检测时对阳性个体的分流，子宫颈细胞学在目前各种筛查方案中仍然是一个重要的组成部分。将来，作为对 HPV 阳性个体进行分流检测的细胞学可能会呈现出一些不同的特点。例如，与普通人群的细胞学相比，已知 HPV 阳性可能对细胞学的客观评估产生影响。目前在宫颈癌筛查和处理中使用的风险基准主要是建立在以细胞学为基础的筛查程序的惯例上的。可以预见的是，未来将探查出其他的风险阈值，权衡利弊以满足不同个体和公共卫生的需求。在宫颈癌筛查中，风险阈值决定了是否进行阴道镜检查、是否需要治疗以及如何选择不同筛查手段和处理的时间间隔。这里所讨论的风险量表是统一的，不因使用的检测方法而改变。它可以作为参照，用于制定不受具体检测方法约束的筛查和处理的推荐意见。

鸣谢：译者感谢 Samuel Chen 对图 12-1 和图 12-2 所做的图像处理及翻译。

（松布尔　陈小槐　译　王韫宏　校）

主要参考文献

1. FDA approves first human papillomavirus test for primary cervical cancer screening [Internet].2014 [updated 2014 Apr 4; cited 2014 Aug 22]. Available from: http://www.fda.gov/newsevents/newsroom/pressannouncements/ucm394773.htm .
2. Massad LS, Einstein MH, Huh WK, et al. 2012 updated consensus guidelines for the management of abnormal cervical cancer screening tests and cancer precursors. J Low Genit Tract Dis, 2013(17):S1-27.
3. Stone NJ, Robinson JG, Lichtenstein AH, et al. 2013 ACC/AHA guideline on the treatment of blood cholesterol to reduce atherosclerotic cardiovascular risk in adults: a report of the American College of Cardiology/American Heart Association Task Force on practice guidelines. Circulation, 2014(129):S1-45.
4. Narod SA. BRCA mutations in the management of breast cancer: the state of the art. Nat Rev Clin Oncol, 2010(7):702-707.
5. Pace LE, Keating NL. A systematic assessment of benefits and risks to guide breast cancer screening decisions. JAMA, 2014(311):1327-1335.
6. Wentzensen N, Wacholder S. From differences in means between cases and controls to risk stratification: a business plan for biomarker development. Cancer Discov, 2013(3):148-157.
7. Katki HA, Schiffman M, Castle PE, et al. Benchmarking CIN 3+ risk as the basis for incorporating HPV and Pap cotesting into cervical screening and management guidelines. J Low Genit Tract Dis, 2013(17):S28-35.
8. Katki HA, Kinney WK, Fetterman B, et al. Cervical cancer risk for women undergoing concurrent testing for human papillomavirus and cervical cytology: a population-based study in routine clinical practice. Lancet Oncol, 2011(12):663-672.
9. Castle PE, Sideri M, Jeronimo J, et al. Risk assessment to guide the prevention of cervical cancer. Am J Obstet Gynecol, 2007(197):356.
10. Solomon D, Schiffman M, Tarone R. Comparison of three management strategies for patients with atypical squamous cells of undetermined significance: baseline results from a randomized trial. J Natl Cancer Inst, 2001(93):293-299.
11. ALTS group. Results of a randomized trial on the management of cytology interpretations of atypical squamous cells of undetermined significance. Am J Obstet Gynecol, 2003(188):1383-1392.

12. ALTS group. A randomized trial on the management of low-grade squamous intraepithelial lesion cytology interpretations. Am J Obstet Gynecol, 2003(188):1393-1400.

13. Saslow D, Solomon D, Lawson HW, et al. American Cancer Society, American Society for Colposcopy and Cervical Pathology, and American Society for Clinical Pathology screening guidelines for the prevention and early detection of cervical cancer. CA Cancer J Clin, 2012(62):147-172.

14. Schiffman M, Castle PE, Jeronimo J, et al. Human papillomavirus and cervical cancer. Lancet, 2007(370):890-907.

15. Schiffman M, Wentzensen N, Wacholder S, et al. Human papillomavirus testing in the prevention of cervical cancer. J Natl Cancer Inst, 2011(103):368-383.

16. Wright Jr TC, Cox JT, Massad LS, et al. 2001 consensus guidelines for the management of women with cervical cytological abnormalities. JAMA, 2002(287):2120-2129.

17. Saslow D, et al. American Cancer Society guideline for the early detection of cervical neoplasia and cancer. CA Cancer J Clin, 2002(52):342-362.

18. Gage JC, Schiffman M, Katki HA, et al. Reassurance against future risk of precancer and cancer conferred by a negative human papillomavirus test.J Natl Cancer Inst, 2014,106(8).

19. Castle PE, Stoler MH, Wright Jr TC, et al. Performance of carcinogenic human papillomavirus (HPV) testing and HPV16 or HPV18 genotyping for cervical cancer screening of women aged 25 years and older: a subanalysis of the ATHENA study. Lancet Oncol, 2011(12):880-890.

20. Sahasrabuddhe VV, Luhn P, Wentzensen N. Human papillomavirus and cervical cancer: biomarkers for improved prevention efforts. Future Microbiol, 2011(6):1083-1098.

21. Wentzensen N. Triage of HPV-positive women in cervical cancer screening. Lancet Oncol, 2013(14):107-109.

22. Feldman S. Can the new cervical cancer screening and management guidelines be simplified? JAMA Intern Med, 2014(174):1029-1030.

23. Cormier K, Schaaf M, Hamilton S, et al. NILM Pap slides from women 30 years of age and older with positive high-risk HPV DNA. Focused rescreening prior to report issuance, an enhanced quality control measure. Am J Clin Pathol, 2014(141):494-500.

24. Moriarty AT, Nayar R, Arnold T, et al. The Tahoe study: bias in the interpretation of Papanicolaou test results when human papillomavirus status is known. Arch Pathol Lab Med, 2014(138):1182-1185.

25. Wentzensen N, Schiffman M. Filling a gap in cervical cancer screening programmes. Lancet Oncol, 2014(15):249-251.